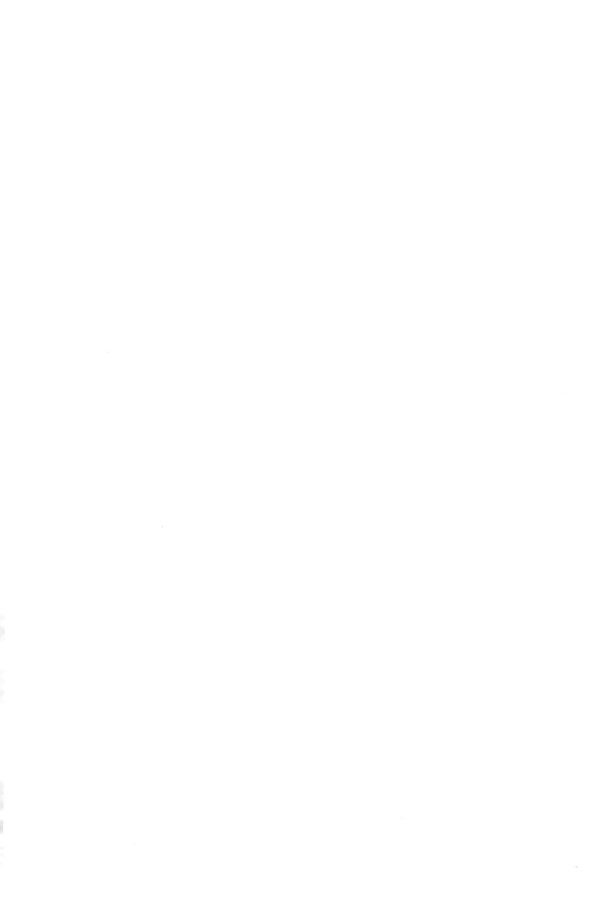

乳腺癌专科护理手册

——全程专业化乳腺癌个案管理模式

方 琼　裘佳佳　主编

上海大学出版社
·上海·

图书在版编目(CIP)数据

乳腺癌专科护理手册：全程专业化乳腺癌个案管理模式／方琼，裘佳佳主编.—上海：上海大学出版社，2021.11
 ISBN 978-7-5671-4367-8

Ⅰ.①乳… Ⅱ.①方… ②裘… Ⅲ.①乳腺癌—护理—手册 Ⅳ.①R473.73-62

中国版本图书馆CIP数据核字(2021)第214075号

责任编辑　陈　露
封面设计　缪炎栩
技术编辑　金　鑫　钱宇坤

乳腺癌专科护理手册
——全程专业化乳腺癌个案管理模式

方　琼　裘佳佳　主编

上海大学出版社出版发行
(上海市上大路99号　邮政编码200444)
(http://www.shupress.cn　发行热线 021-66135112)
出版人　戴骏豪

*

南京展望文化发展有限公司排版
上海光扬印务有限公司印刷　各地新华书店经销
开本 710mm×1000mm　1/16　印张 14.5　字数 265千
2022年1月第1版　2022年1月第1次印刷
ISBN 978-7-5671-4367-8/R·17　定价　80.00元

版权所有　侵权必究
如发现本书有印装质量问题请与印刷厂质量科联系
联系电话: 021-61230114

《乳腺癌专科护理手册——全程专业化乳腺癌个案管理模式》

编 委 会

主　编：方　琼　裘佳佳

副主编：胡　敏　徐志晶

编　委：(按姓氏笔画排序)

　　　　丁淑宁(上海交通大学医学院)

　　　　于　婧(上海交通大学医学院附属瑞金医院)

　　　　王苏醒(上海交通大学护理学院)

　　　　王　萍(上海交通大学医学院附属第九人民医院)

　　　　王　铮(上海交通大学医学院附属瑞金医院)

　　　　王　婷(复旦大学附属肿瘤医院)

　　　　方　琼(上海交通大学护理学院)

　　　　方　燕(复旦大学附属肿瘤医院)

　　　　甘　露(上海交通大学医学院附属瑞金医院)

　　　　朱一霏(上海交通大学医学院附属瑞金医院)

　　　　刘新义(上海交通大学医学院附属第九人民医院)

　　　　许　赪(上海交通大学医学院附属瑞金医院)

　　　　杜静文(复旦大学附属肿瘤医院)

　　　　李　冬(海军医科大学附属长征医院)

　　　　杨　兰(上海交通大学医学院附属瑞金医院)

吴莉萍(上海交通大学医学院附属瑞金医院)
沈逸潇(上海交通大学护理学院)
张恩铭(上海交通大学护理学院)
张颖雯(上海交通大学医学院附属瑞金医院)
陈小松(上海交通大学医学院附属瑞金医院)
陈允允(上海交通大学医学院附属瑞金医院)
金玉翡(上海交通大学医学院附属瑞金医院)
胡　敏(上海交通大学医学院附属第九人民医院)
侯胜群(复旦大学附属肿瘤医院)
秦　安(上海交通大学医学院附属国际和平妇幼保健医院)
聂丽静(上海交通大学医学院附属瑞金医院)
钱晓芳(上海交通大学医学院附属瑞金医院)
倪　颖(上海交通大学医学院附属瑞金医院)
徐志晶(上海交通大学护理学院)
徐洁慧(上海交通大学医学院附属仁济医院)
徐晓珍(上海交通大学医学院附属第九人民医院)
奚凯雯(上海交通大学医学院附属瑞金医院)
高卫奇(上海交通大学医学院附属瑞金医院)
郭　潇(华中科技大学同济医学院附属协和医院)
唐文斌(上海市老年医学中心)
黄佳慧(上海交通大学医学院附属瑞金医院)
董元鸽(复旦大学附属肿瘤医院)
董晓晶(上海交通大学医学院附属瑞金医院)
蒋柳雅(复旦大学华山医院静安分院)
曾钰斐(上海交通大学医学院附属瑞金医院)
裘佳佳(复旦大学附属肿瘤医院)

编委会秘书：陈允允

序

乳腺癌是女性最常见的恶性肿瘤之一,全球乳腺癌的发病率逐年增加,高居女性恶性肿瘤的首位。乳腺癌患者综合治疗时间长、治疗项目多,在治疗期间患者常遇到各类问题,如对治疗重要性的认同、对诊疗流程的熟悉度、治疗副作用的处理以及不同治疗阶段的衔接等,这些都是患者在诊治过程中的困惑,也是护理人员在疾病管理中的难点。

自2010年起,本书主编方琼带领上海交通大学医学院附属瑞金医院乳腺疾病诊治中心的护理团队,尝试探索一条新的专科护理工作模式和护理服务理念,即全程专业化乳腺癌个案管理模式。该模式由乳腺癌专科护士以"一对一服务模式"为患者和家属提供贯穿整个治疗过程的专业化、个体化的全程服务。乳腺癌专科护士运用其专业知识和技能,通过系统、全面的评估,针对每一位患者不同的疾病状况、治疗阶段和个体需求,提供个体化健康教育、心理护理、专科护理,协调不同部门医务人员以帮助患者顺利完成诊疗,促进其身心整体康复。该模式是一种适应肿瘤多学科综合治疗的新模式,是一种对患者、医疗团队及社会均有益的实践探索,它打破了护理工作在时间、空间上的局限,体现了全程、专业化的专科护理内涵。"基于多学科诊疗模式下乳腺癌患者移动个案管理模式的探索"获得了第十三届上海护理科技奖一等奖、第六届中华护理学会科技奖二等奖,所在护理团队荣获上海市医疗服务品牌项目、全国"优质护理示范病房"、全国"用户满意服务明星班组"以及全国三八红旗集体等荣誉称号。

在实践的基础上,方琼联合上海市护理学会外科专委会首届乳腺专病学组委员及临床专家组建编写团队,历时2年余,撰写了《乳腺癌专科护理手册——全程专业化乳腺癌个案管理模式》。团队中多数成员是活跃在乳腺专业临床一线的护理专家,在日常繁忙的临床工作之余,积极投身专科护理的研究和探索。

卫生部《中国护理事业发展规划纲要(2005~2010年)》首次提出"有计划地培养临床专业化护理骨干,建立和发展临床专业护士。"经过中华护理学会10多年的推动和引领,我们欣喜地看到,专科护理得到快速发展,专科护理人才及其价值得到越来越多专业人士和老百姓的认可和重视。

本书内容易于理解,具有较强的实用性、实践性、前沿性,相信对广大从事乳腺专业护理领域的同仁提高乳腺癌专科护理理念、知识和技能,为进一步提升专科护理质量、延伸护理工作范畴、完善专科护理体系,促进专科教学、护理科研均有一定的指导意义。

护理学科的持续发展离不开每一位护理同仁在各自专业领域中攻坚克难、务实创新,以更高的标准不断提升专科护理的深度、广度和精细度,在持续推动医学科学快速发展的同时,为广大患者提供更安全、专业、精准和温暖护理服务,为中国护理事业发展做出新的贡献。

吴欣娟

中华护理学会理事长

2021年11月

前　言

国际癌症研究机构数据显示，2020年全球约有226万新诊断乳腺癌病例，占新发癌症总数的11.7%，超过肺癌成为全球第一癌症。乳腺癌作为全球女性最常见的恶性肿瘤之一，其发病率呈逐年上升趋势。在中国，2020年乳腺癌新发病例约为41.63万，发病率位居女性恶性肿瘤的第一位，死亡率排第四位。随着医疗水平的不断提高和早期诊断技术及预防工作的开展，乳腺癌的死亡率已开始逐渐下降，总生存期和无病生存期都在日益提高。在世界范围内，乳腺癌患者已经成为癌症生存者中最大的群体之一。

乳腺癌的发病原因和机制至今仍未完全明确，目前认为是多种因素参与的多阶段、多步骤、基因-环境交互作用的综合结果。因此，乳腺癌的早期预防、早期发现和早期治疗至关重要。世界卫生组织（World Health Organization，WHO）提出的5条一级预防乳腺癌的生活习惯，对预防乳腺癌的发生具有重要意义。随着乳腺癌研究的日益深入，其治疗模式已经从原先单一的手术模式，发展到现在的包括手术、放疗、化疗、内分泌及靶向治疗在内的综合治疗模式。与此同时，治疗团队也从单一外科医生逐步发展为以外科为主的多学科诊疗团队。伴随综合治疗和多学科治疗模式的发展，对乳腺癌专科护士的需求也更加迫切。专科护士在乳腺癌患者整个治疗及护理过程中起着重要的作用。为了让临床护理人员更好、更全面地了解和系统性掌握乳腺癌专科护理的相关知识和最新进展，提升护士专业水平和专科护理内涵质量的同时，也让我们的服务对象得到更整体的照护和更佳的康复，我们编写了这本《乳腺癌专科护理手册——全程专业化乳腺癌个案管理模式》。

全书共10章，以专科理论知识及临床实践经验为基础，内容丰富全面，主要分为5个部分：第一部分是乳腺及乳腺癌疾病概述，包括正常乳腺基本解剖生理知识、乳腺癌的流行病学、诊断和治疗最新进展及预后等；第二部分是乳腺癌专科护士及其工作模式介绍，包括乳腺癌专科护士起源与发展、入职条件及岗位能力、工作角色及岗位职责、专业培训和继续教育以及工作标准及评价等方面的内容，以及个案管理模式下乳腺癌专科护士的工作路径和内容、工作角色、实践探索以及面临困难及挑战等内容；第三部分详细介绍了乳腺癌从诊断期、治疗期、随访期的疾病管理及专科护理，包括乳腺癌的临床症状和影像学及病理学检查方法、最新综合治疗方法、治疗过程中常见不良反应的预防和处理、康复期的健康问题以及复发转移性乳腺癌的治疗及护理等问题；第四部分特别介绍了年轻乳腺癌和老年乳腺癌患者临床疾病、诊断治疗及专科护理特点，包括心理护理、性及生育、骨质疏松、安宁疗护等特殊年龄乳腺癌的护理特点；第五部分介绍了乳腺癌专科护理研究热点问题，如乳腺癌导航员项目、生存期照护、移动医疗等热点问题，为乳腺专科领域护理人员提供临床和研究的启发。

  本书在编写过程中，得到了国内乳腺领域相关学者和临床专家的大力支持，其中不仅有活跃在临床一线的医护人员，更有在教学、科研上具有丰富经验的学者及同仁们。他们分别是上海市护理学会首届乳腺专病学组的护理专家，上海交通大学医学院附属瑞金医院的医疗团队、专科护士团队、研究生团队，复旦大学附属肿瘤医院的专科护理团队，以及上海交通大学护理学院、附属第九人民医院、附属仁济医院、附属国际和平妇幼保健院，海军军医大学附属长征医院，复旦大学华山医院静安分院，华中科技大学同济医学院附属协和医院的专家。在此，向各位编者表达最诚挚的谢意和敬意！感谢本书编写秘书陈允允老师为本书倾注了大量的心血和热情！

  由于编者水平有限，加之编写时间紧张，如有疏漏错误之处，敬请广大读者予以批评和指正，以便再版时修正和完善。

方 琼
2021 年 8 月

目　录

序
前言

第一章　乳腺基础知识 001
　　第一节　正常乳腺解剖及生理功能 001
　　第二节　乳腺癌疾病概况 004
　　第三节　乳腺癌诊断进展 010
　　第四节　乳腺癌治疗进展 014
　　第五节　乳腺癌预后及对患者的影响 017

第二章　乳腺癌专科护士 023
　　第一节　乳腺癌专科护士的概述 023
　　第二节　乳腺癌专科护士岗位能力及标准 027
　　第三节　乳腺癌专科护士的工作角色 033
　　第四节　乳腺癌专科护士的专业培训 036
　　第五节　专科护理质量评价指标 037

第三章　全程专业化乳腺癌个案管理实践 042
　　第一节　个案管理概述 042
　　第二节　个案管理的工作路径及内容 043
　　第三节　个案管理中乳腺癌专科护士工作角色 047

第四节　基于互联网的全程专业化个案管理实践探索⋯⋯⋯⋯⋯⋯⋯ 050
　　第五节　全程专业化个案管理面临困难及挑战⋯⋯⋯⋯⋯⋯⋯⋯⋯ 053

第四章　乳腺癌诊断期管理及护理⋯⋯⋯⋯⋯⋯⋯⋯⋯⋯⋯⋯⋯⋯⋯⋯ 057
　　第一节　病史采集及临床评估⋯⋯⋯⋯⋯⋯⋯⋯⋯⋯⋯⋯⋯⋯⋯ 057
　　第二节　影像学检查及专科护理⋯⋯⋯⋯⋯⋯⋯⋯⋯⋯⋯⋯⋯⋯ 061
　　第三节　病理学检查及专科护理⋯⋯⋯⋯⋯⋯⋯⋯⋯⋯⋯⋯⋯⋯ 068
　　第四节　乳腺癌诊断告知⋯⋯⋯⋯⋯⋯⋯⋯⋯⋯⋯⋯⋯⋯⋯⋯⋯ 071

第五章　乳腺癌治疗期管理及护理⋯⋯⋯⋯⋯⋯⋯⋯⋯⋯⋯⋯⋯⋯⋯⋯ 075
　　第一节　手术治疗期管理及护理⋯⋯⋯⋯⋯⋯⋯⋯⋯⋯⋯⋯⋯⋯ 075
　　第二节　放射治疗期管理及护理⋯⋯⋯⋯⋯⋯⋯⋯⋯⋯⋯⋯⋯⋯ 084
　　第三节　化学治疗期管理及护理⋯⋯⋯⋯⋯⋯⋯⋯⋯⋯⋯⋯⋯⋯ 094
　　第四节　靶向治疗期管理及护理⋯⋯⋯⋯⋯⋯⋯⋯⋯⋯⋯⋯⋯⋯ 108
　　第五节　内分泌治疗期管理及护理⋯⋯⋯⋯⋯⋯⋯⋯⋯⋯⋯⋯⋯ 111

第六章　乳腺癌康复期管理及护理⋯⋯⋯⋯⋯⋯⋯⋯⋯⋯⋯⋯⋯⋯⋯⋯ 117
　　第一节　良好的生活方式重建⋯⋯⋯⋯⋯⋯⋯⋯⋯⋯⋯⋯⋯⋯⋯ 117
　　第二节　随访期患者管理⋯⋯⋯⋯⋯⋯⋯⋯⋯⋯⋯⋯⋯⋯⋯⋯⋯ 120
　　第三节　压力管理⋯⋯⋯⋯⋯⋯⋯⋯⋯⋯⋯⋯⋯⋯⋯⋯⋯⋯⋯⋯ 123
　　第四节　义乳的选择与佩戴⋯⋯⋯⋯⋯⋯⋯⋯⋯⋯⋯⋯⋯⋯⋯⋯ 129
　　第五节　淋巴水肿预防及管理⋯⋯⋯⋯⋯⋯⋯⋯⋯⋯⋯⋯⋯⋯⋯ 132
　　第六节　中医治疗及辨证施护⋯⋯⋯⋯⋯⋯⋯⋯⋯⋯⋯⋯⋯⋯⋯ 138

第七章　复发转移性乳腺癌管理及护理⋯⋯⋯⋯⋯⋯⋯⋯⋯⋯⋯⋯⋯⋯ 146
　　第一节　复发转移性乳腺癌的评估与管理⋯⋯⋯⋯⋯⋯⋯⋯⋯⋯ 146
　　第二节　基于分子分型复发转移性乳腺癌的治疗⋯⋯⋯⋯⋯⋯⋯ 147
　　第三节　终末期症状管理及安宁疗护⋯⋯⋯⋯⋯⋯⋯⋯⋯⋯⋯⋯ 149

第八章　年轻乳腺癌管理及护理⋯⋯⋯⋯⋯⋯⋯⋯⋯⋯⋯⋯⋯⋯⋯⋯⋯ 158
　　第一节　年轻乳腺癌概述⋯⋯⋯⋯⋯⋯⋯⋯⋯⋯⋯⋯⋯⋯⋯⋯⋯ 158
　　第二节　年轻乳腺癌性相关问题及护理⋯⋯⋯⋯⋯⋯⋯⋯⋯⋯⋯ 161
　　第三节　年轻乳腺癌患者的生育管理⋯⋯⋯⋯⋯⋯⋯⋯⋯⋯⋯⋯ 164

第九章 老年乳腺癌管理及护理 ································· 172
  第一节 老年乳腺癌概述 ································· 172
  第二节 老年乳腺癌的治疗 ······························ 173
  第三节 老年患者护理评估 ······························ 175
  第四节 老年乳腺癌患者常见护理问题及管理 ············ 177

第十章 乳腺癌专科护理研究热点 ································· 180
  第一节 乳腺癌专科护理研究现状及展望 ················ 180
  第二节 乳腺癌导航员项目 ······························ 183
  第三节 生存期乳腺癌照护研究 ························· 188
  第四节 乳腺癌伴随疾病管理 ···························· 193
  第五节 移动医疗在乳腺癌患者中的应用管理 ············ 200

附录一 乳腺癌术后患者肩关节康复体操 ························ 211

附录二 辅助化疗疗效预测工具 ································· 215

附录三 乳腺癌常用化疗方案及周期 ····························· 216

第一章 乳腺基础知识

第一节 正常乳腺解剖及生理功能

一、乳腺的形成

胚胎发育第 6 周,在躯干腹面形成两条对称的乳线(含 6~8 对始基)。第 9 周第 4 肋间的一对乳腺始基继续发育,形成乳芽,其他始基退化;若未退化,继续发育则形成副乳。

二、乳房的解剖(图 1-1)

(一)乳房的位置

上起于第二肋骨,下至第六肋骨,水平位于胸骨边缘和腋中线之间,双侧对称。

(二)乳房的宏观结构

乳房的宏观结构由浅到深的顺序为:皮肤→脂肪和腺体组织→乳房后间隙→肌肉。

1. 皮肤

皮肤光滑平整,构成乳房的最外层。一旦发生乳腺疾病,皮肤可发生肉眼可见的特殊变化,如红肿、破溃、橘皮样变等。

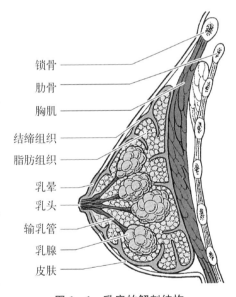

图 1-1 乳房的解剖结构

2. 乳头和乳晕

乳头是位于乳房中央的圆柱状突起,含丰富的感觉神经末梢,乳腺导管亦开口于此,为哺乳的重要器官和性生活的重要组成部分。乳晕是乳头周围皮肤色素沉着较深的环形区,直径 3~6 cm,此处皮肤较薄,易发生损伤而引起感染。

3. 腺体组织

乳腺组织柔软而富有弹性,其中可分泌乳汁的细胞称为腺泡细胞;若干个腺泡细胞排列成囊状结构,称为腺泡,其连接的管状结构称为终末导管,两者组成腺小叶;20～40个腺小叶组成腺叶。导管最终汇聚为15～20根输乳管,通向乳头,在哺乳期排出乳汁。

4. 脂肪

填充、包裹于乳腺小叶之间,起保护、支持和维持乳房形态的作用。

5. 乳房后间隙

乳房组织和胸大肌之间疏松的间隙称为乳房后间隙,是隆胸术假体植入的位置之一。

6. 肌肉

主要为胸大肌、胸小肌、前锯肌和背阔肌,位于乳腺组织的深面,其中胸大、小肌深面为肋骨及胸壁。

(三) 乳房的微观结构

1. 韧带

乳腺腺叶间与皮肤垂直的纤维束,上连浅筋膜浅层,下连浅筋膜深层,称为乳房悬韧带(Cooper韧带),对乳房起支持和固定作用。病变侵犯Cooper韧带可致其缩短,使乳房皮肤出现凹陷,称为"酒窝征"。

2. 血管

胸廓内动脉供应乳房60%～70%的血流,其余血供(30%～40%)来源于胸外侧动脉、肋间动脉穿支等。

3. 淋巴管

乳房淋巴主要通过腋窝淋巴管回流,少部分可经胸骨旁、对侧乳房、膈下和腹膜下淋巴通道回流。淋巴回流障碍或乳腺癌转移时,可出现腋窝淋巴结肿大、疼痛。

4. 神经

主要由肋间神经Ⅱ～Ⅵ支配,分为浅支和深支。腺体组织由深支支配;乳头和乳晕主要由浅支支配,其分布较广泛而复杂。

三、副乳

2%～6%的妇女可有副乳头和(或)副乳,称为多乳头和(或)多乳房畸形。副乳可发生在腋窝至腹股沟连线中的任何位置,与正常乳腺组织一样,随月经周期、妊娠期等发生生理变化,亦有发生各种良、恶性病变的可能。

四、乳腺的发育及生理功能

（一）乳腺的发育

1. 青春期前

在母体激素的作用下，部分新生儿出生时可出现泌乳，为正常生理现象，无须检查或治疗。出生后至青春期前，女性乳房处于静止状态。

2. 青春期

乳房发育为女性青春期开始的标志，通常为 8~13.5 岁，持续约 6 年，受激素协同调控：雌激素刺激导管上皮增生，乳头、乳晕着色；孕激素协助乳腺小叶和腺泡的发育。

3. 生育期

从 18 岁左右开始，持续约 30 年，为女性生育期。这一时期卵巢功能成熟，规律的周期性排卵和激素水平的变化使乳腺组织发生周期性变化。

（1）月经周期：黄体期，雌、孕激素水平同时上升，使乳腺上皮增生、间质水肿、血流增加，表现为乳腺增大、乳房胀痛。月经期雌激素水平迅速下降，乳房复旧。增生期雌激素水平升高，乳腺再次开始增生、分泌，循环往复。

（2）妊娠期：孕期前 3 个月，乳腺导管-小叶-腺泡系统在促黄体素和胎盘性激素的影响下快速增殖，乳房明显增大，持续至孕期结束，其增大程度与妊娠前乳房大小无关。妊娠中期腺泡细胞开始产生乳汁，但仅有少量乳汁释放入腺泡腔中。

（3）哺乳期：随着分娩后促黄体素、胎盘性激素的撤去和催乳素分泌的增加，腺泡细胞开始大量分泌乳汁，并将乳汁释放入腺泡和导管中。乳房储存乳汁的最大体积可达 80~600 ml，随着乳汁排空，腺泡细胞将正反馈继续分泌乳汁，反之，若乳汁排空不足，腺泡细胞将减少乳汁分泌。此外，经阴道分娩时，子宫扩张和阴道拉伸可刺激缩宫素释放，促进乳汁的排出。

4. 绝经过渡期

从卵巢功能开始衰退到最后一次月经来潮，称为绝经过渡期。由于雌激素水平降低，乳腺组织萎缩，被疏松的脂肪组织代替，乳房下垂。由于各部分腺体的不均匀、非同步退化，乳房可有结节、不规则组织样改变，多数为正常生理现象。

5. 绝经后

绝经后，雌激素明显下降，机体衰老，乳腺进一步萎缩。绝经后女性亦可出现多发良性乳房疾病，多与激素替代治疗有关。

（二）乳房的生理功能

哺乳是乳腺组织最主要的生理功能：妊娠后女性在激素与婴儿的吸吮刺激

下,乳腺组织能够分泌乳汁。世界卫生组织推荐若无绝对禁忌证,纯母乳喂养6个月,后添加辅食,至少1周岁为止。出生后数天分泌的乳汁称为初乳,初乳含大量的分泌型IgA、乳铁蛋白和寡糖,营养价值最高。此外,乳房是女性重要的第二性征。在性活动中,乳房亦扮演着继生殖器外的重要角色。

第二节 乳腺癌疾病概况

乳腺癌是乳腺上皮细胞在多种致癌因子的共同作用下,发生了基因突变,细胞失去正常特性且异常增生,细胞增生失控,以致超过自我修复的限度而发生癌变的疾病。它的组织学表现形式是大量的幼稚化的癌细胞无限增殖和无序状地拥挤成团,挤压并侵蚀破坏周围的正常组织,从而破坏乳房的正常结构。若癌细胞随淋巴管或血管播散至全身其他脏器,则形成远处转移,给乳腺癌的临床治疗增加了很大困难。全身重要脏器的转移如肺转移、肝转移、骨转移及脑转移等都将直接威胁患者生命。

一、乳腺癌流行病学特点

乳腺癌目前已成为全世界最常见的恶性肿瘤。据国际癌症研究机构(International Agency for Research on Cancer,IARC)提供的GLOBOCAN 2020癌症发病率和死亡率数据(GLOBOCAN是一个在线数据库,提供185个国家/地区对36种癌症以及所有癌症合并部位的发病率和死亡率的估计值),2020年全球约有226万新诊断乳腺癌病例,占癌症病例的11.7%,超过肺癌新发病例数稳居第一(图1-2)。该疾病已成为绝大多数国家最常被诊断出的癌症,也是100多个国家中癌症死亡的主要原因。此报告中我国恶性肿瘤新发病例和死亡病例分别占全球恶性肿瘤新发病例和死亡病例的23.7%和30.2%,在全球185个国家/地区中,中国的恶性肿瘤发病、死亡位居中等偏上水平。中国乳腺癌的发病率位于女性恶性肿瘤的第1位,且近10年女性

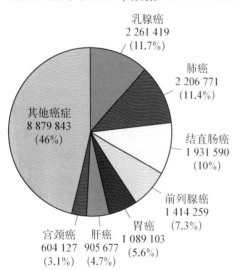

图1-2 2020年全球新发癌症病例分布

乳腺癌的发病率呈上升趋势,也是癌症死亡的主要原因。

2019年1月,中国国家癌症中心发布了最新一期的全国癌症统计数据(本次报告发布数据为全国肿瘤登记中心收集汇总全国肿瘤登记处2015年登记资料)。2015年恶性肿瘤发病约392.9万人,死亡约233.8万人。城市地区恶性肿瘤发病率(304.96/10万)高于农村地区(261.40/10)。城市地区恶性肿瘤死亡率(172.61/10万)高于农村地区(166.79/10万)。乳腺癌是我国主要的恶性肿瘤之一,是女性发病首位的恶性肿瘤,2020年发病人数约为41.63万,占全部恶性肿瘤发病的9.1%,占全部女性恶性肿瘤发病的19.9%,城市地区乳腺癌发病率较农村地区高。乳腺癌死亡率占全部恶性肿瘤死亡的3.9%,占女性全部恶性肿瘤死亡的9.9%。

二、乳腺癌病因

乳腺癌的确切病因至今尚不明了,但研究发现许多因素与乳腺癌的发生相关,这在流行病学上称为危险因素。乳腺癌发病为多种危险因素在一定条件下共同作用的结果,任何单一因素均不能视为乳腺癌的发病原因。流行病学研究已充分确定了多种乳腺癌危险因素,包括遗传性因素和非遗传性因素。

1. 遗传性因素

遗传性因素包括乳腺癌或卵巢癌的个人或家族史以及乳腺癌易感基因的遗传突变。乳腺癌易感基因(breast cancer susceptibility gene,BRCA)包括乳腺癌易感基因1(*BRCA1*)、乳腺癌易感基因2(*BRCA2*)和其他乳腺癌易感基因。研究显示*BRCA1*和*BRCA2*基因的潜在有害突变与乳腺癌、卵巢癌、输卵管癌和腹膜癌的风险增加相关。在一般人群中,估计在300至500名女性中发生1名*BRCA1/2*基因突变者。*BRCA1/2*突变者占乳腺癌病例的5%~10%和卵巢癌病例的15%。*BRCA1/2*基因突变者70岁前患乳腺癌的风险提高到45%~65%。此外,*BRCA1*和*BRCA2*基因突变者患卵巢癌、输卵管癌或腹膜癌的风险分别增加到39%和10%~17%。来自中国的几项研究显示中国乳腺癌患者胚系*BRCA1/2*基因突变频率约在3.9%~9.9%(表1-1)。

表1-1 中国乳腺癌患者 *BRCA1/2* 基因突变研究

癌症类型	数量(例)	基 因 突 变				研究单位
		突变类型	BRCA1	BRCA2	合 计	
乳腺癌(未筛选)	8 085	胚系	1.80%	3.50%	未筛选乳腺中癌5.3%;有家族史乳腺癌中18.1%	北京大学肿瘤医院

(续表)

癌症类型	数量(例)	基因突变				研究单位
		突变类型	BRCA1	BRCA2	合计	
乳腺癌(未筛选)	313	胚系	1.60%	3.83%	5.43%	中南大学
乳腺癌(未筛选)	2 991	胚系	—	—	有家族史乳腺癌中12.7%;散发乳腺癌中3.5%	复旦大学附属肿瘤医院
乳腺癌(未筛选)	5 931	胚系	1.85%	2.06%	未筛选乳腺癌中3.91%;有家族史乳腺癌中16.9%	北京大学肿瘤医院
乳腺癌	507	胚系+体系	4.10%	5.70%	未筛选乳腺中9.9%;胚系7.9%;体系1.8%;	华西医院
乳腺癌(未筛选)	1 816	胚系	3.85%	3.03%	6.88%	北京大学肿瘤医院

另一项中国的多中心乳腺癌高风险人群多基因筛查研究,由 Li 于 2019 年发表于 *International Journal of Cancer* 杂志,入组了 26 个中心的 937 例高遗传风险的乳腺癌患者,应用高通量二代测序技术检测受试者血液标本中包括 *BRCA1/2* 在内的 40 个乳腺癌易感基因种系突变情况,结果显示有 17%(159/937)受试者为 *BRCA1/2* 突变,6.5%(61/937)的受试者在 15 个非 *BRCA* 基因上突变,0.3%(3/937)同时存在 *BRCA* 和非 *BRCA* 基因突变。总体基因突变阳性率为 23.8%,*BRCA* 基因突变阳性率为 17.3%,非 *BRCA* 基因突变阳性率为 6.8%。主要的非 *BRCA* 突变基因有:TP53、PALB2、CHEK2、ATM 和 BARD1。《中国乳腺癌患者 *BRCA1/2* 基因检测与临床应用专家共识(2018 年版)》,提出推荐进行 *BRCA* 基因筛查的乳腺癌患者特征(证据等级 2B 类),具体内容见表 1-2。

表 1-2 乳腺癌患者推荐进行 *BRCA* 基因检测的专家共识

≤40 岁发病
≤50 岁发病,同时伴有:
(1) 第二原发性乳腺癌
(2) 满足≥1 项以下家族史标准:
① ≥1 血缘近亲有任何年龄发病的乳腺癌史;
② ≥1 血缘近亲有胰腺癌史;
③ ≥1 亲属有前列腺癌史(Gleason 评分≥7);
④ 未知或有限的家族史

(续表)

> ≤60岁发病,同时伴有:三阴性乳腺癌
> 所有男性乳腺癌
> 任何年龄发病,同时满足≥1项以下家族史标准:
> ① ≥1血缘近亲有≤50岁发病的乳腺癌史;
> ② ≥2血缘近亲有任何年龄发病的乳腺癌史;
> ③ ≥1血缘近亲有卵巢癌史;
> ④ 有三级亲属患有乳腺癌和(或)卵巢癌,同时其有≥2血缘近亲患有乳腺癌(其中至少有1例≤50岁)和(或)卵巢癌;
> ⑤ 血缘近亲有男性乳腺癌家族史;
> ⑥ ≥2血缘近亲有任何年龄发病的胰腺癌和(或)前列腺癌(Gleason评分≥7);
> ⑦ 有已知的家族型致病性 *BRCA1/2* 基因突变

注:符合以下标准中一条或多条即应考虑进一步的风险评估、遗传咨询,以及基因检测和管理。仅有家族史个体应慎重解读基因检测结果,因其可能存在明显局限性。

2. 非遗传性因素

虽然遗传因素是乳腺癌发病重要的影响因素之一,但研究显示非遗传因素的影响是国家和种族间发病率差异的主要驱动力。已知乳腺癌患病危险非遗传性因素包括:

① 种族和族群,与西方人群相比,东方人群乳腺癌的患病特征包括:年轻患者占比高,luminal B型和TP53突变的发生率更高,微环境免疫活性更强;② 与月经有关的危险因素,如月经初潮年龄小、绝经年龄较高;③ 与生殖有关的危险因素,如无生育、初生年龄晚、生育胎数少;④ 外源激素摄入因素如口服避孕药和激素替代疗法,酒精摄入,缺乏运动;⑤ 肥胖及体内脂肪分布等。而母乳喂养和体育锻炼是已知的保护因素。

三、乳腺癌的分类和临床表现

(一)乳腺的病理分类

乳癌形态组织较为复杂,类型也很多,目前国内和国际的乳腺癌病理分类,在实际应用中仍没有统一。根据目前最新的乳腺癌组织学分类将乳腺癌分成如下几类:

1. 乳腺非浸润性癌(原位癌)

指肿瘤最早阶段,病变局限于乳腺导管或腺泡内,未突破基底膜时称非浸润癌。

(1) 导管原位癌(ductal carcinoma in situ, DCIS, 也称导管内癌):癌细胞局

限于导管内,未突破管壁基底膜。多发生于中小导管,较大导管少见,一般为多中心散在性分布。手术彻底切除,预后良好。

(2) 小叶原位癌:发生于小叶内,癌细胞未突破末梢乳管或腺泡基底膜。多见于绝经前妇女,约占乳腺癌的1.5%。小叶原位癌虽然发展缓慢,预后良好,但是随着时间的推移,多数小的原位癌将进展为浸润癌。

(3) 导管内乳头状癌:多发生于大导管,少数亦可见于中小导管。有时可向分支导管蔓延,但无间质浸润。

2. 乳腺浸润性非特殊型癌

(1) 浸润性导管癌:乳腺导管内原位癌的癌细胞突破基底膜,向间质内浸润蔓延,癌组织中导管内癌成分与浸润性癌成分可同时存在。

(2) 浸润性小叶癌:指结构与小叶原位癌相似的浸润性癌,通常由小叶原位癌发展而来。多发生在绝经后妇女。

(3) 髓样癌:亦称不典型髓样癌。癌组织成分占2/3以上,间质成分少。

(4) 单纯癌:介于硬癌与髓样癌之间,即癌实质与纤维间质成分比例近似。根据光镜下癌周浸润程度,单纯癌又被分为局限型、弥漫浸润型和中间型。其中局限型预后较好,弥漫浸润型最差。

(5) 硬癌:实质少而间质多,间质可占肿瘤的2/3以上,因而瘤体较硬。此类型癌侵袭性强,易于转移,恶性程度高。

(6) 腺癌:癌实质中腺管状结构占50%以上,其他成分占少量。

(7) 大汗腺样癌:肿瘤组织中>90%的癌细胞表现为大汗腺细胞的细胞学和免疫组化特征的癌诊断为大汗腺样癌,约占所有乳腺癌的0.4%。其预后与浸润性导管癌相似。

3. 乳腺浸润性特殊型癌

(1) 乳头状癌:一种主要呈乳头结构的浸润性癌。发生于大乳管的上皮细胞,其浸润往往出现于乳头增生的基底部。多见于50~60岁妇女,肿块单发或多发,部分有乳头溢液,大多血性,溢液涂片可找到癌细胞。此癌生长缓慢,转移也较晚。

(2) 乳头湿疹样癌(Paget's病):乳头或乳晕区表皮内散在或成巢、胞质淡染的癌细胞。早期癌细胞多位于基底层,而后可侵至表层。湿疹样癌通常与导管癌或其他浸润性癌并存。

(3) 髓样癌伴大量淋巴细胞浸润:称为典型髓样癌。癌细胞多,间质少,预后好。

(4) 小管癌(高分化腺癌):发生于导管或小导管上皮细胞,是恶性度较低的类型,预后良好。

(5) 腺样囊性癌：具有低度侵袭潜能的一种肿瘤，组织学特征与唾液腺同类肿瘤相同。腺样囊性癌恶性程度较低，预后良好。

(6) 黏液腺癌：癌实质中上皮黏液成分占半量以上，黏液绝大部分在细胞外，形成黏液湖，偶见于细胞内，呈"印戒"细胞。

(7) 鳞状细胞癌：此类癌被认为是在乳腺导管上皮鳞状细胞化生基础上发生的。癌实质全部为典型的鳞状细胞癌，即可见细胞间桥和角化。

(二) 乳腺癌的临床表现

1. 肿块

乳房肿块是很多乳腺癌患者的首发症状，约有90%的患者是因为发现乳房肿块就诊并被诊断为乳腺癌的，而且大多数是在无意中（如洗澡、更衣）发现的。乳腺癌多表现为无痛性、单侧、单发的并呈进行性增大的肿块，偶尔也表现为多发肿块。乳腺癌的肿块多位于外上象限，肿块质地较硬、表面不规则、与周围组织分界不清楚，在乳房内不易被推动。也有少数患者因为肿块向周围浸润的程度较轻，呈现膨胀性生长，表面较光滑、活动度较好、边界较清时，较难与良性肿瘤相区分，如髓样癌和黏液腺癌。

2. 皮肤改变

乳腺癌可以引起乳房皮肤的多种变化，最常见的是"酒窝征""橘皮样变"以及皮肤浅静脉怒张。当肿瘤侵犯到Cooper韧带时，韧带变短，牵拉乳房皮肤形成凹陷，出现"酒窝征"。当癌细胞侵犯到皮肤下淋巴管，使得淋巴管内的回流受阻，局部皮肤变厚，毛囊扩大、深陷被称作"橘皮样变"。此外，部分肿瘤生长较快，膨胀的瘤体使肿瘤表面皮肤变得菲薄，而皮肤下面较浅的静脉血管因回流受阻出现怒张；进一步发展可致局部皮肤破溃，若合并细菌感染时，常伴有恶臭，并容易出血。当癌细胞继续浸润，并侵至皮内生长时，可在病灶的周围皮肤形成散在的硬质结节，称为"皮肤卫星结节"。

3. 乳头乳晕改变

邻近乳头、乳晕或侵犯到乳头和乳晕下区的乳腺癌病灶，乳腺的纤维组织和导管系统可因肿瘤侵犯而缩短，牵拉乳头，患者可出现乳头偏向、回缩甚至凹陷，双侧乳头出现不对称现象，此时患侧乳头较健侧稍高。这种改变可以出现在乳腺癌的早期阶段，也可以出现在晚期阶段，取决于肿瘤的生长部位。当肿瘤位于乳头下方或者靠近乳头处时，早期即可出现乳头的改变；但若肿瘤位于乳房的深部或者距离乳头较远的部位时，出现这些症状的时间通常较晚。另外，某些良性乳腺疾病累及乳头乳晕时，也可使乳头回缩凹陷。

乳头湿疹样乳腺癌(Paget's病)作为一种特殊类型的乳腺癌,常表现为乳头的瘙痒、烧灼感,随着病情的发展,可出现乳头和乳晕的皮肤变粗糙、糜烂如湿疹样,进而形成溃疡,有时覆盖黄褐色鳞屑样痂皮。患者很容易误认为是湿疹,而延误治疗。

4. 乳头溢液

乳头溢液是乳腺疾病常见的症状之一,大约10%的妇女在常规健康检查时可以发现有乳头溢液。出现乳头溢液的原因很多,绝大多数为生理性的,属于乳腺癌的比例大约为5%,且多见于导管内癌、乳头状癌等。当乳头溢液伴发以下因素提示有可能是乳腺癌,需要进一步处理:患者年龄40岁以上,特别是59岁以上;血性乳头溢液;单侧或单一导管溢液;患者有症状或可触及肿块。

5. 腋窝淋巴结肿大

乳腺大部分的淋巴回流至腋窝淋巴结,乳腺癌沿淋巴管转移可以引起腋窝淋巴结肿大。腋窝淋巴结肿大作为乳腺癌的首发症状少见,一般表现为同侧腋窝淋巴结的肿大,最初是无痛、质硬的肿块,数目较少,可被推动;随着疾病的进展,肿大的淋巴结数目可增多并相互融合成团,并与皮肤或腋窝深部组织粘连而固定,不易被推动。

6. 晚期乳腺癌的表现

晚期乳腺癌可发生对侧腋窝,对侧锁骨上、下以及纵隔淋巴结的转移,也可发生肺、肝、骨、脑等器官的转移。乳腺癌发生肺转移时,可出现胸痛、胸腔积液、干咳、痰中带血、呼吸困难、声音嘶哑等症状;骨盆、肋骨、椎骨、股骨是乳腺癌最常见的骨转移部位,发生骨转移时早期多无明显症状,有时仅表现为轻微的疼痛,晚期可产生剧烈疼痛、病理性骨折等症状。晚期乳腺癌出现疼痛症状,常常提示肿瘤直接侵犯神经所致。

第三节 乳腺癌诊断进展

早期发现、早期诊断可为恶性肿瘤患者赢得宝贵的治疗时间,避免延误最佳治疗时机。因此,乳腺癌的早期诊断对于乳腺癌的治疗至关重要。乳腺癌的诊断方法主要包括体检、乳腺X线检查、超声检查、磁共振检查、病理学检查等。

一、体检

体检主要包括视诊和触诊。视诊时,观察双侧乳腺大小、对称性,注意是否有肿块隆起或皮肤的外观改变。注意双侧乳头是否对称、回缩、偏歪、糜烂等变化。

触诊主要是检测患者乳房内是否有结节,以及结节的大小、质地、活动度,是否有压痛、触痛等表现。临床医生通过对患者的乳房进行体检初步判断乳腺肿块的良恶性,但判断的准确与否则有赖于医生的经验。

二、影像学检查

影像学检查可以进一步明确患者乳房肿块的良恶性。

(一)乳腺 X 线检查

乳腺 X 线检查,即钼靶检查,是目前最有效的早期发现乳腺癌的检查方法,也是普查的主要工具。由于乳腺 X 线不易穿透年轻妇女较致密的乳腺且具辐射作用,故适合 40 岁以上的非妊娠妇女。钼靶检查可以帮助临床医生发现体检未触及的早期癌,并且可以检测出微小钙化,有助于乳腺癌的早发现早治疗,从而有效地降低了乳腺癌死亡率。

(二)超声检查

超声检查则在辨别实性肿块和囊性肿块中有较为突出的优势。超声显示乳腺层次清晰,能够探测腋窝和锁骨上淋巴结情况,可以通过血流供应预测良恶性病变。相较于钼靶检查,超声检查经济、简便、无痛苦,没有放射性损伤,可作为乳腺腺体致密的年轻女性的常规复查手段。

(三)磁共振检查

磁共振检查作为一种最敏感的影像学检查手段,适用于超声或钼靶对病变的检出或确诊困难者。通过对肿块的形态、大小、边缘、信号、DWI(ADC)、强化方式、时间-信号强度曲线图类型等综合分析,判断乳腺肿块是否有恶性可能及手术指征。同时,磁共振检查在检出多灶和多中心病变中有较为突出的优势,判断患者是否具有保乳手术的指征;显示肿瘤的安全切除范围,降低保乳手术的切缘阳性率;更好地显示和评价肿瘤对乳头、胸肌、胸壁等周围组织的浸润情况,显示淋巴结转移情况,从而更好地进行术前肿瘤分期。

三、病理学检测

通过手术活检或空芯针穿刺对乳腺肿块进行病理学检查是乳腺癌诊断的金标准。体检或影像学检查高度怀疑恶性的肿瘤均需要进行病理学检测,从而协助确诊是否为乳腺癌。

在个体化治疗时代,病理学检测不仅仅可以诊断出乳腺肿瘤的良恶性,还可以通过多种免疫组织化学标记和分子病理技术,检测雌激素受体(estrogen receptor,ER)、孕激素受体(progesterone receptor,PR)、人表皮生长因子样受体2(human Epidermal growth factor receptor2,HER2)、细胞增殖指数(Ki-67)等多项与患者治疗和预后相关的生物学指标,从而为患者的个体化治疗方案制定提供依据。

在传统的病理学指标之外,新辅助化疗后是否达到病理完全缓解(pathological complete response,pCR),是否有肿瘤残余病灶(residual cancer burden,RCB)以及肿瘤浸润淋巴细胞(tumor-infiltrating lymphocyte,TIL)在预测复发风险方面也有重要价值。

pCR和RCB在风险预测方面的价值主要体现在用于评估接受新辅助治疗后的患者其复发风险的高低。pCR一般是指乳腺原发灶中找不到恶性肿瘤的组织学证据,或仅存原位癌成分;严格意义上则指乳腺原发灶和转移的区域淋巴结均达到病理完全缓解。RCB评分系统则是基于瘤床和残存肿瘤的最大面积、残存肿瘤细胞亚型、受累淋巴结数目、最大转移灶大小的新辅助治疗后病理评估系统,通常分为RCB-0、RCB-Ⅰ、RCB-Ⅱ、RCB-Ⅲ四级。对于没有达到pCR的患者,可通过RCB评分系统进行定量病理评估来进一步预测预后。在新辅助治疗后有肿瘤残余病灶的患者,尤其是三阴性或者HER2阳性乳腺癌患者,使用后续强化辅助治疗可显著改善患者的预后。

新辅助治疗后存在肿瘤残余病灶的患者,预后较差,复发风险高。在临床上可以考虑加强辅助治疗来进一步降低这部分患者的复发风险。例如KATHERINE临床试验结果提示,HER2阳性早期乳腺癌新辅助治疗完成后有残余肿瘤病灶的患者,辅助治疗使用T-DM1相比曲妥珠单抗,可使浸润性乳腺癌复发或死亡的风险降低50%。CREATE-X临床试验则提示对于新辅助治疗后未达到pCR的HER2阴性乳腺癌患者,加用卡培他滨可改善患者的预后,尤其对于三阴性乳腺癌患者,可使5年无病生存率提高13.7%。

TILs是指存在于肿瘤癌巢内及间质中的以淋巴细胞为主的异质性淋巴细胞群体。既往文献报道,TILs浸润水平的高低是乳腺癌复发风险的预测因素,特别是在三阴性乳腺癌中,间质内TILs水平越高,患者的复发、远处复发和总体死亡率越低。研究者对美国东部肿瘤协作组(Eastern Cooperative Oncology Group,ECOG)2197和ECOG 1199两个前瞻性临床试验中的481例三阴性病例进行回顾分析发现,TILs每增加10%,患者的复发风险降低14%,远处复发风险降低18%,死亡风险降低19%。同样地,在接受新辅助治疗的HER2阳性和三阴性乳腺癌患者中,高水平TILs是pCR的独立预测因素,且预示着较好的预后。

四、基因检测

（一）FISH 检测

在乳腺癌中，针对 HER2 基因突变状态的检测可以应用荧光原位杂交技术（fluorescence in situ hybridization，FISH）。临床上可以根据 FISH 检测的结果，判断是否为 HER2 阳性乳腺癌，从而指导靶向药物的应用，如曲妥珠单抗、帕妥珠单抗、拉帕替尼等。特别是当免疫组化检测提示 HER2 2+时，此时仅根据免疫组化结果 HER2 基因状态不能确定，需要进一步根据 FISH 检测来判定是否为 HER2 阳性乳腺癌。

（二）测序技术

随着蛋白质组、转录组、基因组等测序技术的快速发展和进步，以个体化医疗为基础，将生物信息与大数据进行交叉应用的精准医疗得到了广泛认可，越来越多的临床医生开始关注测序技术其对乳腺癌风险预测、临床干预及预后指导的意义。特别是利用二代测序技术，在分子水平筛选乳腺癌易感基因突变位点、耐药基因及相关信号通路，在肿瘤的早期预防、进展检测和治疗反应预测方面给予患者更加精准的个体化诊断和治疗。

BRCA1/2 基因是两种抑制恶性肿瘤发生的基因在调节人体细胞的复制、遗传物质 DNA 损伤修复、细胞的正常生长方面有重要作用。*BRCA1/2* 基因检测在乳腺癌的预防指导、复发预测和治疗决策方面均有重要价值。研究发现携带 *BRCA1/2* 基因突变的人群罹患乳腺癌的风险显著升高，*BRCA1/2* 基因突变者 70 岁前女性患乳腺癌的风险提高到 45%~65%。因此检测受检者的 *BRCA1/2* 基因突变可以在早期预防方面加强管控。在治疗决策方面，研究表明携带 *BRCA1/2* 基因突变的乳腺癌患者对 PARP 抑制剂更敏感，因此检测基因突变可以帮助临床医生更好地制定个体化治疗方案。

磷脂酰肌醇激酶-3 催化亚单位 α 基因（phosphatidylinositol 3-kinase catalytic alpha polypeptide gene，PIK3CA）是在乳腺癌中突变率最高的基因之一。在激素受体阳性 HER2 阴性的乳腺癌患者中，40% 的患者携带 *PIK3CA* 突变。研究证实，PI3K 信号通路在细胞的生长、分化、凋亡等方面都发挥着重要作用，*PIK3CA* 突变则主要与对内分泌治疗的抵抗、疾病进展和预后不良有关。目前，针对 *PIK3CA* 突变药物的临床研究正在逐步开展，已有多种 PI3K 抑制剂进入临床试验，以单药或联合用药形式治疗不同类型乳腺癌，展现了较好的应用前景。根据Ⅲ

期 SOLAR-1 试验的数据，Alpelisib 已被 FDA 批准用于治疗激素受体阳性、HER2 阴性、*PIK3CA* 突变，在内分泌治疗时或之后出现进展的晚期或转移性乳腺癌。

ESR1 基因是编码 ER 的基因。*ESR1* 基因变异可能与激素受体阳性乳腺癌的芳香化酶抑制剂（aromatase inhibitor，AI）获得性耐药相关。对于 *ESR1* 基因突变的患者，可能需要优化治疗方案以增加患者获益。例如，SoFEA 研究显示，含氟维司群的治疗方案对 *ESR1* 基因突变者的疗效优于依西美坦。PALOMA3 研究结果则证实，在氟维司群基础上加用 CDK4/6 抑制剂对 *ESR1* 基因突变者的疗效优于单用氟维司群。但目前尚未有针对 *ESR* 突变有效的药物，同时对具体内分泌治疗疗效的预测价值尚未验证，目前临床实践中尚未常规进行检测。

第四节 乳腺癌治疗进展

乳腺癌的治疗主要包括乳腺外科、肿瘤放疗科和肿瘤内科在内的多学科综合治疗，治疗方案取决于就诊时的临床病理特征、解剖学分期、分子分型、患者意愿、年龄以及多基因阵列检测结果等。

目前，对于非转移性乳腺癌治疗目标是根除乳腺及局部淋巴结的肿瘤，并预防转移性复发。局部治疗手段包括手术切除肿瘤组织以及腋窝淋巴结的活检或清扫，对部分患者需辅以术后放疗；全身治疗可应用于手术前（新辅助治疗）或手术后（辅助治疗），包括化疗、靶向治疗和内分泌治疗等。乳腺癌的分子分型为标准治疗策略的选择提供指导，推动个体化治疗的进展。转移性乳腺癌至今仍被认为是不可治愈的，治疗手段同样依赖局部治疗与全身治疗的相互结合，但目的在于延长生存以及缓解症状。近年来，出现了包括免疫治疗在内的一些新的治疗模式，为改善乳腺癌患者预后带来更多希望。

一、激素受体阳性（HR+）乳腺癌

对于激素受体阳性的乳腺癌，内分泌治疗是其最主要的全身治疗策略。内分泌治疗方案的选择主要依赖于患者的月经状态和激素受体状态。

选择性激素受体调节剂（他莫昔芬或托瑞米芬）可竞争性抑制雌激素与雌激素受体相结合，对于绝经前及绝经后患者均有效。芳香化酶抑制剂（来曲唑、阿那曲唑、依西美坦）通过抑制雄激素向雌激素的转化来降低循环雌激素水平，对绝经后或接受卵巢功能抑制的绝经前患者有效。抑制卵巢功能可通过药物、手术或放疗

进行,但是放疗存在卵巢功能抑制不完整,手术会导致不可逆的卵巢功能抑制,故临床上较多使用药物,包括戈舍瑞林、亮丙瑞林、曲普瑞林等进行卵巢功能抑制。

乳腺癌术后辅助内分泌治疗时间一般为5年,近期研究提示,延长内分泌治疗时间可为临床高复发风险患者带来生存获益。对于激素受体阳性的早期乳腺癌患者,目前有多种多基因阵列检测可以帮助预后预测并指导辅助化疗的选择,包括21基因复发风险评估(Oncotype DX)、70基因检测(Mammaprint)等。

对于激素受体阳性的晚期乳腺癌患者,除了选择性激素受体调节剂和芳香化酶抑制剂外,临床上还可使用选择性雌激素受体下调剂(氟维斯群)进行内分泌治疗。近年来,一些靶向药物如CDK4/6抑制剂(帕博西尼、瑞博西尼、玻马西尼)、mTOR抑制剂(依维莫司)已获批用于激素受体阳性晚期乳腺癌患者的治疗。PALOMA-1试验表明,来曲唑联合帕博西尼较单药来曲唑可显著延长患者的无进展生存期(progression-free survival,PFS),其PFS为20.2个月对比10.2个月。MONALEESA-7研究中期分析结果显示,瑞博西尼对比安慰剂组可显著延长患者的总生存期(overall survival,OS),降低29%的死亡风险。BOLERO-2结果显示,依维莫司联合依西美坦对比单药依西美坦能够带来4.6个月的PFS获益。此外,对含有*PIK3CA*突变的肿瘤,PI3K抑制剂(Alpelisib)联合氟维斯群可改善患者生存,目前已被批准用于*PIK3CA*突变晚期激素受体阳性乳腺癌患者的治疗。

二、HER2阳性乳腺癌

对于HER2阳性、肿瘤≥1.0 cm或淋巴结阳性(不论肿瘤大小)的早期乳腺癌患者,推荐使用化疗联合曲妥珠单抗(H)靶向治疗。

高危患者可从抗HER2双靶治疗中获益。APHINITY研究中,与曲妥珠单抗联合化疗相比,术后辅助治疗加用帕妥珠单抗使早期HER2阳性乳腺癌患者的疾病复发风险下降19%,可推荐淋巴结阳性患者使用。ExteNET试验数据显示,完成曲妥珠单抗1年治疗后,给予1年来那替尼辅助治疗,可使患者5年无病生存率由86.8%上升至89.7%。另一项临床研究APT则提示,对于淋巴结阴性的HER2阳性的小肿瘤患者(直径不超过3 cm),紫杉醇+曲妥珠单抗方案治疗可获得较好预后(3年DFS:98.7%,7年DFS:93.0),提示对于小肿瘤的HER2阳性患者,可以进行降阶治疗。

在HER2阳性乳腺癌新辅助治疗中,NeoSphere和TRYPHAENA试验表明使用曲妥珠单抗+帕妥珠单抗双靶治疗较单用曲妥珠单抗,可显著提高病理完全缓解率,并具有较好的心脏安全性。而对于新辅助治疗后有肿瘤残余病灶的HER2阳性乳腺癌患者,KATHERINE临床研究显示,抗体耦联药物T-DM1较曲妥珠单抗可显著改善患者的预后,3年iDFS(无浸润性疾病生存期)从77.%提高到88.3%,目前已被美国FDA批准用于新辅助治疗后存在肿瘤残余病灶的HER2阳性早期乳腺癌患者的辅助治疗。

对于晚期HER2阳性乳腺癌,化疗联合抗HER2治疗是首选方案。CLEOPATRA临床研究显示在晚期HER2阳性乳腺癌一线治疗中,曲妥珠单抗联合多西他赛方案基础上,加用帕妥珠单抗可使患者的总生存期从40.8个月增加至56.5个月。EMILIA的试验结果奠定了T-DM1在二线治疗中的地位,与卡培他滨联合拉帕替尼方案相比,T-DM1可显著延长患者的无进展生存期(9.6个月对比6.4个月)。除上述抗HER2药物之外,小分子药物拉帕替尼、吡咯替尼等也被批准联合化疗用于晚期HER2阳性乳腺癌的治疗,同时一些正在进行临床试验的新型药物如DS-8201、Tucatinib也展现出了较好的疗效。

三、三阴性乳腺癌

辅助化疗或新辅助治疗目前仍是早期三阴性乳腺癌的主要全身治疗策略,通常采用含蒽环类(如多柔比星、表柔比星)和紫杉醇类(如紫杉醇、多西他赛)药物的化疗方案。

GeparSixto和CALGB 40603临床试验的结果表明,在含蒽环类和紫杉醇类药物新辅助治疗方案的基础上,联合卡铂治疗可使病理完全缓解提高15%左右,故对部分高危的三阴性乳腺癌患者,可考虑新辅助治疗中加入卡铂药物。CREATE-X研究入组了新辅助化疗后仍有肿瘤残余病灶的HER2-乳腺癌患者,术后卡培他滨强化6~8周期治疗可显著降低患者的疾病复发率,尤其对于三阴性乳腺癌患者,对比术后不治疗,其5年无病生存率绝对获益达13.7%,目前已在临床推广使用。

在晚期三阴性乳腺癌中,存在 *BRCA* 基因突变的患者可从PARP抑制剂治疗中获益:OlympiAD试验结果显示,PARP抑制剂奥拉帕尼相较于化疗,可使 *BRCA* 突变晚期乳腺癌患者的无进展生存期从4.2个月延长至7.0个月,显著降低42%疾病进展风险;另外一线EMBRACA研究同样入组了 *BRCA* 基因突变的患者,显示PARP抑制剂Taloparib对比化疗可显著延长患者的PFS(8.6个月 vs 5.6个月),使疾病进展风险降低46%。这些研究提示临床上可考虑对三阴性乳腺癌患者进行 *BRCA* 基因检测,对于 *BRCA* 阳性的患者,则推荐PARP抑制剂的使用。另外,对于晚期三阴性乳腺癌患者,近年来进展最快的为靶向肿瘤免疫治疗。IMpassion 130试验结果显示,对于晚期三阴性乳腺癌患者,在使用白蛋白结合型紫杉醇基础上,加用PD-L1抗体阿特珠单抗可显著降低20%的疾病进展风险,无进展生存期从 5.5 个月延长至 7.2 个月，尤其对 PD-L1 阳性的人群，可显著提高患者的无进展生存期以及总生存期。

第五节　乳腺癌预后及对患者的影响

乳腺癌的预后与疾病的发展阶段密切相关，疾病越早被发现，则患者的预后越好。据国际癌症组织统计的显示，原位癌患者的 5 年生存率为 98.8%，浸润性癌患者的 5 年生存率为 85.5%，伴有远处转移的浸润性癌患者的 5 年生存率仅 27.4%。此外，另一个对肿瘤患者预后的重要的评价指标是生活质量（quality of life），又称生命质量或生存质量，是不同的文化和价值体系中的个体对于他们生活目标、期望、标准以及所关心事情等有关生活状态的体验。肿瘤学科领域已普遍将生活质量作为评价肿瘤患者治疗和康复结局的终末指标。

一、乳腺癌预后及其影响因素

（一）预后现状

随着医疗水平的不断提高和早期诊断及预防工作的开展，使乳腺癌的 5 年生存率不断提高，相比其他恶性肿瘤，乳腺癌患者有更好的预后，以 5 年生存率为例，中国、韩国和新加坡的 5 年生存率为 76%~82%，一些西方国家的 5 年生存率为 85%~90%。上海交通大学医学院附属瑞金医院乳腺疾病诊治中心数据库对 2009~2019 年的 8 271 例乳腺癌患者进行规律随访，随访率达 100%，数据显示其 5 年总生存率为 94.2%，10 年总生存率为 88.8%。

生活质量是衡量患者接受治疗有效性的重要指标，能反映出疾病本身、治疗等对乳腺癌患者所带来日常生活、康复及预后的影响，是对患者生理、心理、认知和社会功能的重要主观评价，是全面评估患者预后的概念。现有研究显示乳腺癌患者的整体生活质量处于中等和中等偏下水平，乳腺癌患者生活质量状况不容乐观，患者不仅存在躯体不适，而且心理、社会功能也存在失衡，尤其是功能领域得分处于中等偏下水平。

（二）影响乳腺癌患者预后的因素

1. 疾病因素

目前大多数学者较为一致认可影响乳腺癌患者预后的疾病因素有肿瘤病理类

型、临床分期、组织分化和分子分型等。如非浸润性癌预后最好,早期浸润癌次之,浸润性特殊癌较差,浸润性非特殊癌最差;临床 TNM 分期被认为是乳腺癌预后的独立危险因素,临床分期越晚患者预后越差;组织分化程度低的癌细胞恶性程度高,转移早预后差;分化高的癌细胞恶性程度低,转移晚预后较好;分子分型为雌激素受体(ER)、孕激素受体(PR)和原癌基因 Her2 均为阴性的三阴性乳腺癌,往往预后较差。

2. 治疗因素

患者因接受治疗方式及治疗副作用是影响乳腺癌患者生活质量的重要因素。如接受乳腺癌改良根治术与保乳术相比,根治术对患者身体的完整性破坏较大,夫妻间关系受到影响较大,会显著影响到乳腺癌患者的生活质量;手术所致术后淋巴回流受阻、水肿、疼痛等,均可引起患者肢体功能障碍,而上肢功能的缺失会进一步影响到患者的生活质量。此外,乳腺癌内分泌治疗的不良反应可能导致女性患者更年期提前、性生活和生育障碍,也是影响其生活质量的一个重要因素。再有,乳腺癌治疗期间或之后发生的癌因性疲乏,包括身体、情感和认知疲惫,长期或持续的癌性疲乏可以导致与身体、社会、认知和经济方面相关的生活质量极大地降低。

3. 心理因素

情绪和心理问题是影响乳腺癌患者生活质量的重要方面,国内对治疗期间的乳腺癌患者进行研究发现,焦虑、抑郁等负面情绪发病率很高,20%～40%的女性存在明显的焦虑和抑郁情绪,其至产生了心理障碍。在一项对乳腺癌患者存在心理问题的调查中,担心癌症的复发、自我形象紊乱导致的自卑感以及担心疾病对婚姻生活的影响是最常见的心理问题。负性情绪与心理问题可以导致机体免疫系统紊乱,直接影响疾病的发展和预后。不良情绪越严重,患者的躯体功能、角色功能、情绪功能、社会功能、认知功能以及总体健康状况就越差,从而影响了乳腺癌患者的整体生活质量。

4. 其他因素

针对乳腺癌患者生活质量的相关影响因素进行研究发现,患者的年龄、受教育程度、经济状况、家庭社会因素等均与其预后和生活质量密切相关。但是上述因素对预后及生活质量的影响研究尚有争议,如有研究显示年轻乳腺癌患者的预后较老年组患者差,也有研究显示不同年龄患者的预后无差异。大多研究显示受教育程度和经济情况与生活质量呈正相关,文化程度越高和经济状况良好者,患者获得的相关知识也越多,对疾病的认知和治疗依从性也越高。此外,乳腺癌患者因疾病治疗对其家庭关系和社会交往带来的影响,如刻意回避社交、家庭关系紧张、工作缺失等,都有可能直接影响到患者的生活质量和生存时间。

二、乳腺癌对患者社会生活的影响

作为严重威胁女性健康的恶性肿瘤,乳腺癌疾病及治疗会对女性躯体带来显著改变及各方面影响。由于乳房是女性的第二生理特征,对女性具有重要意义,乳房的缺失不仅使女性丧失哺乳功能,还会给女性带来极大心理压力,同时伴随乳腺癌化疗、放疗、内分泌治疗和靶向治疗等系统治疗,还会对患者生活质量及社会活动、家庭生活、经济上造成显著影响。

1. 躯体影响

乳腺癌由于其治疗效果佳、生存期长,已逐渐被视为一种慢性非传染性疾病,但患者在接受长期的治疗中会对其躯体及功能带来一系列影响;相关研究显示,乳腺癌患者由于手术所致躯体变化和放化疗对功能造成的影响,会出现躯体形象受损、内分泌失调等多种身体方面问题。还有研究发现接近一半的乳腺癌患者由于躯体功能的减退而产生自卑、抑郁、担忧等情绪,在一定程度上对其康复期日常生活带来显著影响。由于疾病本身和治疗反应,患者的生活质量受到症状、功能下降和活动减少的影响。临床常见影响生活质量的症状主要包括恶心、呕吐、失眠、疲倦、厌食、便秘、腹胀和淋巴水肿等。功能下降主要包括患者在吃饭、穿衣、洗澡等日常活动中的自理能力不足;活动减少主要指患者在活动能力(室内、室外活动能力)、体育活动(步行、举重)和角色活动(工作、学校、家庭生活)三个方面的影响。

2. 性生活影响

对肿瘤患者,性亲密关系是患者与伴侣间一种重要的沟通方式,在术后阶段,乳腺癌手术所致的乳房缺失、形体缺陷,成为患者显著的心理负担;在化疗期间,由于治疗副作用诸如脱发、恶心呕吐和潜在的体重增加外,还有化疗相关的卵巢功能衰竭、癌因性疲乏等,这些都不可避免地影响着患者的性生活。国内相关研究报道显示:约25%的患者认为性生活质量与配偶的性态度变化密切相关,配偶是乳腺癌患者最为亲密的人,乳腺癌患者术后性生活的质量受其配偶的性观念、性态度及价值观的影响。性生活的问题是夫妻双方需要共同关注的问题,但夫妻之间往往缺乏正面沟通,需要医护人员给予正确的引导和教育。

3. 社会活动影响

疾病对家人和朋友造成的影响一直被视为乳腺癌患者非常关注的问题。相当一部分乳腺癌患者刻意回避社会交往,拒绝利用来自社会各个方面的物质、经济、情感以及精神方面的支持,这些会影响她们社会关系的重新建立。乳腺癌的综合治疗可以通过多种方式影响到患者的社会关系,如胃肠道反应、脱发、疲劳、自闭情绪等都会限制患者回归正常社会活动的能力,治疗方案的要求可能严重限制维持社会交往的能力,朋友和家人也会因为担心增加患者的化疗期间感染的几率而限制接触的程度。

4. 情绪心理的影响

乳腺癌的发生、发展及转归都与个体心理等存在密切联系。绝大多数乳腺癌患者术后出现创伤后应激障碍。医疗费用、生活压力、角色改变等因素可能导致患者出现自我认知和认可度下降、睡眠障碍等身心反应,以及焦虑、抑郁、自卑、胆怯等负性情绪。国外研究显示乳腺癌患者普遍存在不同程度的焦虑和抑郁,尤其是被诊断的第一年更为显著。与此同时,绝大部分癌症患者都有一定程度的复发恐惧,且伴有焦虑、抑郁的患者恐惧程度更明显。

5. 对家庭生活的影响

家庭成员中有乳腺癌患者对整个家庭带来明显影响,对患者家属的相关研究表明,他们同样存在明显的焦虑、情绪障碍及较差的精神状态,他们常常会因为应对疾病无能为力以及对患者死亡的可能性而感到沮丧和苦恼。部分患者家属表示他们得到的情感及社会支持比患者本身更少。虽然患者家属可能会感到非常焦虑,但是只有一小部分人积极寻求专业帮助,而在陪同患者共同经历疾病的过程中,许多伴侣通常会假装坚强来支持患者,而患者及伴侣长期的情绪压抑不可避免地会影响到婚姻关系。对于年轻的家庭而言,还会出现因未婚或未育产生的焦虑,以及对孩子和父母的照顾、对经济的影响,家庭正常生活秩序的破坏,重新定义家庭成员的角色功能等一系列实际问题。

6. 对孩子的影响

近年来,人们逐渐意识到母亲患有乳腺癌对孩子产生影响,包括对孩子心理的影响。国内外相关研究表明,即使母亲没有告知孩子病情,孩子仍可通过父母行为,意识到问题的严重性并感焦虑,他们的主要压力源为母亲身体状况、家庭沟通和家庭氛围,尤其家庭氛围越差,子女越容易抑郁。不同年龄段的孩子因母亲患乳腺癌产生的影响各有不同,较年幼的孩子常常会担心家庭是否会解体、父母的脆弱性以及自己可能导致母亲患病而产生的内疚感。对于青少年来说,家庭责任的增加及日常生活轨迹的改变较为突出。在性别方面,女孩比男孩更加敏感、脆弱,能更敏锐地发现母亲的身体及家庭变化,也更容易出现抑郁情绪。相关研究认为家庭和社会给予孩子更多的情绪疏导和情感支持,孩子心理健康会得到显著改善。

7. 对经济的影响

乳腺癌的治疗对患者及其家庭会产生诸多经济上的影响,这些经济影响主要包括直接费用(住院费、手术费、药品等)和因疾病而失去的工作及原有的劳动能力有关的间接费用。由于治疗,部分患者不得不放弃工作和随后的经济负担(包括后续治疗所产生的高额费用)都会影响到患者及其家庭的应对能力,进而让患者产生疲劳、焦虑、恐惧等情绪问题。此外,疾病和治疗引起的间接费用还包含患者家庭照护的费用,有些需要专业人员提供,也有些是亲戚、朋友等以非专业人员提供。但这些都需要人力、物力资源的支持,部分患者家属会为此暂停工作来陪护患者,这些都可能成为乳腺癌患者需要面对的经济压力。

主要参考文献

杜洪燕,陈华英,张正芳,等.心理-生理-社会医学模式的心理教育对乳腺癌患者术后不良情绪及生活质量的影响[J].中国肿瘤临床与康复,2018(3):96-97.

中国医师协会精准治疗委员会乳腺癌专业委员会,中华医学会肿瘤学分会乳腺肿瘤学组,中国抗癌协会乳腺癌专业委员会.中国乳腺癌患者 BRCA1/2 基因检测与临床应用专家共识(2018年版)[J].中国癌症杂志,2018,28(10):787-796.

2020 G. Graph production: Global Cancer Observatory[EB/OL]. https://gco.iarc.fr/.[2021-1-25]

Bray F, Ferlay J, Soerjomataram I, et al. Global cancer statistics 2018: GLOBOCAN estimates of incidence and mortality worldwide for 36 cancers in 185 countries[J]. CA Cancer J Clin, 2018, 68(6): 394-424.

Coughlin SS. Epidemiology of Breast Cancer in Women[J]. Adv Exp Med Biol, 2019, 1152: 9-29.

Emens LA, Cruz C, Eder JP, et al. Long-term clinical outcomes and biomarker analyses of atezolizumab therapy for patients with metastatic triple-negative breast cancer: a phase 1 study[J]. JAMA oncology, 2019, 5(1): 74-82.

Francis PA, Pagani O, Fleming GF, et al. Tailoring adjuvant endocrine therapy for premenopausal breast cancer[J]. New England Journal of Medicine, 2018, 379(2): 122-137.

Krop IE, Saura C, Yamashita T, et al. Abstract GS1-03: [Fam-] trastuzumab deruxtecan (T-DXd; DS-8201a) in subjects with HER2-positive metastatic breast cancer previously treated with T-DM1: A phase 2, multicenter, open-label study (DESTINY-Breast01)[R]. In: AACR; 2020.

Lang GT, Shi JX, Hu X, et al. The spectrum of BRCA mutations and characteristics of BRCA-associated breast cancers in China: Screening of 2,991 patients and 1,043 controls by next-generation sequencing[J]. Int J Cancer, 2017, 141(1): 129-142.

Li JY, Jing R, Wei H, et al. Germline mutations in 40 cancer susceptibility genes among Chinese patients with high hereditary risk breast cancer[J]. Int J Cancer, 2019, 144(2): 281-289.

Murthy R, Loi S, Okines A, et al. Abstract GS1-01: Tucatinib vs placebo, both combined with capecitabine and trastuzumab, for patients with pretreated HER2-positive metastatic breast cancer with and without brain metastases (HER2CLIMB)[R]. In: AACR; 2020.

Schmid P, Rugo HS, Adams S, et al. Atezolizumab plus nab-paclitaxel as first-line treatment for unresectable, locally advanced or metastatic triple-negative breast cancer (IMpassion130): updated efficacy results from a randomised, double-blind, placebo-controlled, phase 3 trial [J]. The Lancet Oncology, 2020, 21: 44-59.

Sun J, Meng H, Yao L, et al. Germline Mutations in Cancer Susceptibility Genes in a Large Series of Unselected Breast Cancer Patients [J]. Clin Cancer Res, 2017, 23 (20): 6113-6119.

Tolaney SM, Guo H, Pernas S, et al. Seven-year follow-up analysis of adjuvant paclitaxel and trastuzumab trial for node-negative, human epidermal growth factor receptor 2 - positive breast cancer[J]. J Clin Oncol, 2019, 37(22): 1868-1875.

US Preventive Services Task Force, Owens DK, Davidson KW, et al. Risk Assessment, Genetic Counseling, and Genetic Testing for BRCA-Related Cancer: US Preventive Services Task Force Recommendation Statement[J]. JAMA, 2019, 322(7): 652-665.

von Minckwitz G, Huang C-S, Mano MS, et al. Trastuzumab emtansine for residual invasive HER2 - positive breast cancer[J]. New England Journal of Medicine, 2019, 380 (7): 617-628.

Yap YS, Lu YS, Tamura K, et al. Insights Into Breast Cancer in the East vs the West: A Review[J]. JAMA Oncol, 2019, 5(10): 1489-1496.

Zheng RS, Sun KX, Zhang S, et al. Report of cancer epidemiology in China, 2015[J]. Zhonghua Zhong Liu Za Zhi, 2019, 41(1): 19-28.

第二章 乳腺癌专科护士

第一节 乳腺癌专科护士的概述

一、专科护士的起源、定义和入职条件

(一) 国外专科护士

随着医学和护理学的发展,护理学的专业化水平在不断提高,也出现了很多新的护理需求,随之产生的就是临床上需要新的护理角色来解决这些护理需求。专科护士的出现就是应对这些需求。

"专科护理"的概念最早由美国的 K·DeWitt 于 1900 年在《美国护理学杂志》上正式提出。随后开始了对专科护士培训和临床实践,20 世纪 50 年代美国已经形成了比较完整的专科护士培训和认定制度体系。专科护士(clinical nurse specialist,CNS)是"高级实践护士"(advanced practice nurse,APN)中的一种专业分工。国际护士协会(International Council of Nurse,ICN)将专科护士定义为那些在某个临床护理领域中具有博深理论知识、丰富临床经验以及精湛的临床技能,并且向患者直接提供高质量护理服务的专业人员。美国护理协会(American Nurses Association,ANA)将 CNS 定义为具有研究生学历,能对受照顾者进行全面的评估,显示高度的自主拥有专家型知识及技巧,能诊断和处理个人、家庭及社区对存在的或潜在的健康问题。目前美国已经在 200 多个专科领域培养了 10 万余名专科护士,这些高素质的护理人才,在特定护理领域中具有卓越的工作能力,在医疗机构、社区保健、家庭护理以及护理科研等方面发挥着非常重要的作用。继美国之后,日本、澳大利亚、韩国、英国等的许多医院都设有专科护士。

欧美国家的专科护士发展较为成熟,普遍采用的是国际护士协会对专科护士的入职条件,即① 必须是注册护士、获得硕士学位、且获得专业资格和证书;② 学习获得专科护理领域的高级实践知识和技能;③ 具有分析临床复杂实务的能力以及拓展临床实务的能力。

（二）国内专科护士

我国专科护士概念最早由香港地区在20世纪90年代开始使用；此期内地也有学者研究专科护士，但其所定义的专科护士概念是指在某一科室工作多年的护士。直至2002年，尤黎明等提出"专科护士"是指护理在专业化进程中所形成并发展起来的高级临床护理工作者，是一种职业称谓，具备执业资格；目前并未以任何立法的形式对CNS的学历做出规定，也并非所有的CNS都具有硕士及以上学位。这一研究还深入探讨了专科护士的角色和地位，为我国护理人员对专科护士的重新认识开启了一扇窗，引起国内护理同行的广泛关注。

我国专科护士发展较晚，且"专科护士"的概念是在借鉴国外的经验总结时进行翻译和引用而形成的一种"称谓"，由于文化及语言的差异，在认识和运用这些称谓的时候存在不少的争议。2006年，王晓杰等提出另一种观点，认为"专科护士"（specialty nurse，SN）即在某一专科领域具备一定时间的工作经历，经过系统的培训后，获得资格证书，并能够为护理服务的对象提供专业化护理服务的注册护士。而"CNS"应解释为"临床护理专家"，属于高级实践护士（APN）的一种，是指具备硕士及以上学位、扎实的专科理论知识和技能，以及护理管理、教学和科研能力，并通过专科护士资格认证的注册护士。

《全国护理事业发展规划（2016~2020年）》也提出发展专科护士队伍，明确专科护士准入条件、培训要求、工作职责及服务范畴等，以指导各地规范开展专业护理领域护士培训工作。目前，我国尚未建立统一的专科护士的入职条件。我国护理学者对专科护士的入职条件进行了探索，一部分研究者认为在我国高等护理教育迅猛发展的大背景下，我国的专科护士也应该采用国际通用的学历要求，再加上在特定专业的护理工作经验；也有相当一部分研究者认为，考虑到我国受高等教育护士的工作经验都还尚浅，建议把专科护士学历教育要求定位本科以上学历，有一定的专科工作经验。例如，广东省卫生健康委员会制定的专科护士准入条件为："取得护士执业证书的注册护士；具有大学本科以上护理专业学历；有8年临床护理工作经验、5年专科以上工作经验；有一定英语水平；热爱本职工作，工作责任心强，有乐于为患者服务并承担高级护理实践的热忱和信念；具备本专业较强的观察能力、评估和处理能力以及专业理论基础和专科操作技能。"而在实际的专科护士培训和实践中，对于实践经验特别丰富的护士，也有把学历教育的层次放宽到大专及以上学历的。例如江苏省开展的糖尿病专科护士培训项目，将准入条件设定为"大专及以上学历，临床工作10至15年，从事内分泌或糖尿病护理工作。"

二、乳腺癌专科护士的起源、定义和现状

乳腺癌专科护士属于专科护士中的一个分支,最早出现在20世纪70年代的英国,并迅速在英国国家卫生保健服务机构(British National Health Service, British NHS)中得到发展和广泛认可。随后,乳腺癌专科护士在不同国家和地区发展起来,但在不同国家和地区对乳腺癌专科护士的称谓不同,如 specialist breast nurse, breast cancer nurse, breast care nurse, breast care clinical nurse specialist。乳腺癌专科护士的介入对乳腺癌照护水平的提高起到显著推动作用。乳腺癌专科护士的角色功能得到广泛的肯定和认可,这种护理模式甚至成为其他疾病照护的典范模式。

基于大量对专科护士的概念性定义,乳腺癌专科护士(breast cancer nurse, BCN)被视为是在满足乳腺癌患者健康需求方面有高水平和专业能力的护士,包括对患者进行教育和管理乳腺癌及其治疗相关的反应。国外学者 Yates P 将乳腺癌专科护士定义为是拥有丰富乳腺照护经验的专业护理人员,专为乳腺癌患者、家属和照护者提供高质量、系统化照护,并在乳腺癌诊断、治疗、康复、随访和姑息性治疗等不同阶段提供持续性专业服务。

目前,在欧美等医疗发达国家中的乳腺癌综合治疗中心已经以是否拥有乳腺癌专科护士成为服务品质的象征,英国国家卫生与临床优化研究所(National Institute for Health and Clinical Excellence, NICE)指南(2002)规定,每例乳腺癌患者在治疗期间必须得到1名乳腺癌专科护士的照护,患者需要知道专科护士的名字和联系方式,并且在工作时间可以及时得到她们提供的支持和信息。由于全球面临护理人力资源不足,也有研究反映乳腺癌专科护士面临同样的人力缺乏,乳腺癌专科护士的缺乏和不足是由于乳腺癌专科护士在乳腺癌患者治疗中的价值没能得到广泛的了解和认可造成。

在我国,虽然目前乳腺癌专科护士尚无正式的岗位设置,但乳腺癌的专科护理已经引起了专科护理人员和乳腺癌患者群体的广泛关注。关于乳腺癌专科护士的准入条件,目前国内学者的研究结果建议"具有本科及以上学历,护师以上职称,有至少3年相关乳腺专科工作经验,经过系统化理论学习和临床专科实践,同时需要有良好的沟通能力,对本专业的热心和责任心,具备有关康复、心理和社会学知识等。"

三、乳腺癌专科护士的作用

(一)提高患者治疗依从性、改善预后

研究显示有乳腺癌专科护士介入的患者对于后续治疗方案执行完成率显著高

于无乳腺癌专科护士介入的患者。乳腺癌专科护士通过对患者提供个体化、全过程的专业照护和支持,对提高乳腺癌患者的治疗依从性和预后起到了重要的作用。国内外通过对乳腺癌患者的深入访谈研究发现,这些患者反复强调了在她们整个患病过程中,专科护士在帮助她们完成治疗中起着非常重要的角色。

(二)提高患者对治疗的满意率及其生活质量

专科护士的服务模式打破了原本阶段式的服务,让患者从确诊乳腺癌后的整个治疗、康复和随访阶段能得到持续性的临床护理专家给予的一对一照护。大量文献显示,通过这一护理模式的改变,专科护士的工作显著改进了乳腺癌患者对医疗服务的体验和满意度。

(三)改善患者情绪和心理状态

乳腺癌不仅仅影响患者的身体健康,同时会直接影响到患者的情绪和心理状态。乳腺癌患者的心理问题一直是乳腺癌专科护理关注的重要问题。澳大利亚的5个随机试验都显示了乳腺癌专科护士对患者心理上的支持起到积极地影响,包括降低患者的紧张、焦虑情绪、提高了患者对疾病信息的接收程度、满意度和能够得到持续性护理,乳腺癌专科护士的工作降低了患者的紧张、焦虑、抑郁和其他心理疾病的发生。

(四)协调多学科团队内的医护人员

专科护士在治疗团队中的工作,能提高团队的工作效能,并且使得团队中每名专业人士的能力和资源得到有效和充分的发挥。乳腺癌专科护士主要服务于乳腺癌患者、家属或其照护者。从患者确诊开始,专科护士就开始对患者进行管理,通过咨询和联络为患者及家属提供及时、准确的乳腺疾病相关的信息和各种支持,并将其服务延续至疾病不同阶段,包括诊断期、治疗期、康复期、随访期以及姑息治疗期。乳腺癌专科护士主要通过面对面咨询来评估和提供各种支持,有时也通过电话咨询的方式,了解随访期患者恢复情况,患者也可以在有需求时及时通过电话联系专科护士进行咨询,及时获取所需要的信息和支持。

乳腺癌专科护士是随着医学科学发展和患者需求应运而生的,在不同国家和不同医院的乳腺癌专科护士有着不同的工作内容和职责,这与不同国家、医院的医疗工作标准、人员配置和患者需求密切相关。不同文献中,乳腺癌专科护士的重要性已经得到一致肯定。目前,已有充足的循证依据显示,一方面乳腺癌专科护士通过提供信息、心理、情绪支持、直接护理等持续性专科护理,改善乳腺癌患者的预后起到重要的作用;另一方面,专科护士使乳腺癌多学科治疗团队(multidisciplinary team,MDT)得以有效和充分的沟通和协调,提升团队工作效率,有助于乳腺癌患者获得更高效和专业的治疗与康复。

第二节 乳腺癌专科护士岗位能力及标准

为了使乳腺癌专科护士的管理规范化,需建立完善的管理制度,本节将介绍国内、外乳腺癌专科护士岗位能力和要求。

一、岗位能力

尽管乳腺癌的发病率逐年在提高,但随着乳腺癌的早期发现、早期诊断,以及医疗手段的进步,其病死率明显下降。然而,乳腺癌患者的生活质量仍然堪忧。患者自被确诊开始就要承受较大的来自疾病、家庭、社会等多方面的压力,出现了许多身体和心理问题,如疲乏、抑郁、焦虑、社会孤立和更年期症状等,同时越来越多的患者正面临由各种方案所带来的许多生理和心理上的困扰,并影响着她们的日常生活,随之而来的便是更多的心理社会适应问题。这些都需要卫生保健的专业团队来解决,其中,乳腺癌专科护士在这个团队中既是照护任务的完成者,又是团队中各成员之间的协调者,发挥着举足轻重的作用。

在澳大利亚的昆士兰州,乳腺癌专科护士需要进行常规的医院接诊,如有需要,转给相关的专科医生。另外患者可以通过电话随时和自己的专科护士进行沟通和咨询。研究者采用问卷调查和访谈的形式调查了接受过乳腺癌专科护士照护的乳腺癌患者,她们肯定了乳腺癌专科护士在评估、协调、提供信息和情感社会支持方面的作用,同时她们会向身边的朋友推荐有乳腺癌专科护士的医院,有无乳腺癌专科护士已经成为一些患者选择就诊医院的一个重要条件。

统观国内外乳腺癌专科护士的工作内容,乳腺癌专科护士的工作是贯穿乳腺癌的诊断、治疗和康复的整个过程,为患者提供相关的信息和各种支持。因此,乳腺癌专科护士要具备能够为乳腺癌患者及高危人群提供整合的、连续的、高效的服务的能力。

(一)具备指导妇女乳腺疾病筛查的能力

乳腺癌的防治最主要的是通过各种途径在国民中普及乳腺疾病筛查的理念。乳腺癌专科护士的工作不仅局限于医疗机构,也包括在健康人群中开展。按照美国的一组数据显示,每年有50万妇女选择乳房整形手术,如乳房重建、隆胸、缩胸等,主要是为了美好的体型,而在这个过程中,也是乳腺癌专科护士宣传乳腺健康的一个途径,如宣传乳房自我检查方法、与年龄相符的乳房随访方式和检查方式等。

(二) 具有提供和实施个性化照护方案的能力

乳腺癌专科护士可以在不同时期对患者进行各方面的评估,及时发现患者存在的问题,适时给予针对性的干预。有研究显示,在确诊乳腺癌后,患者首先关心的是自尊、自我形象、性等,乳腺癌专科护士可以对其进行个人咨询、心理评估。紧接着患者会关注其治疗和生活中可能出现的改变,乳腺癌专科护士可以对其进行危机干预、提供信息等实际支持。Raja等用"信息需求量表"测量马来西亚新发乳腺癌的患者对信息的需求情况,并将结果与英国乳腺癌患者的需求进行比较。结果显示,马来西亚的乳腺癌患者最关注的信息为"治愈的可能性""性吸引力的改变""疾病传播",而对于英国的乳腺癌患者来说,对于"性吸引力的改变"的信息需求很小。而且,该研究还指出,乳腺癌专科护士的角色作用对于非西方社会的乳腺癌患者来说相当重要。Deepa等分析了采用工具测量乳腺癌患者精神状况的可行性,该研究让乳腺癌专科护士在接受患者咨询的时候采用危险因素评分的方式筛查乳腺癌患者的抑郁和焦虑情况,结果发现,这种方式诊断患者抑郁和焦虑是有效的,但是敏感度不高。

(三) 具备提供更有效的沟通的能力

有效的沟通不只是传递信息,还应包括对各种信息的解释、解决问题的办法和情感的了解。这些对于临床正确决策和提高患者的满意度都是很有帮助的。在Lerman C等的一项研究中得到有84%左右的患者表示医疗团队的沟通存在困难,对于他们提供的信息存在理解困难,同时该研究也指出,这些沟通和理解的困难严重影响患者应对疾病的情绪和心情。有研究显示患者往往只能记住医生与其沟通后所得到的信息的25%,而如果这些患者有乳腺癌专科护士照护的话,她们能记住的信息会更多。很多研究都显示应该将患者本人纳入其治疗团队,让其与医务人员共同商讨治疗康复方案等,这些会大大降低患者罹患精神疾病的可能性。在英国北威尔士地区,对于每年要诊治至少100位新发乳腺癌患者的医疗机构,乳腺癌患者的照护必须由专业的多学科团队共同完成。有研究者采用半结构式访谈的形式分别从卫生保健团队成员的角度和患者的角度评价乳腺癌专科护士的功能,结果是充分肯定了这个角色在卫生保健团队中的重要性。

(四)具备帮助患者尽快康复的能力

很多乳腺癌患者在患病后的治疗期间很少活动。在美国,一项关于乳腺癌患者的运动情况的网络调查中显示,乳腺癌患者在治疗期间的运动方式基本为散步,绝大部分患者没有达到国家推荐的每日活动量。加拿大运动与健康方面的专家联合瑜伽大师研究艾扬格瑜伽(Iyengar yoga)对乳腺癌患者生活质量的影响。艾扬格瑜伽是瑜伽的一种,强调人体生理结构和体位动作的合理结合,对于身体较硬的人、患者、术后产后恢复的人,有较大的优势,很多人通过练习艾扬格瑜伽恢复了健康。该研究显示,艾扬格瑜伽能够提高乳腺癌患者的生活质量,包括精神健康、活力、角色情绪和身体疼痛,其他如改善总体生活品质和社会心理功能也有意义,但不显著。该研究也提示乳腺癌专科护士可考虑将适宜的运动作为一个可能的干预策略,以帮助乳腺癌患者改善她们的生活质量和心理功能。

(五)具备提高患者的生活质量的能力

在日本,乳腺癌的发病率位列所有恶性肿瘤发病率的第二位,有研究者采用随机对照研究,发现肿瘤专科护士对乳腺癌患者的护理干预并没有增加实验组的生活满意度,但是与对照组相比,实验组的生活满意度得以维持。在中国,一个纵向类实验性研究在台湾地区北部两家教学医院中选取61位年龄均小于60岁的乳腺癌患者,对实验组在基本照护之外加上为期3个月的持续支持照护,在这个过程中,采用社会支持量表和不确定量表,分别在确诊后的2周、手术后1个月、手术后3个月对患者情况进行评估;结果发现,实验组在术后1个月、3个月后的社会支持得分较对照组明显高,而不确定感明显低。在美国,Wendy C等采用目的抽样的方法抽取249位乳腺癌患者,这249位患者被随即分配到4组中,第一组接受常规的疾病管理,第二组接受标准化心理干预,第三组接受电话咨询,第四组接受标准化心理干预和电话咨询。结果显示有专科护士干预的患者比单纯接受疾病管理的患者生活质量要好。另外,癌症患者的癌因性疲乏是相当普遍的症状,在1995~2005年,PubMed和CLNAHL有18篇关于这个主题的报道,其中有12篇是关于乳腺癌患者的癌因性疲乏。这些研究者采用了不同的护理干预措施,分别显示其有效性,但是没有联合这些干预措施的研究。

(六)具备帮助患者维持自我角色的能力

在英国,国家肿瘤研究院(The National Cancer Institute)的调查数据显示,24%的癌症患者的孩子年龄小于18岁,这提示,父母患有癌症对于家庭是个很大的应激,会产生很多问题。Cherith 等用"parent""cancer""parents and cancer"和"communication"关键词检索了5个数据库,得到13个相关研究报道,这些文章主要是关于母亲在患病过程中的体验,尤其是罹患乳腺癌的母亲。这些研究提示乳腺癌专科护士应关注于研究用何种机制来减低乳腺癌患者的压力,在以下三个方面帮助乳腺癌患者,即"成为好家长""如何告知孩子患病的事实""如何维持良好的家庭关系"。

二、乳腺癌专科护士能力标准

我国乳腺癌的发病率正逐年增高,对乳腺癌专科护士的需求尤为迫切,加之护理教育层次和临床护理水平都在不断提高,社区护理在蓬勃发展,培养乳腺癌专科护士条件日趋成熟。然而由于医疗体制和护理教育发展等原因,我国的专科护士起步相对较晚,然而,不论是跟上医疗的专科化步伐,为患者提供高质量的照护,还是维持护理专业自身的可持续发展,培养乳腺癌专科护士具有其必要性和可行性。适合我国文化医疗背景的乳腺癌专科护士的能力要求需要通过科学的方法研究、探讨。上海交通大学护理学院与附属瑞金医院、复旦大学附属肿瘤医院学者在文献回顾基础上,通过深度访谈和参与性、结构性观察法,以美国护理学院联合会(AACN)对专科护士提出的6种核心能力为框架构建"乳腺癌专科护士能力标准体系"通过2轮专家咨询形成适合"上海市乳腺癌专科护士能力标准",详见表2-1。

表2-1 上海市乳腺癌专科护士能力标准

一级指标	二级指标	三级指标
完成临床高级护理实践所需的能力	健康促进与疾病预防的能力	能够向服务对象(普通人群、高危人群、患者)提供与健康生活方式、乳腺癌相关病因及潜在危险因素的评估与指导
		能够提供符合服务对象类型、年龄、个人风险、文化因素的健康促进与乳腺癌预防的服务
		能够发展及制定随访记录,与服务对象保持联系,确保其能获得应有的、适当的乳腺癌预防、治疗、康复等服务
	对服务对象直接护理的能力	充分评估及运用护理干预,帮助服务对象解除疾病相关不适及治疗相关副作用
		分析服务对象的病史,综合评估服务对象的病情

(续表)

一级指标	二级指标	三级指标
完成临床高级护理实践所需的能力	对服务对象直接护理的能力	制定并执行护理计划,与其他健康专业人员合作,帮助服务对象处理复杂及不稳定的病情
		持续并敏锐地评估服务对象的病情变化和对其疾病、治疗、护理的反应,从而调整护理计划,帮助服务对象达到最理想的健康状态
		掌握关于乳腺癌的各种治疗方法(手术、化疗、放疗、内分泌治疗、靶向治疗等)的指征、注意事项、副作用及相关应对措施等
		能够解释专科体检及实验室检查项目的目的、注意事项以及结果、临床意义
维持乳腺癌专科护士与服务对象间专业关系的能力	维持专业关系的能力	应用自我效能和赋能的原则,帮助服务对象进行自助,促进其改变不利于健康的行为和增加其应对疾病以及各种治疗方案的能力
	维护服务对象应有权益的能力	宣传及维护服务对象的个人尊严,尊重他们的决策权和隐私权
进行健康教育与辅导的能力	评估健康教育/辅导需求的能力	评估服务对象认知水平,学习的动机及持续性的能力
		能评估服务对象对健康状况的理解,能够把握服务对象有强烈认知的适当时机
		在准备提供教育或辅导前,评估服务对象是否有理解的障碍、支持力量及不确定因素
		评估服务对象个人学习的风格及特性,能计划及提供有针对性的教育或辅导
		评估可能影响服务对象学习及认知的文化背景
		评估服务对象的身心状态
		创造良好的学习环境,帮助服务对象培养并建立学习兴趣
	制定并执行健康教育与辅导原则的能力	教导服务对象如何自我照顾时,能融合心理学和社会学原则,对服务对象的感受与情绪有适当的敏感度
		帮助服务对象适当利用社区的资源及服务设施
		在教育或辅导时,能运用商议的方式,不断评估服务对象是否有足够的心理准备、学习动机及学习的需要及需求,从而订立新的目标与期望成果

(续表)

一级指标	二级指标	三级指标
进行健康教育与辅导的能力	制定并执行健康教育与辅导原则的能力	监督和观察服务对象健康行为及改变,评价服务结果,根据反馈结果调整教育辅导的策略
		在教育和辅导中,善于应用提醒、支持、鼓励以及换位思考等方法,耐心引导服务对象学习
促进专业发展的能力	发展和执行乳腺癌专科护士多元化角色任务的能力	扮演多元化的角色,即健康工作者、健康顾问、行政人员、研究员等
		向公众及其他健康服务专业宣传及阐述乳腺癌专科护士的角色
		积极支持、教导及协助培训新的乳腺癌专科护士
	提供综合健康服务的能力	谨慎地运用判断力,协调和满足不同文化背景服务对象的各种健康需求
	领导健康服务、建立及维持跨专业服务队伍的能力	建立及维持管理乳腺专业队伍,提供最理想的解决问题方法
		作为一线健康服务者,为服务对象争取多学科综合治疗小组专家意见及转诊服务
		咨询及与其他医疗机构的专业健康工作者协商有关的服务
		评价现行的健康政策对健康工作者(乳腺癌专科护士)及服务对象的关系的影响
		积极参与有关乳腺癌专科护士的会议、培训等活动
管理及协调健康医疗服务机构的能力	管理及执行的能力	为不同的服务对象及社区提供乳腺癌个案管理服务
		为服务对象、家庭及社区提供专科的综合性健康服务
	谈判和协商的能力	在评估、计划、执行及评价健康服务的过程中,与其他健康专业人员携手合作,尊重及认识各自的专长及利益,努力满足服务对象全面性的健康需求
		能够在多学科的服务团队中发展合作创新工作及伙伴关系
		在发展、计划及执行公共及社区健康服务项目时,能成为社区的乳腺专科健康顾问

(续表)

一级指标	二级指标	三级指标
监督和保证专业服务质量的能力	保证个人服务质量的能力	了解个人的专业能力、角色及职责范围,同时也让同事和服务对象了解
		具备相关法律知识及专业道德并用于临床工作
		以循证的思维批判性地评价和应用有关乳腺癌预防、治疗、康复、护理的研究报告
		建立不断扩充知识及提高临床技能的途径,同时保持自身能力的持续性发展
		监督和观察健康与疾病的变化因素,为服务对象健康状况治理计划作评估及调整
	监督和控制服务质量的能力	以质量保证及质量管理为原则,不断监督和考察个人及同事,改进现有的服务
		监督和考察相关研究报告的质量,以提高服务水平

综上,乳腺癌专科护士的岗位能力虽然应是全面的、整体性的,但是应以"为乳腺癌患者提供高质量的护理服务"为乳腺癌专科护士的最重要的能力,同时强调为服务对象提供连续服务的是一个卫生保健团队而不只是乳腺癌专科护士,岗位能力的描述应着重体现乳腺癌专科护士在这个卫生保健团队中的角色和作用。乳腺癌专科护士的岗位能力标准应为该角色履行角色功能时实时具备的能力,需要医疗教育机构进行系统的培养使其具备这些能力,建议应结合相关教育学原理制定具体可行的培养方案,为相关部门开展培养提供切实可行的依据。

第三节 乳腺癌专科护士的工作角色

20世纪70年代中期英国出现最早的乳腺癌专科护士,其主要工作角色就是给患者提供心理社会支持,随着医学科学发展,其所承担的工作角色在不断增多和延伸。与其他专科护士一样,乳腺癌专科护士需要拥有直接提供临床护理的能力、领导与决策能力、教育与指导能力、科研能力,从而发挥相应角色功能。由于在领导、教育和科研等方面她们所承担的角色与其他专业护士无明显区别,所以,以下主要从临床工作角度探讨乳腺癌专科护士所承担的工作角色。

一、患者管理角色

（一）支持者角色

支持者角色是乳腺癌专科护士运用专业知识和沟通技巧，通过系统评估后给予患者及其家属的各种支持。专科护士对乳腺癌患者社会心理上的支持起到至关重要的作用。国外研究结果显示：患者对乳腺癌专科护士的角色定位在沟通、融洽和注重患者需求以及有效恢复患者信心方面。乳腺癌患者认为，专科护士在她们治疗期间最关键的角色是提供情绪的支持，同样她们也充分肯定了专科护士给她们的社会心理方面的支持。Liebert 在对 300 例患者进行的随机研究中，乳腺癌专科护士报道，患者在不同治疗阶段第一位或第二位需求是护士能提供心理上支持。患者经常面临的社会心理问题是焦虑和对未来的恐惧，专科护士需要通过提供信息、建议和支持来减轻患者应对疾病时所产生的心理反应。此外，乳腺癌专科护士也需要有能力识别患者或家属已经有必要转介给其他专业人员来解决其心理上的问题。

（二）教育者角色

给予患者健康教育和提供疾病相关信息也是许多文献报道乳腺癌专科护士的重要功能角色之一。乳腺癌专科护士通过在患者教育中向患者和家属提供与疾病相关信息，帮助其了解疾病、治疗决策选择、配合治疗，提高治疗依从性，减轻患者心理压力，改善预后。

乳腺癌专科护士提供的信息包括乳腺癌患者整个治疗过程相关的医疗信息、诊疗流程等，帮助其理解疾病诊断意义、手术治疗的种类、如何预约外科医生门诊等；术前患者经常需要得到的信息和支持，包括关于手术方面的信息和支持，帮助理解各项治疗手段以便做出治疗决策等；手术后关于疾病预后、伤口管理、疾病对家庭可能的影响以及辅助治疗方面信息等是患者的主要需求；而在随访期，患者需要了解更多的关于治疗中产生的躯体症状的控制、康复用品和随访。

（三）直接照护者角色

1. 症状管理

乳腺癌专科护士需要能判断、发现并处理患者在治疗期间出现的各种症状如疼痛、淋巴水肿、伤口管理、绝经症状管理和化疗不良反应等，通过护理干预和进行有效的指导，促进其康复。

2. 转介服务

转介服务包括对患者治疗及康复期存在其他问题有效地转介给其他专业人员,如康复医生、营养医生、社区医生、心理咨询师、社工和癌症康复团体,以满足他们的各方面需求。

3. 其他专科护理

乳腺癌专科护士需要在患者疾病治疗和康复阶段为其提供一些辅助的服务,以确保患者能尽可能获得高品质的生活质量,其他的辅助服务还包括帮助患者预约医生门诊、帮助患者进行义乳试戴、协助患者寻找经济支持等。

二、治疗团队中的角色

(一)非正式领导者角色

高质量的健康服务需要治疗团队中专业人员的相互合作、沟通和计划。在对专业人士的访谈中显示,乳腺癌专科护士在促进团队合作中起到了重要的作用。乳腺癌专科护士的非正式领导者角色体现在团队中起到协调和联络团队中每个成员、确保团队内专业人员的有效沟通、规划和记录多学科讨论,在有些团队中乳腺癌专科护士还需要和团队外机构或组织进行联络。

(二)创新角色

为帮助患者和家属应对医疗机构特殊工作体制,乳腺癌专科护士自诉她们工作需要不断解构和重构新的适合患者照护的工作环境或系统,从而尽可能完成高质量的服务。她们通过建立、使用可以联系不同部门、人员的网络结构,帮助她们更有效地完成工作,同时通过这种网络的联系来加快其工作效率。

(三)综合治疗协调者

乳腺癌专科护士是多学科治疗团队中的重要成员。她们采用专业知识帮助患者在整个治疗期间及时、准确地转入各个专业科室和治疗部门,包括乳腺内科、乳腺外科、病理科、放射科等;衔接不同的治疗阶段,随时评估、监测及修正照护计划并持续追踪,必要时协助患者转诊,使其顺利完整个综合治疗过程。在做好患者与不同专业治疗团队和医疗部门之间桥梁工作的同时,乳腺癌专科护士也为整个治疗团队提供资料共享,使团队中每位专业人士的能力和资源得到有效和充分的使用。

第四节 乳腺癌专科护士的专业培训

系统化专业培养是保障乳腺癌专科护士有足够岗位能力的重要保障。中华护理学会吴欣娟理事长牵头相关专业委员会共同编写了《专科护士培训大纲》,为规范专科护士培训目标、培训内容以及专科护士培养提供统一的标准。但目前对于乳腺癌专科护士的培训要求还有待进一步的制定和完善。

欧洲肿瘤护理学会针对乳腺癌护理护士(breast care nurse,BCN)的教育与管理,制定了专项培训计划,以统一乳腺癌专科护理和实践标准。鉴于欧洲各国对于BCN的培训标准不尽相同,通过组建了一个具有丰富临床护理乳腺癌患者经验和培训乳腺专科护理经验的专家团队,按BCN最低标准设计出一套详细的乳腺护理护士基础培训计划,并经多个国家的专家学者讨论和完善。该培训计划设计为40 h基础理论课程和80 h临床实践课程,包含4大部分需要熟练掌握的内容,分别为乳腺癌诊断的经验、乳腺癌治疗经验、乳腺癌确诊后的长期生活护理和临床实践练习(表2-2)。

表2-2 欧洲肿瘤护理学会乳腺护理护士培训内容

乳腺癌诊断的经验	乳腺癌治疗经验	乳腺癌确诊后的长期生活护理	临床实践练习
(1)诊断乳腺癌对患者及其家属的影响 ① 乳腺癌基础知识 ② 诊断乳腺癌后患者的心理反应 ③ 诊断乳腺癌引起的周围社会效应 (2)致病因素 (3)诊断流程 ① 筛查和早期诊断 ② 诊断的分类、分期和预后因素 (4)乳腺肿瘤良性和恶性之间的区别 (5)降低风险的策略 ① 健康的生活方式 ② 手术、放化疗等治疗	(1)治疗方案和决策 ① 手术切除＋乳房重建成形术 ② 全身治疗(化疗、激素治疗、靶向治疗、生物免疫治疗) ③ 放疗 ④ 晚期乳腺癌的姑息治疗 (2)恢复和康复 ① 伤口的护理 ② 功能锻炼	(1)帮助避免乳腺癌治疗后自我悲剧意识的产生 ① 身体形象改变 ② 提早绝经 ③ 夫妻生活和生育 (2)帮助构建乳腺癌治疗后健康生活 ① 自我检查 ② 定期随访 ③ 防治骨质疏松 ④ 合理的膳食和作息 (3)帮助减少乳腺癌治疗的长期后遗症 ① 淋巴水肿 ② 癌因性疲劳 ③ 慢性疼痛 (4)帮助提高晚期乳腺癌患者的生活质量 ① 乳腺癌复发或转移 ② 临终关怀	(1)一线临床实践,熟悉乳腺癌临床护理 (2)临床监督 (3)参与多学科综合治疗协助组 (4)出任乳腺护理护士,掌握岗位技能 (5)保持护理专业性 (6)了解地方、国家和国际的护理准则和标准 (7)学习护理研究成果 (8)总结分享经验

专家组预期受训护士在上述培训结束后能达到3个维度的学习成效和能力，分别是：① 能够对乳腺癌患者进行连续护理，可以识别、确认和优先考虑乳腺癌患者潜在和实际的身体状态、心理状态及精神状态，敏锐并准确把握患者身心状态受乳腺癌诊断、治疗和后续整个疾病发展轨迹影响所产生的变化，综合参考评估后，可准确反馈给相关临床医生或自主给予适时适当的医疗干预，协助患者达到良好的身心状态和精神状态。同时，亦能为患者提供一系列支持性护理干预以满足其多重健康需求和护理需求。② 能够为乳腺癌患者及家属提供最新的、翔实的乳腺癌治疗、乳腺癌影响、自我管理等相关信息和教育，通过临床护理上的认知和技能，通过持续护理中进行的健康综合评估，帮助其做出满足主观诉求的、明确的治疗方案的选择。③ 能够胜任多学科综合治疗协作组的重要成员职能，了解各类卫生保健人员的治疗意见、各种医疗资源的作用，作为"患者代言人"反馈乳腺癌患者及家属的真正需求，促进医患间的合理协调，优化患者健康结果。

国内部分医院开设了乳腺疾病诊治中心，对中心专科护士也制定了一系列的培训课程，如对于乳腺癌专科护士的培训要求在开展个案管理前需完成相关理论学习和专科轮转4周。理论学习内容包括肿瘤护理、乳腺癌综合治疗、乳腺影像诊断和病理诊断、乳腺癌专科护士循证实践、沟通和交流技巧、心理护理基本理论和方法以及乳腺癌专科护理等；专科轮转包括完成乳腺手术室、乳腺内科和外科病区、门诊、超声诊断科、放射诊断科和放疗科等相关部门的轮转学习。

乳腺癌专科护士的培训与教育要求需要体现专科特异性，达到精于乳腺癌临床护理，专科护士需知悉乳腺癌疾病防治与诊疗理论，知悉乳腺癌患者的一般心态变化与营养需求的"多知一精"的水平，以及兼顾乳腺癌患者院内临床护理、院外长期生活护理指导的全程、连续的护理模式。

第五节　专科护理质量评价指标

一、结局评价指标

对专科护理实践的评价可以从管理、临床、效率和满意度四个方面进行全面系统的评价。

（一）管理指标

包括医院、护理部、所在专科的领导在乳腺癌专科护士的成长过程中，从管理的角度所提供的支撑条件以及清晰地评判专科护士个人能力的标准。如个人的基础条件、专科护理及相关知识、专科护士的角色和职责、专科护理实践及能力等。不同层面的管理具体指标如下：

(1) 卫生行政管理层面：政策导向、执业许可。

(2) 医疗机构管理层面：管理机制、岗位设置、薪酬待遇。

(3) 业务职能部门层面：搭建工作平台、确立工作范畴、营造工作氛围。

(4) 所在专科层面：有效的工作时间、明确的工作内容、清晰的权利和义务、团队的支持和帮助。

(二) 临床指标

临床指标可以分为与患者安全相关的敏感指标、与患者的功能恢复相关的功能指标和专科护理实践的延续性和持续不断改进的动态指标。常见临床指标如下：

1. 敏感指标

将评价临床质量和患者安全的国际认可的敏感指标用于评价不同于普通护理的结局，如中心静脉导管（peripherally inserted central venous catheter，PICC）护理质量敏感性指标（表2-3）、乳腺癌专科护理质量敏感指标（表2-4）。

表2-3 PICC护理质量敏感性指标观察及判断标准

指标	症状体征观察	判断标准
PICC导管相关感染	发热（体温>38℃）、寒战伴低血压	实验室检查从导管断端和外周血培养出相同种类、相同药敏结果的致病菌
PICC穿刺点感染	穿刺点红肿、疼痛、脓性分泌物	出现穿刺点红肿、疼痛或脓性分泌物
PICC导管堵管	输液或冲管不畅	出现输液或冲管不畅，X线检查排除导管异位、夹闭等情况
PICC带管患者静脉血栓	置管侧肢体肿胀	彩超提示置管侧肢体血栓形成
PICC导管尖端异位	外漏导管长度变短或变长，或冲管时患者耳后感到凉意或听到嗖嗖声，或输液和冲管不畅	X线检查导管尖端异位
PICC机械性静脉炎	置管静脉走向出现红肿、疼痛	置管静脉走向出现红肿、疼痛

表 2-4 乳腺癌专科护理质量敏感指标

聚焦问题	潜在的敏感指标	计算方法(统计周期:月)	指标类型
术后出血	乳腺癌术后出血及时发现率	及时发现切口渗血的乳腺癌患者数/发生切口渗血的乳腺癌患者数	过程指标
负性情绪	乳腺癌患者负性情绪发生率	存在负性情绪的乳腺癌患者数/乳腺癌患者数	结局指标
患肢功能障碍	乳腺癌术后患肢功能障碍发生率	患肢功能障碍的乳腺癌患者数/乳腺癌患者数	结局指标
患肢肿胀	乳腺癌术后患肢肿胀早期发现率	早期发现患肢肿胀的乳腺癌患者数/乳腺癌患者数	结局指标
引流管低效能	乳腺癌术后引流管缺陷发生率	发生引流管缺陷的乳腺癌患者数/携引流管的乳腺癌患者数	过程指标

2. 功能指标

通过国际通用功能量表在临床的选择和使用，评价乳腺癌专科护士对功能缺失患者的关注度、状态的识别与处理。例如患肢功能的评估与训练，包括患侧肩关节活动度(内收、外展、前屈、后伸的角度)和双手爬墙，营养问题的评估与处理，日常生活能力的评估与训练等。

3. 动态指标

通过各种动态指标反映专科护理实践的延续性和持续不断改进的效果。例如护理疑难病种类别的变化，复杂案例积累数量的变化，不良事件发生率、意外拔管率、跌倒率、压疮发生率及变化等。

(三) 效率指标

主要包括社会效益和经济效益两个方面。如专科护士创造社会效益的方式有提供临床护理、书写会诊记录、个案管理、举行讲座、编写教案、出版书籍和发表文章等；创造经济效益的渠道有使患者提早出院和提供低成本、高效益服务与护理改革等。

通过伤口愈合率、功能恢复率、平均住院日等指标，评价护理的效果和间接产生的经济效益；也可以通过开展新的护理服务项目，如开设专科护理门诊、乳腺癌术后淋巴水肿的预防等，计算为医院增加的经济收入。

(四) 满意度

患者和同行是专科护士业绩的最好见证者，能客观、公正地反映专科护士的工作状况。

1. 患者满意度

通过患者群体的满意度的变化，评价专科护士的专业水平和解决疑难复杂问题的能力，相关改进措施在患者群体中的反应，直接了解专科护士的工作业绩。

2. 护士满意度

通过对专科护士个人的工作满意度、个人的专业成就感、护士非正常流失率的调查，评价护士个人的满意度，对专科护理实践的管理进行间接评价。

二、结局评价的方法

质量指标可用来证明专科护理实践结局的潜在效果。这些结局包括质量改进措施、循证实践协议、临床路径的实施和发展以及提出最佳实践措施。结合我国专科护士的工作情况，结局评价的方法可按照以下分类：

（一）根据结局评价的目标确定方法

（1）整体评价：对专科护理实践管理结局进行全面、系统的评价，一般在专科护理实践实施一年后进行。

（2）专项评价：对专科护理实践的某个项目进行评价。

（3）专题分享：交流专科护理实践既能推动高质量护理工作，亦是一种宣传的好方法，在活动的过程中，进行结局评价。

（二）根据结局评价的时段确定方法

主要有目标评价、过程评价和结果评价3种。通过现场察看、焦点追踪等考察相关的内容。例如组织一次全面、系统的专科护理实践管理结局评价，应该组成一个结局评价小组，分别由护士、医生、行政人员参加。评价所需时间可以不固定，一般包含以下几个步骤：

（1）回顾分析：包括医院的相关政策、会议记录等进行相关数据分析。

（2）实地考察：考察专科护士的工作场所、医院设施和相关环境。了解医院层面给予的支持和保障，如岗位设置、专科门诊、会诊流程等。

（3）案例评价：专家与医疗护理人员一起阅读患者的住院病历（一般2～3份），听取专科护士对某一个案的分析，到患者床边了解其服务质量以及解决复杂疑难问题的能力。

（4）随机座谈：专家通过与专科护士一同工作的医生、护士，了解其合作的能力、沟通的能力以及专业角色的体现。

（5）领导访谈：专家向医院各层领导包括医院的分管院长、护理部主任、科室主任与护士长等，反馈结局评价的结果，讨论需要改进的建议和意见。

主要参考文献

黄金月.高级护理实践导论[M].北京：人民卫生出版社,2012.

王莉莉,王蓓,伍焱,等.乳腺专科护理质量敏感指标的构建[J].中国实用护理杂志,2019,35(2)：86-91.

王晓杰.我国护理专科人才的培养及相关问题研究[D].北京：中国协和医科大学,2006.

吴欣娟,丁炎明.专科护士培训大纲(中华护理学会专科护士培训教材)[M].北京：人民卫生出版社,2021.5

徐志晶,方琼,裘佳佳,等.乳腺专科护士能力标准的研究[J].中华护理杂志,2011,46(6)：617-619.

Campbell D, Khan A, Rankin N, et al. Are specialist breast Nurses available to Australian women with breast cancer[J]. Cancer Nursing, 2006, 29(1)：43-48.

Deepa P, Louise S, Belinda T, et al. Feasibility of Using Risk Factors to Screen for Psychological Disorder During Routine Breast Care Nurse Consultations[J]. Cancer Nursing, 2010, 33(1)：19-27.

Hardie H, Leary A. Value to patients of a breast cancer clinical nurse specialist[J]. Nurs Stand, 2010, 24(34)：42 47.

Jones L, Leach L, Chambers S, et al. Scope of practice of the breast care nurse：A comparison of health professional perspectives[J]. EurJ Oncol Nurs, 2010, 14(4)：322-327.

Liebert B, Parle M, Roberts C, et al. An evidence-based Specialist breast nurse role in practice：A multicenter implementation study[J]. Eur J Cancer Care (Engl), 2003, 12(1)：91-97.

Raja L, Kinta B, Tony B, et al. A Comparison of the Information Needs of Women Newly Diagnosed With Breast Cancer in Malaysia and the United Kingdom[J]. Cancer Nursing, 2005, 28(2)：132-140.

Wendy C, Carol N, Judith H, et al. Breast Cancer Education, Counseling, and Adjustment Among Patients and Partners：A Randomized Clinical Trial[J]. Nursing Research, 2008, 57(3)：199-213.

Yates P, Evans A, Moore A, et al. Competency standards and educational requirements for specialist breast nurses in Australia[J]. Collegian, 2007, 14(1)：11-15.

第三章　全程专业化乳腺癌个案管理实践

第一节　个案管理概述

美国个案管理学会(Case Management Society of America，CMSA)将个案管理定义为：一个合作的过程，包括评估、计划、执行、协调、监督和评价所选择的医疗服务，通过沟通交流，合理选择可用资源，以满足患者全面的健康需求，改善医疗服务质量，提高成本效益。美国护士资格认证中心(American Nurses Credentialing Center，ANCC)将个案管理定义为：一种灵活的、系统的、合作性的方法，为特定人群提供医疗护理服务并对其进行协调。个案管理是以评估、计划、联系、监控、宣传和推广为主要项目，通过充分合作、交流及合理选择可用资源，持续满足患者个体化健康需求，以提高服务质量，降低医疗成本。

个案管理在我国尚处于起步阶段，且其实施会受到医疗环境、政策等各方面的影响。个案管理模式是通过肿瘤个案管理师，依托多专科团队，包括专科医生、专科护士及其他医疗成员，对患者进行个体化、全程化的专业指导与咨询，能在有限医疗成本及资源应用下，确保个案接受完整的治疗与照护。

在结合国内乳腺癌诊疗流程及多学科治疗模式的基础上，上海交通大学医学院附属瑞金医院乳腺中心芳馨护理组将乳腺癌个案管理模式定义为由乳腺癌专科护士(specialist breast nurse，SBN)以"一对一服务模式"进行收案，依据乳腺癌个案管理工作路径为依据，为患者和家属提供贯穿整个治疗过程的专业化、个体化的全过程专科护理(即瑞金模式)。团队十余年的临床实践显示，全程专业化个案管理模式是一种适应肿瘤多学科综合治疗的专科护理工作模式，是一种对患者、医疗团队及社会均有益的专科护理实践探索，它打破了医疗服务在时间、空间上的局限，体现了专业化的护理服务内涵价值。不仅有效提高了护理服务质量、延伸了服务范畴、完善了服务体系，提高了护理服务的完整性与全面性，也进一步拓展了专科护士工作的广度与深度。这一模式为我国专科护理发展提供了有益的探索和实践经验。本章将以瑞金模式对全程专业化乳腺癌个案管理实践进行具体介绍。

第二节　个案管理的工作路径及内容

全程专业化乳腺癌个案管理工作从患者诊断期至随访期提供全程服务，乳腺癌专科护士（以下简称专科护士）负责个案管理工作，从患者确诊期开始介入，对住院病理确诊的乳腺癌患者，向其介绍个案管理项目的内容，实施"一对一"个案管理服务，与患者建立联系，24 h 在线并及时解答患者的问题。患者出院后收集其病理报告，安排多学科会诊时间并通知患者或家属。专科护士根据多学科治疗团队制定的个体化辅助诊疗方案，协助配合主诊医生落实后续治疗。在后续整个治疗期间提供专科护理，如伤口管理、静脉导管护理及并发症处理、功能锻炼指导、康复用品介绍、心理情绪支持、转介服务等。在工作路径中设置 5 个随访时间点，即确诊收案日、术后/出院日、多学科讨论日、术后 3 个月、术后 6 个月，由专科护士主动评估患者后给予相应的专科支持。乳腺癌专科护士除了访视进行专科护理或支持外，还可以通过电话、微信公众平台等不同方式对患者进行疾病管理，具体工作路径详见图 3-1。

专科护士的全程管理工作贯穿于患者确诊后治疗的各个阶段，确诊阶段与患者建立联系，MDT 讨论阶段专科护士担任资料完善者、协调沟通者、患者及家属的代言人、讨论结果的执行者和反馈者的角色，辅助治疗及随访期专科护士为患者及家属提供 24 h 在线的全程个体化解答的服务，专科护士各个阶段的具体工作内容见表 3-1。

表 3-1　各诊疗阶段专科护士的工作内容

阶　　段	节　　点	内　　容
确诊收案阶段 （此阶段专科护士与患者建立联系并且评估患者的一般情况，为后续制定治疗方案奠定基础）	穿刺或手术确认为乳腺癌后至出院前	● 病房探视确诊为乳腺癌的患者； ● 核对患者：床号、姓名，专科护士自我介绍并发放名片与患者建立联系； ● 专科护士评估患者一般情况如患者心理状况、自理能力（KPS 得分）评估、疾病接受及了解程度、家庭及支持情况等； ● 讲解相关宣教，包括大病医保、首次复诊时间及流程、如何获取病理报告、多学科专家集体制定诊疗方案（MDT）等相关介绍； ● 义乳、假发等康复用品宣教； ● 解答患者相关问题； ● 必要时记录门诊或外院检查结果。

(续表)

阶　段	节　点	内　容
乳腺癌患者多学科讨论阶段	患者病理报告出齐后,新辅助治疗患者穿刺后7天左右,手术患者术后14天左右(疑难病理需要病理复核患者除外)	● 讨论前一日专科护士收集患者病理报告及相关疾病信息录入数据库,上传MDT投票系统,专家进行初次投票; ● 讨论日专科护士开启决议投票,讨论中根据需求口头补充数据库以外患者信息,通过多学科讨论模式为患者制定综合治疗方案,录入电脑,打印多学科讨论记录单,主诊医生确认签名,如需化疗,填写乳腺癌化疗记录手册,并粘贴化疗方案; ● MDT讨论结束后,专科护士根据MDT治疗方案安排患者后续治疗流程,并予以详细讲解治疗方案及后续治疗流程,根据讨论意见,患者如需进一步检验未出方案(FISH、21基因等),患者缴费后,及时填写各类检查单,通知相关科室及时检验,待结果出齐后,再次通知患者参加多学科讨论。 ● 指导患者关注瑞金医院乳腺中心公众号,注册并进入全程管理,确定治疗时间,指导患者如何使用
乳腺癌患者综合治疗阶段（患者可能会经历化疗、放疗、内分泌治疗或靶向治疗等辅助治疗）	手术治疗阶段	● 确诊后与患者建立联系,手术后至出院前了解患者伤口、引流管、术后恢复情况、心理状态及需求等情况; ● 告知患者出院后有问题可以电话联系专科护士,待病理报告出齐后,专科护士会主动联系患者参加多学科会诊讨论,制定下一步治疗方案。
	化疗阶段	● 化疗患者做好静脉评估,选择合适的化疗静脉途径如外周置入中心静脉导管(PICC)、静脉输液港(venous access port, PORT)等; ● 做好化疗期间可能出现的不良反应及相关饮食宣教。
	放疗阶段	● 做好放疗转介工作,帮助患者联系放疗科专科护士并告知患者放疗首次就诊时间。
	内分泌治疗阶段	● 告知患者服用内分泌药物期间的注意事项,告知患者可能出现的药物不良反应。

(续表)

阶段	节点	内容
乳腺癌患者综合治疗阶段 (患者可能会经历化疗、放疗、内分泌治疗或靶向治疗等辅助治疗)	靶向治疗阶段	● 解释何为靶向治疗; ● 告知靶向治疗期间的相关检查及注意事项。
	综合治疗阶段信息支持	● 指导患者注册并使用瑞金医院乳腺中心全程管理公众号: ① 获取患者治疗进展情况; ② 通过系统向患者及时推送消息提醒; ③ 解答患者各类疑问; ④ 推送科普知识; ● 在此阶段患者有任何问题可以联系专科护士,专科护士给予解答问题、解决难题,必要时给予转介至相关科室,如康复科、营养科、放疗科等。
	专科护理	● 专科护士参与患者伤口管理,乳腺癌术后换药门诊专科护士参与门诊换药; ● 参与乳腺癌患者静脉管理及PICC并发症的处理,如有必要,做相应转诊; ● 指导患者功能锻炼,患者术后至随访期根据患者评估情况给予阶段性功能锻炼宣教; ● 专科护士参与患者康复用品指导,义乳佩戴、重建、保乳胸罩试戴、假发租借等。
康复期随访阶段 (此阶段患者术后辅助治疗基本完成,除长期口服内分泌治疗外,此阶段通过定期给予随访了解患者情况)	术后治疗完成后直至终生: ① 术后两年之内每3个月随访1次; ② 术后2~5年每六个月随访1次; ③ 术后5年每年随访1次。	通过多种形式联合完成患者随访工作,提高患者整体治疗的依从性。 ● 通过微信公众号向患者推送随访提醒; ● 解答患者随访期间遇到的相关问题:如医生门诊预约就诊、检查项目及预约等; ● 由专职随访文员通过电话随访患者治疗完成情况、查询门诊系统患者就诊记录、医生及专科护士反馈等,完成数据库中随访并记录。

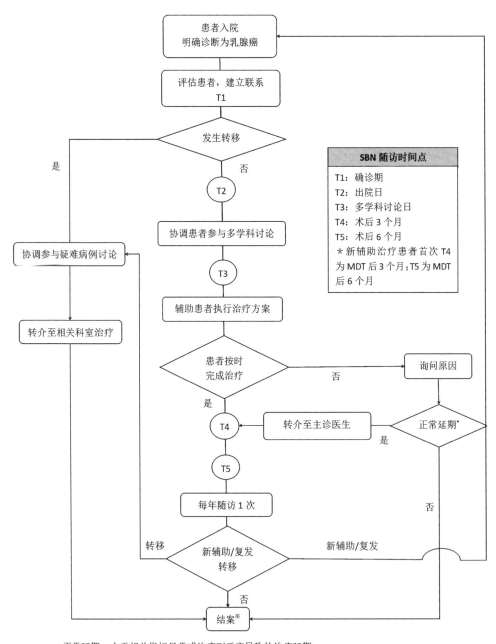

*正常延期：由于相关指标异常或治疗副反应导致的治疗延期
※结案标准：1.死亡 2.复发转移 3.因故拒绝/中断治疗 4.失联/移民

图3-1 全程专业化乳腺癌个案管理（瑞金模式）工作路径图

第三节　个案管理中乳腺癌专科护士工作角色

一、个案评估者

评估是个案管理重要的核心任务，专科护士需要运用其专业知识和技能，通过系统、全面地评估，针对每一位患者不同的疾病状况、治疗阶段和个人需求评估患者心理状态及需求，包括术前患者心理状态、自理能力、家庭支持等，根据评估患者情况予以干预；诸如为家庭支持薄弱的患者转介志愿者服务等社会支持服务，针对年轻乳腺癌患者的生育问题帮助其转介至生殖中心，帮助治疗依从性差的老年乳腺癌患者增强患者及家属配合治疗的意识，增强家庭支持等，对于患有基础疾病（如血液相关、肾脏相关）或妊娠期乳腺癌等的患者评估其状态并予以记录，专科护士在组织 MDT 多学科讨论前征求主诊医生意见，根据需求帮助患者邀请相关科室专家参加 MDT 讨论，共同制定患者后续个体化综合治疗方案。护理评估应贯穿于乳腺癌患者整个治疗阶段，准确的评估结果是实施针对性的护理干预措施的基础。

二、信息支持者

乳腺癌专科护士的大量工作是围绕为患者提供疾病和治疗的相关信息展开的，包括帮助患者了解自身疾病目前所处阶段、各类检查的目的及配合、不同治疗方案的选择、治疗可能产生的不良反应及其预防处理、各项治疗流程、治疗及康复期间饮食指导、性生活指导、随访指导、经济支持等。针对患者的不同年龄、文化背景、诊疗方案等情况，借助多种信息资料为患者提供指导，包括纸质宣教资料（如手册、书籍）、多媒体资料、专业网络信息及实物信息（如义乳、假发等、弹力袖套）资源。通过口头宣教与示范指导相结合，面对面咨询与电话随访、微信公众号等多种形式健康教育相结合的方式满足不同患者的需求，为患者提供不同治疗阶段的相关信息，以帮助其更好地参与治疗决策、提高其治疗依从性。住院期间对患者及家属通过口头宣教、配合纸质宣教材料进行围手术期宣教，关注微信公众号了解疾病相关知识等，出院后专科护士通过多种途径给予患者全程信息支持，如病理报告咨询、治疗不良反应处理、饮食指导等；康复随访期为患者提供复查项目及就诊流程指导。从确诊期开始对患者全程的信息支持，让患者在任何阶段都能得到一线的信息支持，避免不必要的医疗资源浪费以及患者不必要的往返，节约医疗成本，提高患者就诊满意度。

三、情绪支持者

乳腺癌专科护士在与患者及家属建立充分信任护患关系的基础上，运用沟通技巧、专业理论和技能等通过心理疏导，提供疾病相关信息，给予症状预防及处理指导，帮助患者减少消极情绪、正确面对疾病并积极配合治疗，对新入院患者进行心理状态的评估，根据评估结果，高危患者由具有心理咨询资质的护士介入进行干预；例如确诊期的患者不能够接受病情，出现绝食、拒绝治疗及沟通的极端反应情况，可联系康复期志愿者进行病友同伴支持，增强患者战胜疾病的信心。

四、直接护理者

除一般护理技能外，专科护士需正确指导或解决患者治疗、康复期间出现的各类复杂或疑难护理问题，例如：术后伤口管理、引流管护理、淋巴水肿预防、患肢功能锻炼以及辅助治疗期间出现的相关护理问题等。

专科护士参与乳腺癌患者术后伤口管理，换药门诊专科护士及换药医生共同参与乳腺癌患者伤口换药工作，由于换药门诊医生一般为低年资医生且每天按照排班出诊，可能每天更换，而专科护士每天参与换药更加了解每位患者的情况，可避免因不同医生换药导致的不连续性而引起的医患矛盾；对于复杂疑难伤口专科护士对其进行跟踪，必要时帮助联系主诊医生寻求解决方案。患者出院后居家出现的伤口以及引流管护理方面的问题也可以联系专科护士，若遇夜间或节假日紧急情况专科护士帮助患者联系值班医生及护士，指导患者就诊流程。

专科护士对乳腺癌术后需要进行化疗的患者进行静脉评估，评估后选择化疗途径，如PORT或PICC穿刺。如果患者需要行PORT穿刺，帮助其预约医生及手术时间。如患者需要行PICC穿刺，与患者及家属置管前谈话并签署PICC置管知情同意书，预约PICC置管日期并记录，做好PICC置管相关宣教，指导患者及家属办理穿刺前手续，由专科护士进行PICC穿刺，在后续的PICC置管期间，若患者出现PICC相关并发症（如皮肤敷贴过敏、穿刺点感染、堵管、导管滑脱、血栓等）或中心PICC门诊上报疑难PICC并发症，按照标准流程对患者进行处理并跟踪。

乳腺癌患者整个生存期间都存在发生淋巴水肿的风险，严重影响患者短期和长期生活质量。专科护士在乳腺癌患者术后长期随访过程中，根据患者的主诉或图片等初步判断患者并发症情况，给予专业指导或转介至康复科接受专业治疗。

五、沟通与协调者

乳腺癌治疗是一个长期的过程,在治疗期间患者可能出现各种事件,如乳腺癌复发、化疗期间不良反应、合并其他疾病需要同时处理等,专科护士需要帮助患者在整个治疗期间及时、正确地转入各个专科(如乳腺内科、乳腺外科、病理科、放疗科、营养科、心理科和康复科等)和不同医疗部门(如门诊部、住院部和门诊补液等),使其顺利完成整个综合治疗过程,并在整个沟通工作过程中需做好相关记录和资料收集工作。在做好患者与不同专业治疗团队和医疗部门之间桥梁工作的同时,乳腺癌专科护士也为整个治疗团队提供资料共享,使团队中每位专业人士的能力和资源得到有效和充分地使用。

六、其他工作角色

(一)临床试验管理者

乳腺癌专科护士获得药物临床试验质量管理规范(good clinical practice,GCP)证书,并参与国际及国内临床试验的管理工作,主要工作内容包括前期试验工作的筹备,与申办方和医院的沟通及协调,配合医生进行患者的筛选、入组、谈话并记录,新项目检查单统计申请及维护,负责试验标本管理,如收集标本、离心血样保存并联系快递运送。对临床试验患者进行管理,管理内容包含定期随访、健康宣教、饮食指导、用药指导、用药不良反应收集并记录,发现异常及时联系医生和研究者,完成问卷调查。临床试验患者检查管理,帮助其与相关科室预约检查时间及内容并通知患者按时接受检查。对临床试验患者进行数据管理:收集报告,整理随访资料及各类检查单,及时完成记录并保证数据的完整性;对临床试验药物进行管理,如试验药物的接收,储存及保管,每日清点记录,药物发放和回收工作。负责临床试验设备进行管理:设备日常保养检查和回收等。另外需要对临床试验的资料进行管理并进行质控管理,确保临床试验的顺利进行及数据的准确完整。

(二)多学科团队诊疗协调者

乳腺癌的治疗已经从单一手术发展至包括手术、放疗、化疗、内分泌治疗和靶向治疗在内的多学科综合诊治模式。多学科综合诊治模式有利于提高治疗规范率及患者的依从性和满意率,使患者得到最适宜的治疗。乳腺癌专科护士作为乳腺癌患者和整个多学科治疗团队间的沟通桥梁,在多学科讨论会议中起着不可或缺的作用。上海交通大学医学院附属瑞金医院乳腺诊治中心研究显示：乳腺癌专科护士在多学科讨论中的工作是全程服务，承担的工作角色对提高多学科诊疗模式的效率有着重要意义。贯穿在多学科讨论的全过程，多学科讨论前，专科护士需要备齐患者完整的病例资料及基本信息，了解其治疗意愿，以供团队其他成员参考。此外，对于有合并症或相关检查结果尚未完善的患者，乳腺癌专科护士在讨论前还需与其他专业治疗团队和医疗部门进行沟通协调以完善患者病史。讨论中，乳腺癌专科护士要对讨论内容进行相应记录，还要充当患者的代言人，向团队其他成员传达或补充患者信息及特殊治疗意愿。陆明等报道，多学科讨论时需要尽量提供完整的病历资料，还要对患者的治疗意愿充分了解，才能提高多学科综合诊疗模式的效率，充分发挥其作用。讨论后，专科护士需要及时向患者及家属解释讨论结果、辅助治疗相关事宜并进行宣教，指引患者执行。在讨论结果执行阶段，乳腺癌专科护士对患者的及时监测及定期随访使得整个治疗效果得到反馈，为后续的治疗提供指导。乳腺癌专科护士定期的随访提供给患者自我护理知识，对患者可能出现的心理波动进行及时疏导，促进其康复。

第四节　基于互联网的全程专业化个案管理实践探索

一、移动个案管理的背景

乳腺癌治疗和康复是一个长期、动态、专业的过程，治疗方法涉及化疗、放疗、靶向治疗及内分泌治疗等。随着早期诊断和治疗水平的提高，Ⅰ期、Ⅱ期乳腺癌患者5年生存率可分别达到95%和85%以上，越来越多的乳腺癌患者进入慢病状态。在治疗过程中，患者和家属存在着诸多照护问题和需求，对于治疗信息、心理支持和康复护理等多方面的需求也日益增多。随着智能手机和互联网络的应用和普及，应用软件（App）已逐渐成为人们获取信息和即时交流的一个重要途径。2018年4月国务院办公厅发布《关于促进"互联网＋医疗健康"发展的意见》明确指出满足人民群众日益增长的医疗卫生健康需求，必须健全"互联网＋医疗健康"服务体系。

基于上述全程专业化乳腺癌个案管理路径、多学科诊疗及互联网、人工智能的高速发展，如何运用移动信息平台让乳腺癌专科护士更为专业、高效、智能化的为乳腺癌患者提供全程专科护理是专科护理发展中面临的新挑战。

在查阅文献并结合已有乳腺癌全程个案管理模式基础上,项目组成员重新梳理个案管理关键流程和技术要点为信息系统设计提供依据,包括:① 根据医疗诊疗小组和专科个案管理护士设计乳腺癌患者疾病管理人员构成及沟通联系途径;② 结合乳腺癌患者不同治疗方法和治疗顺序的组合梳理乳腺癌全身治疗路径,再结合不同治疗方法的具体方案,设计个体化治疗流程图;③ 依据诊疗和个案管理需求,设计乳腺癌患者基本信息、疾病信息相关条目需求;④ 整理乳腺癌患者不同治疗前后、治疗期间所需要的相关提醒信息,以设计推送信息数据库;⑤ 梳理现有全程个案管理模式中患者提出护理和疾病管理需求,列入信息平台设计相应框架中;⑥ 归纳前期个案管理中专科护士主动干预难点问题,设计主动精准护理提醒机制。根据以上内容的梳理与整合设计"乳腺癌患者全程管理"公众号平台模块、框架和内容。采用德尔菲专家咨询法就该平台模块内容进行咨询。结果构建出包含 6 项一级指标(患者档案、治疗追踪、诊疗服务、知识宣教、延续护理、意见反馈),以及 20 项二级指标及相应内涵的乳腺癌患者全程管理模块内容,构建乳腺癌全程管理公众号平台并应用于临床,详见表 3-2。

表 3-2 乳腺癌患者全程管理平台模块内容和指标

一级指标	二级指标	
1. 患者档案	1.1	患者基本信息和疾病信息
	1.2	多学科(MDT)讨论全身治疗方案
	1.3	多学科(MDT)讨论记录单
	1.4	所属专科护士(A/B角)及主诊医生信息
2. 治疗追踪	2.1	治疗路径图及执行进度
	2.2	治疗期间各项检验、检查报告上传
3. 诊疗服务	3.1	门诊及各类诊疗流程介绍
	3.2	在线就诊预约、网上挂号
	3.3	检验检查报告查询
	3.4	快速入院申请通道
	3.5	新药临床试验介绍及招募
	3.6	相关治疗提醒:随访提醒、预约提醒自动推送
4. 知识宣教	4.1	乳腺日常保健知识
	4.2	乳腺疾病、检查、治疗、营养及药物等知识宣教
	4.3	健康讲座通知

(续表)

一级指标	二级指标
5. 延续护理	5.1　各项治疗阶段的居家照护要点
	5.2　乳腺癌专科护士与患者一对一在线交流
	5.3　延伸服务：慈善基金及同伴团体转介、假发租赁、义乳佩戴等
6. 意见反馈	6.1　用户使用满意度调查表
	6.2　用户使用体验反馈

* 基本信息包括姓名、新辅助治疗、住院号；疾病信息包括：疾病患侧、手术时间、手术方式、淋巴结手术数/转移数、21-基因RS、病理类型、肿块大小、空芯针穿刺及手术标本免疫组化（ER、PR、CerbB-2、Ki67、HER2-FISH）

二、基于互联网的个案管理模式的优势

随着互联网＋医疗健康模式的发展，通过微信公众号或应用程序这种新型的移动互联网技术的干预方式，将乳腺癌个案管理与互联网相结合，给患者及家属在就诊过程提供便利。有研究显示，个案管理加入移动互联网技术的干预方式，可以减少术后并发症，更有效提高患者生活质量。个案管理目前是针对确诊为乳腺癌的患者，由专科护士从诊断期、手术期、辅助治疗期、随访期进行无缝隙衔接的全程、专业化、个体化管理的护理模式，全程管理能让患者深入了解自身的疾病状况，切身了解并追踪自身的治疗方案。同时，全程管理也能帮助患者整理疾病诊疗、随访、用药和其他相关的医疗资料。专科护士在MDT方案制定后指导患者或家属关注本中心设立的微信公众平台。通过公众号的移动个案管理医生和护士能更及时更便捷地了解患者的疾病状况及治疗、随访情况。专科护士在患者后续治疗随访过程中可以通过公众平台发布的信息提醒患者按时完成治疗，信息传递及时、操作方便，一定程度上提高患者的治疗依从性。实现从疾病确诊、入院治疗到辅助治疗、术后康复的全过程陪同、全方位呵护患者，用爱心陪伴患者更好的康复。

乳腺癌全程管理公众号平台包含全程管理模块以及主页模块，全程管理功能模块，乳腺癌术后辅助治疗，如化疗、放疗、靶向治疗、内分泌治疗，以及定期随访的患者会生成治疗路径，定期向患者发送治疗提醒，提醒患者按时完成治疗及随访的工作。如遇节假日，通过微信公众平台推送医院节假日安排信息给患者或家属，让患者及家属可以更好、更合理的安排就诊时间，不耽误自身治疗，也可以减少不必要的路途奔波。患者还可以通过微信公众平台与专科护士取得联系，直接通过微信公众平台向专科护士发送图片和文字咨询，如患者出院后有伤口问题或是引流

管问题,抑或是上肢水肿问题等,让专科护士可以更直观地了解问题并提供专业意见帮助患者解决问题。这为医患双方提供了很好的沟通平台,也满足了患者对健康知识和医疗信息的个体化需求。

乳腺功能模块,可以链接到医院公众号,可以进行网上预约挂号、当日挂号等操作,患者还可以通过此功能模块获取门诊安排、乳腺疾病科普知识等相关信息,对于患者经常询问的问题每个月进行科普知识更新。随着医疗技术的进步,乳腺癌患者的生存周期延长,患者在疾病的治疗阶段与康复过程中的信息需求也变得多样化,纸质的科普宣传资料容易丢失,通过移动互联网技术进行健康宣教,患者和家属可以更便捷且随时查看到所需要信息。公众号中包含问卷调查功能,患者可以对住院期间医疗服务质量及公众号使用体验进行评价,评价结果反馈至管理者,可分析并改进服务质量。

微信公众平台作为延续医疗服务及健康教育工具,患者或家属在任何的时间、地点,只要可以连接网络,就能根据自己的需求获得相关医疗健康信息,通过护患之间的交流互动,让患者在出院后仍能感受到护士的关心与照顾,增加患者对护士的信任感,使得患者满意度提高,享受更好的就诊体验。真正体现了互联网技术便捷、及时、高效的特点,并能充分调动患者的积极性,提高其辅助治疗的依从性,从而达到乳腺癌患者提高生活质量的目的。移动个案管理将最新专科服务理念与最新诊疗模式和最新移动智能系统进行融合,为乳腺癌患者提供专业化、智能化和精准的专科护理模式,有效解决乳腺癌患者诊疗中的"痛点"与护理服务中的"难点"问题,全面改善患者医疗服务体验和满意度。

三、移动个案管理的发展与展望

随着人工智能在医疗行业的应用,对于患者常见问题可以通过系统自动识别后给予解答,如果系统无法解决患者提出的问题,可以转人工服务,通过此方式可以做到更加及时的回复,并且能够提高效率以及节省专科护士人力;医疗方面,也可以结合此种方式进行管理,对于常见病症在线回答问题,线上结合线下医疗护理服务能够为患者提供更好的体验,解决一部分患者就诊等待的时间。

第五节 全程专业化个案管理面临困难及挑战

目前,国外已经发展有成熟、系统的乳腺癌个案管理体系,从20世纪70年代首个乳腺癌个案管理病例在英国实施以来,美国、澳大利亚等国家在乳腺癌个案管理模式上都得到了快速发展并形成各自较为成熟的工作模式。我国台湾地区于1996年设置首个肿瘤个案管理师,并按照肺癌、肝癌、乳腺癌大肠直肠癌、口腔癌、子宫颈癌六大病种开始尝试推行个案管理模式;大陆个案管理起步较晚,目前处于摸索阶段,发展该护理模式尚有许多亟待解决的问题,例如:高级专科护理人才的培养、护士的专业生涯规划、护理管理理念的更新、管理制度的保障以及患者、其他医务人员、医院及社会的认可度等。

一、人员储备和投入

目前国内乳腺癌个案管理体系尚不成熟,如人力保障和人才培养等均处于探索阶段,随着乳腺癌发病率的逐年增高,现有专科护士负荷也逐年增大,专科护士区别于临床责任护士对患者进行直接照护,各地医院对乳腺癌专科护士的投入力量不足。另外,专科护士准入要求相对较高,培养周期长,导致专科护士储备量不足,由于个案管理工作量大,追踪需要连续性,个案管理需要设置专职岗位。然而由于护士人力资源不足,部分医院的个案管理师无法完全脱离临床,同时若个案管理师休长假等因素,容易导致工作的不连贯性。因此,医院需适当增加护士招聘人数,增加人力资源。

二、资质认定和继续教育

国外专科护士资格认证标准的主要指标都涉及有效的注册护士执照、护理工作经验、专科护理经验、继续教育(或专业发展)学时、通过认证考试(CNS还有学历、课程要求),其认证管理不仅包括首次认证,还包括延续认证,能够通过定期的复审促进专科护士的知识和能力更新,满足专科护理发展的要求。国内专科护士的认定往往根据学历、专业从业年限、业务水平等方面进行考量,但具体标准各地不一,没有统一的认证体系,缺乏对乳腺癌专科护士统一的资质认定。导致该问题的根本原因可能在于国内对个案管理的概念认识存在争议,而不同概念对专科护士的经验、知识、技能、服务和实践水平等的界定差异较大,进而导致对专科护士的角色定位和能力要求不一、资格要求的不统一、不规范可能会导致各地专科护士质量和服务质量参差不齐。而延续认证制度的缺乏,则可能导致护士继续学习和持续更新自身知识的动力不足,不利于学科的进步和发展。个案管理师应主动学习并掌握该病种的知识领域,积极参与相关学术会议,加强与其他医护人员的沟通与学习。另外,个案管理师需具备较高的人文素养,积极主动关心患者,与患者建立良好的关系。因此,我国应积极对专科护士的概念、角色定位和能力要求等基本问题进行探讨,尽早统一相关认识,建立完善的专科护士资格认证制度。

三、质量标准和工作评价

质量标准管理中,缺乏衡量就缺乏管理,如何用对的指标、对的监测方式进行质控并改进则是一门学问。近年来我国专科护士培训和认证实践越来越多,专科护士的数量越来越多,人才使用和岗位管理的挑战日益突出,各地专科护士工作的开展形式也多种多样,乳腺癌专科护士的工作流程缺乏规范和相对统一的标准,患者得到的服务也不尽相同。我们根据乳腺癌治疗的规范结合临床实践,初步摸索出一套标准工作流程及质量标准并逐步改进及推广,使乳腺癌患者得到同质化的全程化专业化的服务,进而对专科护士的工作有一个相对统一的标准及评价。

四、管理机制和发展空间

乳腺癌患者有生存期及治疗时间长的特点,完整的治疗可能需要 5 年甚至更长的时间,而乳腺癌专科护士的工作缺乏连贯性。由于临床护士人手紧缺,专科护士并不能完全脱离临床工作,一般在收案半年左右,要回到病房参与临床常规的护理工作,对于患者的后续治疗不能很好地跟进及转介。管理层面应适当增加专科护士人员及储备,根据工作负荷合理安排人力,保证乳腺癌专科护士的工作能全程有序地良性的运作。

现有的乳腺癌专科护士工作权限有所限制。目前护士的工作大多还是依托于医疗,单独开设护理门诊的仍是少数。但随着医学科学的飞速发展和人们对健康服务需求的多元化,护理逐渐走向专业化,发展成为一门独立的学科。专科护理人员的工作职责范围与功能也已经远远超出传统领域,护理门诊的开设是护理专业发展的趋势,也是社会需求。乳腺癌专科护士可以在门诊开设伤口护理、淋巴水肿的康复护理、化疗患者的静脉管理、术后随访等工作。这样专科护士能够将自己专科领域所具备的知识技术学以致用,自身价值得到体现,给自己的职业生涯提供了更广阔的发展平台,同时提升他们的职业认同感,坚定职业发展的信心,树立稳定的职业思想。

主要参考文献

董晓晶,张男,方琼,等.个案管理模式下老年乳腺癌患者辅助治疗依从性分析[J].上海交通大学学报(医学版),2019,39(2):170-175.

方琼,裴艳,吴蓓雯,等.全程专业化个案管理模式在乳腺癌患者护理中的作用[J].解放军护理杂志,2013,30(2):51-54.

甘露,张男,方琼,等.基于多学科诊疗模式下的乳腺癌患者全程管理公众号内容的构建[J].中国癌症防治杂志,2018,10(3):182-177.

甘露,张男,方琼,等.乳腺专科护士在多学科讨论中的工作角色定位[J].护理学杂志,2015,30(24):39-41.

陆明,李佳艺,季加孚,等.北京肿瘤医院消化系统肿瘤多学科专家组治疗模式的探索[J].中国实用外科杂志,2012,32(1):73-76.

裴艳,金玉翡,秦嫣雯,等.乳腺癌患者"一站式"服务模式体验的质性研究[J].护士进修杂志,2015,30(3):231-234.

吴子敬,刘叶,李小寒.乳腺癌患者心理韧性现状及其与焦虑抑郁的关系[J].中国医科大学学报,2018,47(1):78-81.

徐海萍,王水,孙茹萍,等.移动互联网技术在乳腺癌患者术后康复个案管理中的应用研究[J].中国护理管理,2017,17(11):1540-1544.

张惠婷,张晶晶,贾惠英,等.乳腺癌患者个案管理模式的探索[J].护理学杂志,2017,32(14):19-21.

第四章　乳腺癌诊断期管理及护理

第一节　病史采集及临床评估

一、病史采集

尽管病史的采集和书写主要是医生的工作,但护理人员对于患者的年龄、文化程度、一般健康状况、疾病阶段、预后也应该有充分的了解,有助于评估患者对疾病的认知、接受能力及心理状态,评估其对于后续可能接受治疗的耐受情况,给予患者及家属合理的心理预期及针对性的治疗指导。

1. 现病史

现病史一般包括:① 症状,包括患者因乳房肿块、乳头溢血溢液还是影像学筛查发现而就诊,有无疼痛主诉、局部红肿或皮肤破溃,症状的发展速度,是否发生于妊娠期或哺乳期;② 诊疗过程,包括有无就诊经历,做过何种检查,是否接受过治疗,效果如何;③ 一般健康状况,包括患者以往健康情况,有无其他不适或伴发疾病。

2. 既往史

一般包括有无系统性慢性疾病,有无长期服用的药物,有无传染性疾病,有无接受过重大手术,有无过敏史和有无肿瘤病史等。

3. 月经及婚育史

一般包括初潮时间、末次月经时间、是否绝经、婚育和哺乳情况、配偶及子女健康状况。

4. 个人史

生活习惯及性格倾向与乳腺癌的关系越来越受到重视,病史采集中需要了解患者的饮食、运动习惯,有无烟酒嗜好,有无情绪障碍如抑郁、焦虑等。

5. 家族史

需了解亲属中有无恶性肿瘤病史者,特别是母亲、姐妹、女儿中有无曾罹患乳腺癌和卵巢癌病史者。

二、乳腺癌分期

乳腺癌的分期是指将患者按照疾病的严重程度进行分组，一般包括对乳腺癌局部病灶和区域及远处转移状况的评估。其目的是① 评估患者的预后；② 选择针对每个患者的个体化治疗策略；③ 便于对不同治疗方法的效果做出比较和评定；④ 便于不同医疗机构及医生间的信息交流；⑤ 便于计算机对信息数据的储存；⑥ 有利于人类对癌症的继续研究。目前应用较广的乳腺癌分期是美国癌症联合委员会(American Joint Committee on Cancer，AJCC)和国际抗癌联盟(Union for International Cancer Control，UICC)制定的 TNM 分期系统(第八版)，并对分期系统进行定期更新。

（一）乳腺癌 TNM 分期

1. T——原发肿瘤

T_X 原发肿瘤无法评估

T_0 乳腺内未出现原发肿瘤

Tis 原位癌

  Tis(DCIS)——导管原位癌

  Tis(Paget)——乳头 Paget 病，不伴有乳腺内乳腺癌(浸润性癌或 DCIS)病灶(伴有乳腺内乳腺癌病灶时，按乳腺内病灶分期)

T1 肿瘤最大直径≤2.0 cm

  T1mi 微小浸润性癌，肿瘤最大直径≤0.1 cm

  T1a 肿瘤最大直径>0.1 cm，≤0.5 cm

  T1b 肿瘤最大直径>0.5 cm，≤1.0 cm

  T1c 肿瘤最大直径>1.0 cm，≤2.0 cm

T2 肿瘤最大直径>2.0 cm，≤5.0 cm

T3 肿瘤最大直径>5.0 cm

T4 任何大小的肿瘤直接侵犯胸壁或皮肤(仅侵犯真皮层或仅侵犯胸肌不属于 T4)

  T4a 侵犯胸壁

  T4b 乳房皮肤水肿(包括橘皮样变)、破溃或限于同侧皮肤的卫星结节

  T4c T4a 及 T4b 同时存在

  T4d 炎性乳腺癌

2. 临床 cN——区域淋巴结

cNx 区域淋巴结无法评估(如已切除)

cN0 无区域淋巴结转移（影像学或临床体检评估）

cN1 同侧腋窝淋巴结转移，可活动

  cN1mi 淋巴结微转移（转移灶＞0.2 mm,≤2.0 mm）*

  * cN1mi 极少使用，适用于肿瘤切除前已经进行前哨淋巴结活检的患者，主要应用于新辅助治疗中

cN2 同侧腋窝淋巴结转移，互相融合或与其他组织固定，或临床明显内乳淋巴结转移而无临床证据表明同侧腋窝淋巴结转移

  cN2a 同侧腋窝淋巴结转移，互相融合或与其他组织固定

  cN2b 仅有内乳淋巴结转移，而无同侧腋窝淋巴结转移

cN3 同侧锁骨下淋巴结转移伴腋窝淋巴结转移；或同侧内乳淋巴结转移伴腋窝淋巴结转移；或同侧锁骨上淋巴结转移，伴或不伴腋窝或内乳淋巴结转移

  cN3a 同侧锁骨下淋巴结转移

  cN3b 同侧内乳淋巴结及腋窝淋巴结转移

  cN3c 同侧锁骨上淋巴结转移

3. 病理 pN——区域淋巴结

pNx 区域淋巴结无法分析（例如：已经切除或未进行病理检查）

pN0 组织学检查区域淋巴结无转移

  pN0(i＋)孤立肿瘤细胞(isolated tumor cell clusters，ITC)，即区域淋巴结恶性肿瘤病灶≤0.2 mm

  pN0(mo＋)组织学或 IHC 检查区域淋巴结无转移，但分子检测(RT - PCR)阳性

pN1 淋巴结微转移；或同侧 1～3 个腋窝淋巴结转移；和（或）内乳淋巴结前哨淋巴结活检转移，而腋窝淋巴结阴性

  pN1mi 微转移，0.2 mm＜最大径≤2.0 mm

  pN1a 同侧 1～3 个腋窝淋巴结转移，至少一个转移灶＞2.0 mm

  pN1b 内乳淋巴结前哨淋巴结活检转移灶＞2.0 mm，不伴有腋窝淋巴结转移

  pN1c 包括 pN1a 及 pN1b

pN2 同侧 4～9 个腋窝淋巴结转移；或临床有明显的内乳淋巴结转移而腋窝淋巴结阴性

  pN2a 4～9 个腋窝淋巴结转移

  pN2b 临床有明显的内乳淋巴结转移而腋窝淋巴结阴性

pN3 同侧≥10 个腋窝淋巴结转移，至少一个转移灶＞2.0 mm；或锁骨下淋

巴结转移；或≥1个腋窝淋巴结转移伴临床有明显的同侧内乳淋巴结转移；或≥3个腋窝淋巴结转移伴有临床阴性而前哨淋巴结活检提示的内乳淋巴结转移；或同侧锁骨上淋巴结转移

  pN3a 同侧≥10 个腋窝淋巴结转移，至少一个转移灶＞2.0 mm；或锁骨下淋巴结转移

  pN3b≥1 个腋窝淋巴结转移伴临床有明显的同侧内乳淋巴结转移；或≥3 个腋窝淋巴结转移伴有临床阴性而前哨淋巴结活检提示的内乳淋巴结转移

  pN3c 同侧锁骨上淋巴结转移

4. M——远处转移

M0 无远处转移

  cM0(i+)临床及影像学检查未见远处转移证据及征象，而组织学或分子技术检测到骨髓、血液或其他器官中≤0.2 mm 的转移灶

M1 临床及影像学检查有远处转移，或组织学发现＞0.2 mm 的转移灶

(二) 乳腺癌解剖学分期

AJCC 解剖学分期延续采用原发肿瘤(primary tumor，T)、淋巴结(lymph node，N)及转移灶(metastasis，M)为依据的解剖学分期原则，详见表 4-1。

表 4-1 美国癌症联合委员会(AJCC)乳腺癌解剖学分期

AJCC 解剖学分期	T 分期	N 分期	M 分期
0 期	Tis	N0	M0
ⅠA 期	T1	N0	M0
ⅠB 期	T0	N1mi	M0
	T1	N1mi	M0
ⅡA 期	T0	N1	M0
	T1	N1	M0
	T2	N0	M0
ⅡB 期	T2	N1	M0
	T3	N0	M0
ⅢA 期	T0	N2	M0
	T1	N2	M0

(续表)

AJCC 解剖学分期	T 分期	N 分期	M 分期
ⅢA 期	T2	N2	M0
	T3	N1	M0
	T3	N2	M0
ⅢB 期	T4	N0	M0
	T4	N1	M0
	T4	N2	M0
ⅢC 期	任何 T	N3	M0
Ⅳ 期	任何 T	任何 N	M1

此外,在 AJCC 第八版中,首次提出预后分期系统,除传统的 TNM 分期外,将组织学分级、雌激素受体(ER)、孕激素受体(PR)、人表皮生长因子受体 2(HER2)、21 基因复发风险评估(Oncotype DX)等也纳入了分期系统。

第二节　影像学检查及专科护理

一、概述

(一) 乳腺癌影像学检查的发展历史

乳腺癌作为全球女性发病率最高的肿瘤,其发病率呈递增趋势。我国乳腺癌发病率也逐年上升。乳腺癌的早期发现是降低乳腺癌死亡率的有效方法之一。乳腺影像学检查方法包括乳腺 X 线摄影(mammography)、超声检查(ultrasound, US)和磁共振成像(magnetic resonance imaging, MRI),不仅在早期诊断方面具有重要作用,而且在治疗方案的选择、新辅助治疗后疗效的评价及术后复发的检测等方面都有非常大的应用价值。因此,了解和熟悉各种影像学检查方法的特点是非常重要的。

1. 乳腺 X 线摄影检查

俗称钼靶,采用低能量的软 X 线照射成像,利用组织对不同质的软 X 线吸收量有显著差别的原理,使脂肪、肌肉和腺体等软组织形成良好的对比,有利于观察乳腺等组织形态学变化和癌变的病理过程。X 线摄影检查有近百年的历史,1913

年德国外科医生 Salomon 首先开展了乳腺癌的 X 线检查。随着技术的不断进步，钼靶 X 线机的性能不断提高，数字化乳腺摄影的出现进一步提高了照片的清晰度和对比度，从而提高了诊断的准确性。

由于乳腺癌可能会伴有特征性的钙化，且部分乳腺癌可能仅以 X 线上的钙化作为首发表现而无肿块、乳头溢血等其他临床可见的症状，而乳腺 X 线检查作为唯一一种能清楚显示微小钙化的乳腺影像学检查，至今在乳腺癌的筛查、诊断与随访中仍保持重要地位，且无法被超声和磁共振检查所替代。

乳腺 X 线筛查对降低 40 岁以上女性乳腺癌死亡率的作用已经得到了国内外大多数学者的认可，目前，乳腺 X 线检查是国内外指南推荐的 40 岁以上女性的主要乳腺癌筛查方法。

2. 乳腺超声检查

超声技术（US）应用于乳腺癌诊断始于 20 世纪 50 年代，超声能清楚显示乳房各层软组织和其内肿块的形态、内部结构及相邻组织的改变。超声可以自由地从任意方向上进行成像，有较高的对比分辨率，对肿块检出的敏感性非常高，并可以准确地区分囊性病变与实性病变，并能根据肿块的形态区分良恶性。20 世纪 90 年代开始出现了彩色多普勒超声、三维超声及声学超声等新技术，使早期乳腺癌的诊断及鉴别诊断又有了巨大提升。彩色多普勒超声可以发现肿瘤内异常血流信号，并通过频谱分析乳腺肿块内及其周围的血管数目、分布情况、血流速度、血流定量和穿入型血管以鉴别乳腺肿块的良恶性。

超声造影是通过静脉注入超声造影剂，结合灰阶超声成像技术更好地获得肿瘤微循环灌注信息，并通过计算造影剂分布的时间-强度曲线，鉴别良恶性病变。由于乳腺不同病变的硬度不同，采用超声弹性成像进行乳腺肿物的良恶性鉴别已成为可能，并在临床应用。超声检查对人体无辐射，检查较为简便，还可用于引导穿刺活检。

目前已经有较多的证据提示在乳腺 X 线检查基础上联合乳腺超声检查较之单独应用乳腺 X 线检查有更高的筛查敏感度，尤其是针对乳腺 X 线筛查提示致密型乳腺的女性，因此乳腺超声检查可推荐作为乳腺 X 线筛查的有效补充。但在人群筛查中，增加超声检查显然会增加筛查的成本，其成本效益也相应减弱。此外，乳腺超声检查单独作为筛查措施的有效性尚未得到充分的证据证实。

3. 乳腺磁共振检查

磁共振（MRI）具有组织分辨率高的特点。1982 年，Ross 等首先将 MRI 应用于乳腺病变的检查，1985 年，Heywang 等首先开展顺磁性对比剂钆喷酸葡胺（Gd-DTPA）应用于乳腺的研究，提高了 MRI 鉴别乳腺癌和其他良性病变的能力。除了常规的平扫和动态增强序列以外,MRI的功能成像越来越受到关注,常用的有弥散加权成像(diffusion-weighted imaging,DWI)、灌注加权成像(perfusion-weighted imaging,PWI)和磁共振波谱(magnetic resonance spectroscopy,MRS),能够观察各组织成分的功能变化,简洁、直观地反映病变的灌注特点,并有效兼顾病变的形态学特征,从而实现对病变的综合分析和评价。

MRI检查可作为乳腺X线检查、乳腺临床体检或乳腺超声检查发现的疑似病例的补充检查措施。可用于有早发乳腺癌家族史且自身携带有乳腺癌致病性遗传突变的乳腺癌高危风险女性的规律性筛查。

(二)乳腺癌影像学检查BI-RADS分类的产生及其临床意义

1992年,美国放射学学会提出了乳腺影像报告和数据系统(breast imaging reporting and data system,BI-RADS),经过不断完善,至今已是第五版。不仅用于指导乳腺X线诊断,而且也增加了US和MRI诊断。BI-RADS对乳腺作为一个整体器官的所有影像学报告进行规范,使用统一的专业术语、标准的诊断归类和检查流程,不仅使检查之间有了更紧密的联系,而且影像诊断医师和临床医师之间达成了默契。该系统对规范乳腺影像报告,减少影像描述的混淆,以及对普查检测均有重要的作用。同时,可以使不同医疗机构的研究达到统一并增加乳腺不同研究之间的可比性。BI-RADS分类共分为6类,对于乳腺肿块性质的评估起到了重要的指导性的作用,见表4-2。

表4-2 BI-RADS分类解读

BI-RADS分类	处理方法	恶性概率
0类:评估未完成	进一步影像学检查	N/A
1类:阴性	常规筛查	0%
2类:良性发现	常规筛查	0%
3类:可能良性发现	短期随访(6个月)或持续监测	>0%但≤2%
4类:可疑恶性	组织病理学诊断	>2%但<95%
4A:低度可疑恶性	组织病理学诊断	>2%但≤10%
4B:中度可疑恶性	组织病理学诊断	>10%但≤50%
4C:高度可疑恶性	组织病理学诊断	>50%但<95%
5类:高度提示恶性	组织病理学诊断	≥95%
6类:活检证实的恶性	临床治疗	100%

(三)乳腺癌影像学检查的优缺点

1. 超声检查

在常用的影像学检查手段中,超声是乳腺检查最常用的方法,因为其价廉、操作方便、无辐射,适用于年轻和致密乳腺者;同时超声检查可显示乳腺内的粗钙化,对囊实性成分的鉴别非常敏感,彩色多普勒超声可显示血流信号,也可用于定位引导穿刺和手术。

但是,超声对微小钙化灶不够敏感,对导管内病变的诊断可靠性较差;特别是超声诊断和个人的操作经验和手法密切相关,标准化、重复性和客观性稍差;定位后体位变化会影响诊断的准确性。

2. 乳腺 X 线检查

乳腺 X 线摄影(mammography,钼靶)能够便捷、全面地显示乳腺的全貌,对肿块的形态学特征、钙化,特别是对微小钙化灶的显示敏感性和特异性均很高,可重复性好,能发现临床不能触及的病灶。尤其适用于中、老年患者,乳腺内脂肪较多,腺体已部分退化,在 X 线摄片上对比良好,显示清晰。另外,X 线检查可准确立体定位。因此,乳腺 X 线检查已成为大范围乳腺筛查的首选检查方法。

但是,乳腺 X 线摄影检查有 X 线辐射,短期内重复检查受限。不宜常规用于 35 岁以下年轻女性的体检。乳腺 X 线摄影图片上部分病灶易被附近腺体组织掩盖,尤其是对乳腺腺体丰富致密的年轻女性准确性不高。超声与乳腺 X 线摄影检查相互补充,两者结合是当前国际上广泛采用的检查方法,被认为是最佳的黄金组合。

3. 乳腺磁共振检查

磁共振可多序列、多方位成像,组织分辨率高,检出病变的敏感性高,特别是易于发现微小肿瘤和多发病灶,在导管病变的显示上具有优势,对肿瘤的 T 分期准确性极高,是评估能否保留乳房的较为安全的检查手段,无论致密型乳腺还是假体植入者均可获得满意的检查效果。另外,乳腺磁共振是双侧乳房同时成像,有助于发现双侧乳腺肿瘤及单侧乳腺内多发的病灶。与乳腺 X 线摄影相比,对高位和深部病灶的显示更加清晰。特别是近年来受到关注的功能成像技术,可以从不同层面、不同角度反映乳腺癌的形态学、病理学、代谢产物和血流动力学改变的信息,可为诊断和疗效评价提供更多有价值的信息,因此是最理想的一站式检查的手段。

但是,MRI 检查价格较高,时间较长,磁共振设备不够普及,检查序列尚无标准化。磁共振对钙化不敏感,平扫的检出率不高,而动态增强扫描的假阳性率较高,良恶性病变的时间-密度曲线有较多交叉重叠,因此,其临床应用的价值需大量循证医学依据来证实。

(四)影像学技术引导下乳腺穿刺活检

影像学技术引导下乳腺穿刺活检是指在超声、X线或磁共振引导下进行乳腺组织病理学的检查(简称活检)。特别适合不可触及的乳腺病灶,具体如下:

1. 超声引导下乳腺肿块穿刺活检

超声引导下乳腺肿块穿刺活检可以准确地获取活体组织进行病理诊断,是早期明确乳腺肿块性质的有效方法,拥有诸多优点:① 操作相对简便,只需要局麻下操作,减轻患者身体与精神负担;② 创伤小,操作时间短、恢复时间快,术后无瘢痕或很小;③ 实时观察穿刺进针的位置和途径,随时调整进针方向,实现肿块内多方位取样;④ 操作时体位与手术时体位相同,适合乳腺各部位肿块且取样量充足,对制定手术方案提供可靠依据,可以帮助缩短手术时间;⑤ 避免盲目穿刺取材引起的严重并发症;⑥ 能有效避免针道种植的并发症。

2. X线摄影引导下乳腺穿刺活检

乳腺X线摄影引导下的穿刺活检也比较简便易行。一般用于乳腺X线摄影评估Ⅳ类及以上的钙化灶、结构扭曲及非对称致密影,临床初诊阴性,且超声在该部位未发现病灶。

乳腺X线引导下穿刺活检是指根据乳腺X线片图像进行测量定位,将活检装置置入病灶所在位置,复查X线片确定针槽在病灶内,对病灶进行穿刺,之后复查乳腺X线摄片,以确定可疑病灶是否已被充分取材;必要时还可对穿刺获得的组织进行X线摄片以确定是否已切取可疑病灶。该方法对于小乳房、表浅病灶、贴近胸肌病灶、结构扭曲病灶以及腋窝病灶的活检上具有一定难度。

乳腺X线引导下钩针定位(钼靶钩针定位)是指根据乳腺X线片图像进行测量定位,将专用钩针由皮肤穿刺入病灶所在位置,复查X线片确定钩针在病灶内,之后手术时探查切除钩针所在的乳腺组织。

3. 磁共振成像引导下乳腺穿刺活检

MRI组织分辨率高,对小病灶检出的敏感性高,能发现乳腺X线摄影和超声难以发现的病灶。也可在MRI定位下对病灶进行穿刺活检,但对设备要求较高,需要特定的MRI引导穿刺设备,价格昂贵,操作耗时长,并且不能完全替代乳腺X线和超声。

4. 真空辅助乳腺活检

真空辅助乳腺活检(vacuum-assisted breast biopsy,VABB)是目前对于较集中的钙化和微小肿块活检较理想的方法。VABB穿刺操作方便、定位准确、获取的组织量较多,大量的组织学标本降低了诊断低估率,诊断准确率较高;较小的病灶更能完全切除;可在活检部位放置标记夹;穿刺方式为真空辅助,一次进针,避免穿刺枪多次穿刺,减少了针道种植和上皮移位的可能性。但这种技术的缺点为费用较为昂贵,术后血肿、皮下瘀斑等发生率高于空芯针穿刺活检(core needle biopsy,CNB)。

二、乳腺癌影像学检查专科护理

(一)乳腺 X 线摄影

即乳腺钼靶检查,检查时患者取站立位,检查时需脱下上身所有衣服(包括内衣),取下项链、挂件等饰品,摄像过程中切勿移动照射部位,并配合医师口令做好闭气和吸气等动作。乳腺钼靶检查时部分患者会感觉疼痛,护士需要提前和患者解释该项检查目的、感受与注意事项,消除紧张心理以配合完成检查。

(二)乳腺 X 线摄影引导下钩针定位

即钼靶钩针定位,检查前向患者解释钼靶钩针定位的必要性,减轻其心理负担,积极配合定位过程。检查时患者取坐位(有专用床也可取俯卧位),在选定的方位上用有孔压迫板压迫乳腺后摄像,根据计算机软件收集到的数据进行分析以确定穿刺点。嘱患者保持体位固定,以免影响定位点的准确性。常规皮肤消毒,利多卡因局部麻醉,将可弹开金属钩丝内芯回抽藏匿于针鞘内,依据定位点垂直进针,将带有"倒钩"金属定位丝置留在乳腺内,随之拍摄图像确定钩丝释放定位准确。用消毒纱布覆盖露在皮肤上的钩丝尾部并用胶布固定,避免钩丝移动。通常放置钩丝后立即手术,特殊情况时 24 h 内必须手术,在护送患者途中注意患者保暖,避免外力、衣服等触动金属定位针。

(三)乳腺 X 线摄影引导下的穿刺活检

检查时患者取仰卧位,根据病灶位置可作调整。嘱咐患者在穿刺活检过程中不可随意活动,护士主动与患者沟通,应用交流技巧以转移其注意力,缓解其紧张、焦虑情绪,以配合穿刺活检。局部麻醉后,结合乳腺 X 线摄影引导下将穿刺活检针送达预定位置后,穿刺针抽吸标本送病理科检查,保持负压拔出穿刺针,局部皮肤用消毒纱布覆盖。

(四)乳腺磁共振成像检查

即乳腺 MRI 检查,检查前做好乳腺磁共振检查的评估,包括询问既往史和过敏史,了解有无心脏起搏器、神经刺激器、人工心脏瓣膜、假牙、内固定等金属异物,以确保检查安全。同时做好检查相关宣教工作:① 向患者及其家属解释增强磁共振的目的和可能的不良反应,术前需要给患者置套管针用于检查中静脉推入造影剂,造影剂会通过尿液排出故检查后需要多喝水促进排出;② 通过图片或视频了解检查环境,向患者详细讲解磁共振检查的全过程,减少患者幽闭恐惧的发生;③ 告知患者在磁共振检查过程身体不要随意移动,呼吸不能急促,以避免产生伪影而影响诊断;④ 检查时会有几种不同的声音且噪声较大,检查前工作人员会给予防噪声弹性耳塞以减少噪声。检查前护士需选择粗直并且弹性好的静脉来进行套管针注射,检查时患者取俯卧位,注意保暖与保护隐私部位,检查结束后及时观察患者有无不适,并观察注射部位有无造影剂外渗。

(五)乳腺磁共振成像引导下穿刺活检

患者取俯卧位,告知患者配合注意事项,包括用软胶覆盖健侧乳房,患侧乳房垂悬于乳腺线圈中,并用专用格栅状加压固定板固定,以争取患者的配合。依据活检系统计算软件自动算出的精准数据以调整插针引导孔并固定。告知患者整个操作过程需要60~90 min,以做好充分心理准备,过程如下:① 先大范围对穿刺进针点消毒与局部浸润麻醉;② 定位针进针至病变部位;③ 磁共振再次扫描确认定位针位于病变位置并锁定,取出定位针芯,使用专用活检针旋切病灶送检;④ 包扎穿刺点,嘱咐患者压迫与使用胸带防止出血。

(六)乳腺超声检查

1. 乳腺超声检查

通常取仰卧位,必要时可结合侧卧位,充分暴露双侧乳腺后,于皮肤表面涂以耦合剂后检查。检查时注意保护患者隐私。

2. 超声引导下乳腺穿刺术

(1)细胞学检查:乳腺细针穿刺抽吸细胞学检查具有创伤小、患者耐受性好等优点,但取样量不足和假阴性率较高是其弊端,诊断的敏感性为72%~98%,特异性为95%~99%。

乳腺细针抽吸活检前先详细了解患者的病史,明确针吸肿块的部位、大小、硬度、深度等。患者取坐位或仰卧位,选择最佳穿刺点,做标记,消毒皮肤后,医护人员用左手固定肿块,以便引导针头刺入皮肤。在确定针头抵达肿块后,向后拉针栓造成负压。在保持负压下进行针吸取样,不同方向多次穿刺尽可能吸取不同部位的细胞。取出穿刺针前应松开拉栓去除负压,然后取出穿刺针,将吸出物涂于载玻片,染色后镜检。注意事项包括:穿刺过程及时辅助穿刺医生,密切关注患者的身体状况,给予鼓励和安慰,若发现患者出现出汗、脸色惨白等症状,立即汇报穿刺医生,及时对患者临床不良反应进行处理。穿刺结束后嘱咐患者对穿刺部位按压处理,关注出血以及是否有异常情况发生。

(2)病理学检查:乳腺空芯针穿刺活检(CNB)可获取足够的病理组织标本,目前报道的CNB的假阴性率为0~8.9%,准确率较高。

乳腺空芯针穿刺活检前需要协助患者完成血常规、凝血功能、肝肾功能检查,各项指标均在正常范围内才能进行穿刺活检。患者通常取仰卧位,采用巴德活检枪,用特定空芯针,穿入病灶内,多个方向,多次弹射获取标本,一般有效的标本数目至少为4条,浸于甲醛液进行病理学检查。注意事项包括:① 告知患者穿刺的意义和必要性,介绍穿刺的过程及优点,详细解答患者的疑问,减轻患者焦虑和紧张情绪;② 指导患者穿刺日无须禁食,术前进食易消化饮食,勿进食过饱,以免穿刺时引起不适;③ 协助患者做好乳腺穿刺部位的皮肤准备;④ 告知患者穿刺中,穿刺枪发射时会发出"砰"的声音,避免患者过程中被突然的声音惊吓。

穿刺后护理:① 嘱咐患者穿刺点局部按压30 min,胸带加压24 h,同侧上臂24 h内不做大幅度动作,外展不可超过75°,以减少穿刺后出血;② 保持伤口干燥48 h,以免穿刺部位感染。随访护理:嘱咐患者穿刺术后第二天遵医嘱换药,穿刺3~5个工作日拿取病理诊断结果,遵医嘱告知患者后续治疗方案。

第三节 病理学检查及专科护理

一、乳腺病理学检查

超声检查、X线摄影检查、MRI等影像学诊断技术在乳腺癌诊断中扮演着重要角色。但是影像学诊断技术仍有其局限性,虽可高敏感地辨认乳腺内微小病灶,但不能明确肿块病理类型。在影像学发现可疑病灶后,通常对具有以下指征的患者需进行乳腺活检进一步明确病理学诊断:① 乳腺超声、钼靶、磁共振发现的4类或5类病灶,或磁共振发现的微钙化;② 可触及的可疑硬块;③ 结痂、鳞屑、凹陷等皮肤改变;④ 异常的乳头溢液。

乳腺病理学检查包括细胞学检查和组织学检查,其中前者主要包括细针穿刺活检(fine needle aspiration, FNA),后者主要包括空芯针穿刺活检(core needle biopsy, CNB)和真空辅助乳腺活检(vacuum-assisted breast biopsy, VABB),应通过病灶大小、形态、位置和毗邻决定最适合患者的病理学检查方式,在超声、钼靶等影像学引导下进行活检。

1. 细针穿刺活检

细针穿刺活检通常在超声或钼靶引导下进行,使用注射器和针头经皮抽取实质肿块中的少量细胞进行病理学检查,适用于可疑病灶的初步诊断,可在门诊进行,具有便捷、创伤小、疼痛轻的特点,但准确率有限。细针穿刺得到的组织量较少,样本量不足,仅适于行细胞学检查。约30%的患者仍需进一步行其他病理学检查以明确诊断。细针穿刺活检是一种细胞学检查手段,其结果能否作为乳腺癌的诊断依据还是个具有争议的问题。目前国内仍主张以原发灶的组织病理学为乳腺癌的确诊依据。

2. 空芯针穿刺活检

即粗针穿刺活检,就是借助于空芯针对乳腺的病灶进行穿刺取出部分组织进行检查。空芯穿刺活检通常在超声引导下进行,使用弹射式的空芯针经皮抽取少量肿瘤组织进行病理学检查,通常需抽取4条组织,以减少取样误差。空芯针与细针的主要区别在于穿刺针的直径大小,前者一般为11～14 G,而后者仅为20～22 G,因此空芯针穿刺可得到一条呈圆柱状的组织标本,适合行组织学检查。空芯针穿刺活检可以区分原位癌和浸润癌;组织量充足,可以提供很多预后指标的检测,如雌孕激素受体含量、*BRCA 1/2*的表达、P53含量、HER2等,从而有利于术前全面评估,制定最合理的治疗方案;减少不必要的手术活检,降低手术相关并发症的发生率,降低医疗成本;空芯针穿刺后还可放置惰性材料或金属丝作为定位支架,为以后的手术切除标明部位,同时也有利于以后的随访。

空芯针穿刺活检术具有较高的灵敏度,但由于穿取的组织量较少,其相比真空辅助乳腺活检和手术切除活检,仍具有较高的假阴性率,约5%～10%。

3. 真空辅助乳腺活检

真空辅助乳腺活检是影像学引导的乳腺活检系统,是CNB技术的改进。它采用电动切割和真空抽吸相结合的方法,依靠定向真空辅助乳腺活检机的装置,进行病灶的组织学活检。与传统的CNB不同,能一次穿刺、多次反复切割活检,标本不接触针道,从而有效地减少了多次穿刺针道种植的发生。VABB可以在超声、乳腺X线摄影和MRI引导下对可疑病灶进行活检,既保留了粗针穿刺活检术微创的特点,又可获得更大的组织量,降低假阳性率。

目前,乳腺病理学检查是早期明确乳腺病灶性质的有效方法,其临床应用大大弥补了乳腺超声检查及其他影像学检查的不足,作为一种检查方法实现术前明确病理诊断,具有快速、安全、精确、经济等优点,为患者提供了综合治疗方案及手术术式制定的依据，并可显著缩短手术时间。

二、乳腺病理报告解读

病理报告一般包括：标本的大小、肿块大小、肿瘤细胞病理类型及细胞分期、脉管癌栓及淋巴结转移情况等。免疫组织化学标记和分子病理技术（如FISH）可观察雌激素受体、孕激素受体、Her2/Neu（CerbB-2）、多种生长因子、癌基因/抑癌基因、耐药基因、细胞增殖指数等多项与患者治疗和预后相关的生物学指标。

1. 病理类型

根据肿瘤细胞的形态不同分为不同的病理类型，浸润性导管癌是乳腺癌最常见的病理类型。我们在前面的章节中已经介绍了不同的病理类型及其相关的预后情况。

2. 细胞分级

病理医师根据肿瘤细胞的形态不同可将其分为3级。Ⅰ级在形态上更像正常细胞，常常生长缓慢，预后好；Ⅲ级与正常细胞比较差异最大，生长快，恶性程度高，预后差；Ⅱ级则介于Ⅰ级和Ⅲ级之间。

3. 肿瘤大小

手术活检的病理报告对肿瘤大小进行的描述。肿瘤大小并不代表乳腺癌的恶性程度，但是它对乳腺癌的分期会有较大影响。

4. 脉管癌栓情况

如果在乳腺癌组织及其周围的血管和淋巴管中发现成团的癌细胞，肿瘤发生复发转移的几率就会增加。病理报告中常常写出可见或未见脉管癌栓。

5. 激素受体情况

目前衡量内分泌治疗效果最重要的指标是雌激素受体/孕激素受体（英文简称ER/PR），如果癌细胞有ER/PR表达，也就是ER/PR阳性，可以写成ER（＋）/PR（＋）；相反若ER/PR阴性，报告中则写成ER（－）/PR（－）。不过最准确的病理报告表达应该是清楚地写明阳性细胞所占比例，比如ER＞75％（＋）、PR 25％～50％（＋）等。ER和/或PR阳性者对内分泌治疗敏感，反之则对内分泌治疗效果不理想。

6. HER2

人表皮生长因子受体2（HER2）是一个相当重要的乳腺癌生物学指标，在阅读乳腺癌病理报告中一定不要遗漏。HER2，有时也被称为HER2/Neu，主要作用是帮助调控细胞生长、分裂和自身修复，大约20％～30％的乳腺癌患者都具有HER2基因的高表达。HER2基因扩增或蛋白过表达的患者肿瘤细胞生长较快，转移的危险也大,但针对HER2基因的单克隆抗体治疗也非常有效。HER-2的检测方法有两种,一种为免疫组织化学技术(immunohistoche mistry,IHC),另一种为荧光原位杂交技术(FISH)。IHC法用0、1+、2+和3+表示,FISH则用"阳性"和"阴性"表示。只有IHC3+或FISH阳性的患者才诊断HER-2阳性,并对HER-2单克隆抗体治疗效果好。

三、乳腺病理学检查专科护理

乳腺病理组织学检查都属于有创检查,尤其穿刺活检中可能会出现轻微疼痛、出血,甚至气胸等;穿刺后可能形成血肿、皮下淤血、局部感染等。必要时,需要反复穿刺取得组织标本。穿刺过程中,患者如有不适,请及时提示医生终止检查。患有严重心血管疾病、凝血功能不良、其他特殊疾病及晕血者,应提前向医生说明。

检查前,护士以通俗易懂的语言向患者详细阐述乳腺穿刺或手术活检围手术期的注意事项与不良反应,做好心理疏导,耐心细致解答以缓解患者紧张情绪,促使其保持良好的心理状态,积极配合手术。

正确禁食宣教,穿刺活检术日避免大量进食,必要时给予补液,尽量减少患者因禁食而引起不舒适感觉。检查日,调整好手术室的温湿度,协助患者取合适与舒适的手术体位,静脉通路建立在健侧上肢。术中密切观察患者的反应,注意保暖与减少身体暴露,做好隐私保护。检查后,仔细擦拭患者皮肤上的消毒液与血迹,协助医生做好伤口的包扎。

活检的乳腺组织需要快速的病理冰冻切片检查,需要0.5~1h,患者需要在手术室等待结果,如为良性可送患者回病房,如为恶性需要继续行乳腺癌的根治术,故要做好心理护理,注意告知的方式,尽可能减少患者及家属的焦虑紧张。

第四节 乳腺癌诊断告知

乳腺癌的诊断,于患者而言无疑是个难以接受的事实,而癌症诊断的告知会造成患者不同程度的负性心理反应,因此乳腺癌诊断的告知一直是临床医护人员与家属所面临的难题。癌症的告知行为不仅是伦理道德问题,更上升至知情同意权等法律层面。随着患者个人维权意识的提高,基于生命关怀理念,医护人员应采用恰当的告知策略,并通过合理方式准确告知病情以取得患者及其家属的配合,成为帮助癌症患者知情同意并积极配合治疗的最理想状态。

美国临床肿瘤学会的医患沟通指南强烈推荐"SPIKES"临床告知模式,已被证实对癌症患者的结局产生积极作用,位于癌症告知研究工作的世界前沿。"SPIKES"临床告知模式具体如下:① S(setting),面谈前准备,包括安排隐私的环境,允许1~2名家属参加,营造轻松的氛围,适当使用肢体语言与患者建立融洽关系,避免面谈中途受到干扰;② P(perception),评估患者感知,医护人员可采用开放性问题来准确了解患者对病情的认知情况;③ I(invitation),确定患者对疾病信息的渴求度;④ K(knowledge),告知患者知识与信息,依据第2步和第3步患者提供的信息与态度,使用通俗易懂的语句以清晰告知病情;⑤ E(emotion),允许患者情感释放,并以移情的方式理解和支持患者;⑥ S(strategy and summary),策略和总结,制定诊疗计划。

目前,我国尚未就针对癌症诊断告知的法律与法规出台,但《医疗事故处理条例》和《执业医师法》要求在医疗活动中,医疗机构及其医务人员应当将患者的病情、医疗措施、医疗风险等如实告知患者。医学伦理学原则也阐明告知患者真相是对患者生命权和自我决定权的尊重。在不伤害患者的原则下,既要尊重患者的权利和意愿,又要尊重患者的生命权,使癌症的治疗向好的方面发展,尽可能地为患者提供信息并以提升患者信心和希望的方式告知癌症诊断。基于临床癌症告知现状与多方面需求,我国台湾地区引入日本的"SHARE"模式,即S(supportive environment),有利告知的环境;H(how to deliver bad news),合理告知方式;A(additional information),额外信息的告知;R(reassurance),及时安慰;E(emotional support),情感支持;北京的医疗机构则多采用美国的"SPIKES"模式对医护人员进行癌症告知培训,但仍处于试用阶段,未大范围得到临床实践的验证,故而我国尚缺乏系统、行之有效的可细化的癌症告知模式。

由我国24家医院、8所大学和6个学术团体于2008年制定的伦理性文件《肿瘤患者告知与同意的指导原则》指出"在肿瘤诊疗过程中要充分认识患者的生理和心理特点,掌握肿瘤患者的心理和其他方面的特殊性,及时、充分地与患者及家属进行沟通,严格地履行知情同意原则,取得患者和家属的理解、支持与配合,对于肿瘤患者的全程治疗及争取较好的疗效十分重要。"

文件中还指出6个重要的指导原则:首诊告知慎重原则、个体化原则、循序渐进原则、真实准确原则、适度原则、尊重原则。① 首诊告知慎重原则:首诊医师对肿瘤患者及家属的告知前要对其心理应激能力进行评估,采取慎重的态度,以适当保密和从轻告知为宜,避免不良刺激和伤害,为下一步诊疗奠定基础。② 个体化原则:基于患者及家属的个体特点,包括患者的文化程度和个人经历、宗教信仰、患者与家属对癌症的认知度、心理素质、经济能力,制定告知方案,采用个性化的告知方法以达到最佳效果;与此同时要注意患者在不同病期的特点与变化,随时调整告知方法与内容。③ 循序渐进原则：随病情的发展与治疗的需要，循序渐进地告知，促使患者和家属逐渐适应和接受，消除患者的疑惑，最大限度减少负面影响。④ 真实准确原则：鉴于癌症的凶险性和预后的多变性，应强调告知的真实、科学、全面和准确，便于患者及家属有更多的选择和充分的思想准备，帮助其实事求是地期待治疗效果。⑤ 适度原则：对疾病性质的告知要适度，为后续进一步的诊断留有余地，对治疗方法与治疗效果要适度、严谨、实事求是，帮助患者及家属树立信心，保持乐观的心态。⑥ 尊重原则：肿瘤治疗方法的多样性和疗效的难预测性，诊疗全程需要尊重患者的选择和家属的配合，正确处理尊重患者与尊重家属意见的关系，鼓励患者与家属提出疑惑，并给予解答，听取其合理的意见，满足其合理的要求。

目前，乳腺癌发病率呈持续上升与年轻化趋势，且随着医学诊疗技术的发展，乳腺癌患者的生存期在不断提高。因此，患者更殷切希望知晓其真实病情、治疗、预后、风险与费用等疾病相关信息。为了更好地尊重和满足乳腺癌患者的知情同意权，临床医护人员应不断探索个性化与人性化的乳腺癌诊断告知策略和方式，依据患者的身体功能、心理状态与接受程度，适时、适度与分阶段告知病情并给予相关宣教，告知过程中要遵守真实、准确、有效与尊重的原则，鼓励患者表达想法与疑惑，识别负性思维和错误认知，结合专业知识与临床经验解答疑惑，帮助患者对乳腺癌建立正确的认知，促使患者积极配合治疗以提高疗效。

主要参考文献

雷蕾，张慧兰，董鹤，等.生命关怀理念下癌症告知的现状分析与思考[J].护理学杂志，2017，32(14)：110-113.

罗春梅，罗羽，徐霞，等.六步癌症告知模型的应用研究进展[J].中华护理杂志，2019，54(1)：114-118.

沈坤炜，李宏为.乳腺癌临床诊治实用手册[M].上海：上海科学技术文献出版社，2013.

中国抗癌协会乳腺癌专业委员会.中国抗癌协会乳腺癌诊治指南与规范(2019年版)[J].中国癌症杂志，2019(8)，609-680.

肿瘤患者告知与同意的指导原则[J].医学与哲学(人文社会医学版)，2008，29(20)：7-8.

Amin MB, Edge SB, Greene FL, et al. AJCC Cancer Staging Manual. 8th ed[M]. New York：Springer，2017.

Glligan T, Coyle N, Frankel RM, et al. Patient—clinician communication：American Society of Clinical Oncology Consensus Guideline[J]. J Clin Oncol，2017，35(31)：3618-3632.

Heywang SH, Hahn D, Schmidt H, et al. MR imaging of the breast using gadolinium-DTPA. J Comput Assist Tomogr[J]. 1986，10(2)：199-204. doi：10.1097/00004728-198603000-00005. PMID：3950145.

Li G, Guo X, Tang L, et al. Analysis of BRCA1/2 mutation spectrum and prevalence in unselected Chinese breast cancer patients by next-generation sequencing[J]. J Cancer Res Clin Oncol, 2017, 143(10): 2011-2024.

Tang WR, Chen KY, Hsu SH, et al. Effectiveness of Japanese SHARE model in improving Taiwanese health-care personnel's preference for cancer truth telling[J]. Psycho-oncology, 2014, 23(3): 259-265.

第五章 乳腺癌治疗期管理及护理

第一节 手术治疗期管理及护理

手术是唯一可能治愈乳腺癌的方法,所以对于早期乳腺癌,手术切除肿瘤是首选的治疗方式。过去人们认为手术做得越大,切除得越完全,效果就越好。但是近年来这种观点有所改变,主张在保证肿瘤完全切除的基础上尽可能减少手术创伤。乳腺癌的手术治疗已从根治术时代,改良根治时代,进入了保留乳房和重建乳房时代。这种发展趋势既保证了生存机会,又改善了生活质量;既重视了疾病的控制,又凸显了以人为本的理念。乳腺癌的手术方法的演变,也是医学模式转变的体现。

一、乳腺癌手术适应证及手术方式

乳腺癌常见手术方式包括乳腺癌根治术、乳腺癌扩大根治术、乳腺癌改良根治术、单纯乳房切除术、乳腺癌保乳术、前哨淋巴结活检和乳房再造术。临床上根据患者疾病分期、肿瘤的部位并结合患者意愿,由医患双方共同讨论制定手术方式。

(一)乳腺癌根治术

100多年前,Halsted报道的乳腺癌根治术使乳腺癌的外科治疗迈入了一个全新的时代,也是乳腺肿瘤外科治疗史上里程碑式的进步。这一术式已成为国内外乳腺癌治疗的标准术式,其手术原则也成为乳腺癌手术治疗的基本原则。其手术原则包括:① 原发灶及区域淋巴结应作整块切除;② 切除全部乳腺及胸大、小肌;③ 腋窝淋巴结作彻底的清扫。据文献报道,乳腺癌根治术的5年生存率是79.5%~85.5%,5年治愈率约为74%。

(二)乳腺癌扩大根治术

乳癌扩大根治术是在乳腺癌根治术的同时,切除胸骨旁(即乳内血管旁)的淋巴结。对于Ⅱ期、Ⅲ期乳腺癌采用扩大根治术可能较根治术效果更好。这种手术方式适应于原发灶位于乳腺的中央区或内侧区的患者,尤其是临床检查腋窝淋巴结已有转移的患者。手术方式有胸膜内式和胸膜外式,前者创伤大,并发症多,因而多采用后者。

(三) 乳腺癌改良根治术

随着诊疗理念和外科手术技术的持续改进,乳腺癌根治术和扩大根治术临床已很少采用,代之以实施能够达到相同治疗疗效、且明显改善患者生活质量的乳腺癌改良根治术。乳腺癌改良根治术是在根治术的基础上保留胸大肌或同时保留胸小肌。对于腋窝淋巴结的清扫与一般根治术没有差别。早期乳腺癌改良根治术后5年和10年的生存率均可达到90%以上,无论是术后生存率还是复发率,乳腺癌改良根治术与乳腺癌根治术并无明显差异。

乳腺癌改良根治术Ⅰ式(Auchinclosss)和乳腺癌改良根治术Ⅱ式(Patey)为目前最主要的术式。Auchincloss术式为保留胸大、小肌而Patey术式则为保留胸大肌,切除胸小肌。Auchincloss术式不仅能够达到显微镜下完全切除(简称"R0")的目的,同时具有减少胸肌支配神经损伤的优点,使其在临床获得更为广泛的应用。

Auchincloss术式适应证:① 不适宜保留乳房的早期乳腺癌;② 证实腋窝淋巴结转移;③ 临床评价可以行R0切除。

Auchincloss术式禁忌证:① 不能耐受手术;② 不能行R0切除。

(四) 单纯乳房切除术

单纯乳房切除术作为一种古老术式,曾经被乳腺癌根治术所取代。近年来随着乳腺癌生物学研究的日益深入,单纯乳房切除术又重新被重视起来。单纯乳房切除术的手术范围仅仅包括整个乳腺组织,包括腋尾部以及胸大肌筋膜。它主要适用于乳腺原位癌、微小癌以及因年迈、体弱多病及伴有心肺、肝肾功能严重损害而不能耐受根治术及改良根治术的早期乳腺癌患者。对于晚期患者,也可通过此术式进行姑息性治疗。

(五) 乳腺癌保乳术

乳腺癌保乳术仅切除肿瘤及周围部分正常乳腺组织,同时进行腋窝淋巴脂肪组织清扫,术后需进行全乳放疗。实行乳腺癌保乳术最大的优点就在于基本保持了乳房的原有外形。世界范围内近万例的随机对照临床试验证实,保乳手术及术后放疗,与传统根治术或改良根治术相比,其复发率及生存率的差异无统计学意义。

1. 开展保乳治疗的必要条件

(1) 开展保乳治疗的医疗单位应该具备相关的技术和设备条件,以及外科、病理科、影像诊断科、放疗科和内科的密切合作，并有健全的随访机制。

（2）患者在充分了解全乳腺切除治疗与保乳治疗的特点和区别之后，知晓保乳后可能的局部复发风险，具有明确的保乳意愿。

（3）患者客观上有条件接受保乳手术后的放疗及相关的影像学随访，如乳腺X线、B超或MRI检查等（必须充分了解患者的经济条件、居住地的就医条件及全身健康状况等）。

2. 保乳治疗的适应证

主要针对具有保乳意愿且无保乳禁忌证的患者。具体如下：

（1）临床Ⅰ期、Ⅱ期的早期乳腺癌、患者，其肿瘤大小属于T1和T2分期，且乳房大小合适，肿瘤与乳房体积比例适当，术后能够保持良好的乳房外形的早期乳腺癌患者。对于多灶性乳腺癌（同一个象限的多个病灶），也可尝试进行保乳手术。

（2）临床Ⅲ期患者（炎性乳腺癌除外），经术前治疗降期后达到保乳手术标准时也可以慎重考虑。

3. 保乳治疗的绝对禁忌证

（1）妊娠期间放疗。对于妊娠期妇女，保乳手术可以在妊娠期完成，而放疗可以在分娩后进行。

（2）病变广泛，且难以达到切缘阴性或理想保乳外形。

（3）弥漫分布的恶性特征钙化灶。

（4）肿瘤经局部广泛切除后切缘阳性，再次切除后仍不能保证病理切缘阴性者。

（5）患者拒绝行保留乳房手术。

（6）炎性乳腺癌。

（六）前哨淋巴结活检术

前哨淋巴结（sentinel lymph node，SLN）是原发肿瘤引流区域中的第一站淋巴结，是整个腋窝淋巴结状态的一个指标。前哨淋巴结活检术在术前评估前哨淋巴结状态中起到重要的作用。前哨淋巴结活检术已经逐渐替代腋窝淋巴结清扫术，已成为预测腋窝其他淋巴结是否存在转移的微创诊断技术。

在欧洲及北美，前哨淋巴结活检术已经作为早期乳腺癌腋窝淋巴结分期的诊断标准。在乳腺各种恶性结节中，除炎性乳腺癌和临床N2期已经确定腋窝存在转移淋巴结的患者为禁忌证，其余各种类型乳腺癌均可进行前哨淋巴结穿刺活检术。保乳术后、腋窝手术后、新辅助化疗后的患者均可进行前哨淋巴结活检术。

（七）乳房再造术

又称乳房重建术，其目的为接受乳腺恶性肿瘤手术治疗后，重塑乳房外形、轮廓、解剖标志，恢复身体外形的完整性，并尽量实现两侧乳房外形的基本对称。

1. 乳房重建术的指征

乳房重建术适合于因各种原因准备或已经接受乳房切除的女性，或因为保乳手术导致乳房明显变形的患者。

2. 乳房重建的类型

根据重建的时机，乳房重建可以分为即刻重建、延期重建及分期即刻乳房重建3类。① 即刻重建亦称为Ⅰ期重建，是在一次麻醉过程完成单纯乳房切除术和重建术，其优点主要有：可以保留乳房原有的重要解剖结构，如乳房下皱襞、乳房皮肤甚至乳头乳晕；节省手术费用，患者不会经历失去乳房的痛苦。② 延期重建即Ⅱ期重建，是在单纯乳房切除术后的数月或数年后进行重建术。延期重建中受区的组织条件相对较差，患者经受了失去乳房的痛苦，对乳房重建有明确需求和心理准备，通常不会影响乳腺癌的治疗；但是需要多次手术，才能达到理想的美容效果。③ 分期即刻乳房重建，指通过两个阶段完成的乳房重建术。部分患者行乳房全切术前无法确定是否术后需要放疗，先植入扩张器，根据术后病理学情况择期更换永久乳房假体或选择自体组织乳房重建。乳房重建的时机选择取决于很多因素，包括医护团队的能力，以及患者的意愿、身体状况和肿瘤综合治疗方案等。

3. 乳房重建材质

重建术使用的材质可以分为自体组织（皮瓣）重建、植入物重建及联合两种材料（如背阔肌联合植入物）的重建。

4. 乳房重建术的原则与注意事项

（1）乳腺癌的手术方案决策应该遵循一定的顺序。早期乳腺癌保乳治疗与单纯乳房切除术相比，能够获得同样的远期生存效果；有保乳适应证的患者应首先建议保乳治疗，而非乳房重建。

（2）乳腺癌手术后的乳房重建应该由一支专业的多学科团队完成，在术前对患者进行充分评估，包括肿瘤治疗策略、体型、个体及家属的要求、合并的疾病及有无吸烟史，从而确定手术的安全切缘、单纯乳房切除术方式、乳房重建的最佳时机和方法、手术与辅助治疗的顺序安排。

（3）任何乳房重建手术不应该干扰乳腺癌的标准手术治疗及其他综合治疗；有长期吸烟史、肥胖的患者发生植入物和自体组织重建并发症的风险增加，因此建议将有长期吸烟史和体重指数（body mass index，BMI）超重视为乳房重建手术的相对禁忌；炎性乳腺癌患者需要切除大量的乳房皮肤，其生物学行为不良，患者在接受新辅助系统治疗和单纯乳房切除术后，需要快速接受辅助放疗，若选择进行即刻乳房重建应慎重。

（4）保留乳头乳晕复合体的单纯乳房切除术，行即刻乳房重建建议限定疾病分期早、肿瘤与乳头有一定距离（大多数专家认同肿瘤边缘至乳头乳晕复合体超过 2 cm 是一个安全距离），术中乳头乳晕下病理学评估无肿瘤累及者；乳头 Paget 病提示乳头乳晕有肿瘤累及应作为禁忌证，而肿瘤伴乳头血性溢液患者通常也不推荐行保留乳头乳晕复合体的单纯乳房切除手术。

（5）保乳手术需要切除较大范围乳腺组织，术后或放疗后出现乳房变形、乳头乳晕复合体移位等乳房外观的改变。在不影响肿瘤局部治疗效果的前提下，术前由肿瘤外科医生或整形外科医生对乳房的缺损进行评估，并做好相应准备，术中采用肿瘤整形手术技术，运用容积移位或容积置换技术，在缺损部位进行局部的充填；根据肿瘤部位、乳房大小和乳房下垂情况设计相应的切口。保乳术后整形技术也可以在已经完成保乳治疗而存在乳房局部凹陷、乳头移位、轮廓畸形的患者中，采用延期的方式进行重建，例如游离脂肪移植技术进行局部外形修复。

（6）单纯乳房切除术后乳房重建的方法包括植入物、自体组织及联合上述两种材料。植入物首选硅胶假体，通常应放置于胸大肌后方。植入重建可考虑两步法，即先行放置组织扩张器，再择期更换为永久假体；也可在部分乳房皮肤缺损不多的患者中，一步法即刻置入永久假体。自体组织重建可以选择多种带蒂或游离皮瓣，转移至胸壁进行乳房塑形；最为常用的自体组织皮瓣包括：扩大背阔肌肌皮瓣、带蒂横型腹直肌肌皮瓣（transverse rectus abdominis musculocutaneous flap，TRAM flap）、腹壁下血管穿支皮瓣（deep inferior epigastric artery perforator flap，DIEP flap）等。

（7）乳腺肿瘤整形和乳房重建手术方案的决策过程中，还需要考虑对称性手术方式，包括对侧乳房的缩乳成型、乳房提升、隆乳，联合脂肪移植技术，这些手术可以考虑和患侧乳房重建分期进行，在部分患者中也可同期进行；乳头乳晕重建也是乳房重建手术的重要组成部分，通常延期实施，以便获得更为理想的对称度。

（8）医生与患者的沟通非常重要，乳房重建是一个有序的治疗过程，可能需要多次修整方能达到形态、轮廓美观、对称的最终目标。

二、不同手术方式的护理问题及患者管理

（一）护理诊断/问题

（1）焦虑/恐惧：与罹患疾病、接受麻醉和手术、担心预后及住院费用高、医疗

环境陌生等有关。

（2）自我形象紊乱：与乳腺癌切除术造成乳房缺失和术后瘢痕形成有关。

（3）有组织完整性受损的危险：与留置引流管、患侧上肢淋巴引流不畅、头静脉被结扎、腋静脉栓塞或感染有关。

（4）知识缺乏：缺乏有关术后患肢功能锻炼知识。

（二）护理目标

（1）患者情绪稳定，能配合各项检查和治疗。
（2）患者表示能够积极面对自我形象的变化，并采取措施改善形象。
（3）手术创面愈合良好，患侧上肢肿胀减轻或消失。
（4）患者能复述患肢功能锻炼的知识且能正确进行功能锻炼。

（三）护理措施

1. 术前护理
（1）心理护理

患者面对恶性肿瘤对生命的威胁、不确定的疾病预后、乳房缺失导致外形受损、各种复杂而痛苦的治疗（手术、放射治疗、化学治疗、内分泌治疗等）、婚姻生活等问题容易产生焦虑、恐惧等心理反应。

了解和关心患者，鼓励患者表达对疾病和手术的顾虑与担心，有针对性地进行心理护理和情绪支持。向患者和家属解释手术的必要性和重要性，请曾接受过类似手术且痊愈者现身说法，帮助患者度过心理调适期。告诉患者进行乳房重建的可能，鼓励其树立战胜疾病的信心。对已婚患者，应同时对其丈夫进行心理辅导，使之逐渐接受妻子术后身体形象的改变，鼓励夫妻双方坦诚相待，取得丈夫的理解、关心和支持。

（2）终止哺乳或妊娠

哺乳期及妊娠初期发生乳腺癌者应立即停止哺乳或终止妊娠，以避免激素对肿瘤生长的促进作用。

（3）术前健康教育

1）戒烟酒等不良嗜好，术前1周嘱患者勿到吸烟场所，并嘱家属术后勿在患者床边吸烟，预防感冒。

2）患者禁用血管痉挛的药物和促进血液凝固的药物，防止术后血栓。禁用阿司匹林、华法林、银杏叶萃取物、人参等中草药，以防止术中出血过多。

3）女患者将个人的月经周期告知医生，以选择最佳手术期实施手术。

3) 皮肤准备：术前一日需做好个人卫生，如洗澡、洗头、修剪指甲等，术前患侧备皮。乳房局部皮肤溃疡者，需术前每日换药至创面好转。

4) 患者提前练习术后的床上活动，如在床上排便、排尿的习惯，锻炼健侧上肢的活动灵敏度。

5) 乳头有溢液或肿瘤局部有破溃者及时更换敷料，保持局部清洁，并遵医嘱使用抗生素控制感染，乳头凹陷者应做好局部清洁。

6) 指导患者学习有效咳嗽、深吸气，尽可能将呼吸道内痰液排除干净，防止肺部感染的发生。

7) 为防止麻醉反应，术前 12 h 禁食，4 h 禁水。

8) 保证充足睡眠，必要时遵医嘱可服用镇静药物。

(4) 特殊专科指导

1) 前哨淋巴结活检术：应注意向患者详细介绍前哨淋巴结活检的重要性和必要性。同时告知前哨淋巴结活检术存在二次手术的可能，应做好相应准备。若以核素为示踪剂进行活检，术前介绍核素相关知识以及自我防护知识。

2) 备行重建手术患者需注意：① 术前一天开始手术侧肢体运动训练。② 脂肪注射患者术前需进行乳腺磁共振检查以确定乳房无其他病变。③ 建议术前准备手术后的弹力衣裤。④ 术前告知有关下肢静脉血栓的医疗知识和预防措施。⑤ 皮肤准备：除常规备皮外，同时做好供皮区(如腹部或同侧大腿区)的皮肤准备。

2. 术后护理

(1) 体位：手术后回到病房时患者尚未完全清醒，应采用平卧位，头转向一侧，从而避免口腔分泌物或呕吐物误吸入气道。一般术后 6 h，患者神志清醒且血压平稳后取半卧位，以利于呼吸和引流。

(2) 病情观察：严密观察患者生命体征变化，观察切口敷料渗血、渗液情况，并记录。乳腺癌扩大根治术有损伤胸膜可能，患者若感到胸闷、呼吸困难，应及时报告医师，以便早期发现和协助处理肺部并发症，如气胸等。

(3) 伤口护理

1) 有效包扎：手术部位用弹力绷带加压包装，使皮瓣紧贴胸壁，防止积液积气。包扎松紧度能容纳 1 手指，维持正常血运且不影响呼吸为宜。包扎期间告知患者不能自行松解绷带，瘙痒时不能将手指伸入敷料下挠抓。若绷带松脱，应及时通知医生重新包扎。

2) 观察皮瓣血液循环：注意皮瓣颜色及创面愈合情况，正常皮瓣温度较健侧略低，颜色红润，并与胸壁紧贴。若皮瓣颜色暗红，提示血液循环欠佳，有坏死可能，应及时报告医师处理。

3) 观察患侧上肢远端血液循环：若手指发麻、皮肤发绀、皮温下降、动脉搏动不能扪及，提示腋窝部血管受压，肢端血液循环受损，应及时调整绷带的松紧度。

(4) 引流管护理

乳腺癌根治术后，皮瓣下常规放置引流管并接负压引流装置，如负压引流球或负压引流器，也可连接墙壁负压装置。负压吸引可及时、有效地吸出残腔内的积液、积血，并使皮肤紧贴胸壁，从而有利于皮瓣愈合。引流期间的护理要点主要如下：

1) 有效吸引：负压吸引的压力大小要适宜。负压引流球或引流器应保持压缩状态。对连接墙壁负压吸引者，若引流管外形无改变，未闻及负压抽吸声，应观察管道连接是否紧密、压力是否适当、有无漏气等现象发生。

2) 妥善固定：引流管的长度适宜，患者卧床时将其固定于床旁，起床时固定于上衣，防止引流管滑脱。

3) 保持通畅：定时挤压引流管，避免管道堵塞。防止引流管受压、扭曲。若伤口处有积液、皮瓣不能紧贴胸壁且有波动感，报告医师及时处理。

4) 加强观察：观察引流液的颜色、形状和量。术后1～2天，每日的引流血性液体约50～200 ml，以后颜色逐渐变淡、变少。

5) 拔管：若引流液转为黄色、连续3日每日量少于10～15 ml，创面与皮肤紧贴，手指按压伤口周围无空虚状态，即可考虑拔管。若拔管后仍有皮下积液，可在严格消毒后抽液并局部加压包扎。

(5) 术后常见并发症及处理

1) 术后出血：与患者凝血功能异常、术中止血不彻底、结扎线或凝血痂脱落有关，发生术后出血的患者，一般可选择局部压迫，不能缓解的患者应及时清创止血。

2) 切口感染：高龄、糖尿病、营养状况不良以及新辅助化疗是切口感染的高危因素。长期留置引流管也是导致感染的原因之一。一旦发生感染，应按照外科感染的基本原则处理。对于新辅助化疗后等具有发生感染高危因素的患者应预防性应用抗生素。

3) 皮瓣坏死：皮瓣血运障碍是皮瓣坏死的根本原因。皮瓣游离过程损伤真皮下血管网、切口设计不合理导致皮瓣缝合张力大、术后包扎局部压力过大都是导致皮瓣血运障碍的常见原因。同时，皮下积液以及合并感染会加重皮瓣坏死过程。保持负压引流管通畅，术后适度加压包扎促进皮瓣与胸壁贴合等方法都是减少皮瓣坏死的重要防治措施。已经发生皮瓣坏死者可根据坏死的范围酌情选择重新游离皮瓣减张缝合或植皮。

4) 皮下积液：肥胖、高龄、低蛋白血症、新辅助治疗后、大范围淋巴结清扫、使用大功率电刀游离皮瓣引起脂肪液化、止血不彻底造成血肿以及引流管不通畅是发生皮下积液的常见原因。其中,彻底止血和保持良好的负压引流是减少皮下积液的关键。

5）皮肤感觉异常：手术后上臂内侧和腋窝皮肤感觉异常是常见的术后并发症,其主要原因是手术造成的肋间臂神经损伤所致。

6）上肢淋巴水肿：详见第六章第五节。

(6) 循序渐进的患侧上肢功能锻炼

功能锻炼对于恢复患者肩关节功能和预防、减轻水肿至关重要,但必须严格遵守循序渐进的顺序,不可随意提前,以免影响伤口的愈合。循序渐进方法：① 术后 1~2 d,腹式呼吸训练、远端关节主动活动(指/腕/肘)、耸/下压肩关节训练；② 术后 3~4 d,肩关节肌肉等长收缩训练,前臂伸屈运动；③ 术后 5~7 d,患侧的手摸对侧肩、同侧耳(可用健肢托患肢)；④ 术后 8~10 d,肩胛骨活动练习,练习肩关节抬高、伸直、屈曲至 90°；⑤ 术后 10 d 后,肩关节进行爬墙、器械锻炼及肩关节运动、棍棒体操训练(详见附录一乳腺癌术后患者肩关节康复体操)。

一般应在 1~2 个月内使患侧肩关节功能达到术前或对侧同样的状态,功能锻炼的达标要求是：2 周内患侧上臂能伸直、抬高绕过头顶摸到对侧耳朵。达标后仍需继续进行功能锻炼。值得注意的是,术后 7 d 内限制肩关节外展。严重皮瓣坏死者,术后 2 周内避免大幅度运动。皮下积液或术后 1 周引流液超过 50 ml 时应减少练习次数及肩关节活动幅度(限制外展)。植皮及行背阔肌皮瓣乳房重建术后要推迟肩关节运动。

行腋窝淋巴结清扫的患者,由于手术所致腋下淋巴液回流障碍,会引起患肢的水肿。术后尚需做好患侧肢体保护：① 术后患者卧位时可在患肢下垫小枕抬高患肢,坐位时把患肢放于胸腹部,行走时也要避免患肢过久的下垂,可放于上衣的口袋内,以利于淋巴液回流；② 注意不要在患肢进行测血压、抽血、静脉和皮下注射等一系列的护理操作；③ 患者回家后注意不要用患肢提重物,不要穿过紧的内衣以免压迫腋下血管和淋巴管,尽量不要在患肢佩戴过紧首饰；④ 避免患肢的高温、蚊虫叮咬和感染；⑤ 患肢水肿可进行向心性的按摩,进行握拳、屈、伸肘运动,可有利于淋巴液的回流,减轻水肿；⑥ 患肢水肿严重者可使用弹力手臂套加压包扎,使用皮硝外敷,以减轻水肿。

(7) 术后饮食注意点

乳腺癌术后饮食原则是正常均衡饮食,即低脂高蛋白,足够蔬菜,适当补充维生素和矿物质。如伴有高血压、高血脂、糖尿病、甲状腺疾病等其他疾病,则需在相关医生指导下合理饮食。一般情况下需做到：

1) 定时、定量进食,术后不要暴饮暴食、偏食,要有计划地摄入营养和热量。

2) 多吃富含维生素 A、C 的蔬菜和水果。常吃含有抑制癌细胞的食物,如卷心菜、荠菜、蘑菇等。

3) 少吃精米、精面,多吃粗粮、玉米、豆类等杂粮。

4) 低脂肪饮食,常吃瘦肉、鸡蛋、酸奶,少吃盐腌、烟熏、火烤、烤糊焦化食物。

5) 常吃干果类食物,如芝麻、南瓜子、西瓜子、花生等,它们富含多种维生素及微量元素、纤维素、蛋白质和不饱和脂肪酸,营养价值高。

6) 合理进补能提高免疫力。

7) 在烹调时多用蒸、煮、炖,尽量少吃油炸、油煎食物。

第二节　放射治疗期管理及护理

一、乳腺癌放射治疗概况

乳腺癌的放疗始于 1924 年 Keynes 首次采用镭针插植术治疗乳腺癌,随着乳腺癌综合治疗技术和理念的不断发展和更新,乳腺癌患者的局部区域控制率和总生存期不断提高,而放射治疗在各期乳腺癌的多学科综合治疗中发挥着重要作用。既包括早期乳腺癌保乳术后和乳腺切除术后放射治疗,也包括复发和转移性乳腺癌的放射治疗,既有明确的共识和规范,但也有一些争议需要开展进一步的临床研究来解决,同时越来越多的乳房重建手术也为放射治疗的开展带来了新的挑战。

二、早期乳腺癌保乳术后放射治疗

(一) 全乳放疗(whole-breast radiation therapy,WBRT)

自 20 世纪 70 年代以来,保留乳房手术结合术后放射治疗已逐步成为早期乳腺癌的标准治疗模式,可以获得根治疾病和提高患者生活质量的双重效果。保乳手术后的放射治疗对绝大部分患者是必不可少的,2011 年早期乳腺癌试验者协作组(early breast cancer trialists' collaborative group,EBCTCG)进行的一项荟萃分析证实接受术后放疗患者的复发率与死亡率均显著降低。

1. 适应证

原则上所有保乳手术后的患者(包括浸润性癌、导管内癌的患者)均需要行术后放疗,但对于年龄≥70 岁、T1N0M0、切缘阴性、雌激素受体(ER)阳性并接受辅助内分泌治疗的浸润性癌患者,局部复发风险较低,尽管放疗可以进一步降低局部复发风险,但是对患者长期生存可能并无益处,需综合考虑患者的全身伴随疾病、治疗的方便程度以及患者的意愿,在告知患者得失的基础上可以考虑豁免放疗。

2. 与全身治疗的时序配合

因为术后早期术腔体积存在动态变化,无辅助化疗指征的患者可考虑在术后4周后开始放疗定位。推荐在手术之后4~8周内开始放疗。内分泌治疗可以同期或放疗后开展。考虑到内分泌治疗的副作用(如关节疼痛和潮热)可能会使患者感到不适,甚至干扰放疗的进行,可建议患者在放疗结束后开始接受内分泌治疗。曲妥珠单抗和帕妥珠单抗靶向治疗患者只要放疗前心功能正常可以与放疗同时进行,有文献证实放疗联合曲妥珠单抗和帕妥珠单抗不会增加并发症的发生率。

(二)加速部分乳腺照射(accelerated partial breast irradiation,APBI)

研究显示绝大部分乳腺癌保乳术后复发部位往往在瘤床及其附近。对于部分低复发风险的浸润性乳腺癌(年龄≥50岁、单中心病灶、淋巴结阴性、肿瘤大小≤2 cm、切缘阴性、激素受体阳性、人表皮生长因子受体2阴性)和导管内癌患者(乳腺X线筛查诊断、低到中级别、肿块大小≤2.5 cm、手术切缘≥3 mm),加速部分乳腺照射可获得与标准的全乳放疗相当的局部控制率,且具有疗程短(1~2周内完成)、减少正常组织照射的优势,其作为一种新型放疗技术正逐步受到关注。加速部分乳腺照射常用的治疗方式有近距离放疗、术中放疗和外照射三种模式。近距离放疗包括组织间插植放疗、气囊导管腔内近距离放疗等。外照射放疗包括三维适形放疗、适形调强放疗、容积弧形调强放疗等。

三、浸润性乳腺癌乳腺切除术后的放射治疗

术后放疗可改善淋巴结转移患者的乳腺癌特异性生存率,降低局部复发率。

1. 适应证

(1)原发肿瘤最大直径≥5 cm,或肿瘤侵及乳房皮肤、胸壁。

(2)腋窝淋巴结转移≥4枚。

(3)腋窝淋巴结转移1~3枚,术后放疗可降低局部复发率、区域复发、远处转移及乳腺癌相关死亡,然而对低危患者需权衡放疗的获益和风险。对于合并存在多个低危复发因素的患者,如老年、肿瘤大小为T1、脉管癌栓阴性、1枚或少量淋巴结转移(如淋巴结微转移或孤立肿瘤细胞)、组织学分级低、激素受体强阳性及有限生存期等,需要在充分告知患者术后放疗的获益、治疗风险及并发症之后考虑豁免局部放疗。

(4)T1-T2期乳腺单纯切除联合前哨淋巴结活检(sentinel lymph node

biopsy，SLNB)，如 SLN 阳性，在不考虑后续腋窝清扫时，推荐术后放疗，如不考虑放疗，则推荐进一步腋窝清扫。

2. 与全身治疗的时序配合

具有全乳切除术后放疗指征的患者一般都具有辅助化疗适应证，所以术后放疗应在完成末次化疗后 2～4 周内开始。个别有辅助化疗禁忌证或其他原因不接受辅助化疗的患者可以在术后切口愈合、上肢功能恢复后开始放疗。

内分泌治疗与放疗的时序配合目前没有一致意见，可以同期或放疗后开展。考虑到内分泌治疗的副作用（如关节疼痛和潮热）可能会使患者感到不适，甚至干扰放疗的进行，可建议患者放疗结束后接受内分泌治疗。

曲妥珠单抗治疗患者只要放疗前心功能正常可以与放疗同时进行，放疗尽可能采用三维治疗技术，降低心脏照射体积及心脏照射的平均剂量，也有文献证实放疗联合曲妥珠单抗和帕妥珠单抗不会增加并发症的发生率。

四、乳腺癌新辅助治疗患者的放射治疗

目前的推荐为结合患者新辅助治疗前的临床分期和新辅助化疗后的病理分期，按照病程中的最高分期，进行放疗决策。对于有辅助化疗指征的患者，术后放疗推荐在完成辅助化疗后进行；如果无辅助化疗指征，在患者切口愈合良好，上肢功能恢复的前提下，术后放疗建议在术后 8 周内尽早开始。放疗技术、剂量分割同未接受新辅助治疗的患者。

五、乳房重建术后患者的放射治疗

乳房重建术后患者的术后放疗指征需遵循同期别的乳房切除术后患者。自体组织重建患者的放疗后并发症发生率会低于假体重建的患者。对于采用扩张器—永久性假体二步法重建的患者，扩张器替换成永久性假体在术后放疗之前或之后的时序没有绝对定论，取决于整个团队对技术的熟悉程度和经验。

六、复发和转移性乳腺癌的放射治疗

复发和转移性乳腺癌包括初诊远处转移、治疗后出现局部区域复发或远处转移的乳腺癌。

（一）单纯局部区域复发的放射治疗

保乳治疗后局部复发是指在同侧被保留的乳房内再次出现肿瘤，而区域复发是指累及区域淋巴结的肿瘤，通常见于同侧腋窝或锁骨上/下淋巴结或者内乳淋巴

结。乳房切除术后局部复发是指同侧胸壁再次出现肿瘤，区域复发是指肿瘤累及区域淋巴结，通常为同侧锁骨上/下淋巴结、腋窝淋巴结或内乳淋巴结。

单纯局部区域复发的患者的预后与复发部位有关，保乳术后乳腺局部复发预后最好，其次是乳房切除术后胸壁复发，再次为腋窝复发，锁骨上和内乳复发预后最差。治疗以根治为目的，以手术和放疗为基础的局部治疗与全身治疗同样重要。

治疗原则如下：

（1）保乳术后局部复发的标准局部治疗为全乳切除。初诊未做过放疗者，术后胸壁放疗＋区域淋巴结引流区预防性放疗可降低复发风险。保乳术后复发再次行保乳术得到越来越多的尝试，在严格筛选的女性患者中（如复发灶小、至复发时间＞4年）再次保乳术后加部分乳腺照射，有研究发现局控率和美容效果均可以接受。

（2）乳房切除术后胸壁复发，首选手术彻底切除。胸壁复发灶切除术后，初诊未做过放疗者，予以术后全胸壁放疗＋胸壁瘤床补量和区域淋巴引流区预防性放疗。

（3）同侧腋窝复发也建议手术，其手术方式与初诊腋窝手术方式有关。初诊时腋窝未手术或仅前哨淋巴结活检者，腋窝复发时建议行腋窝清扫；初诊时已行腋窝清扫者，腋窝复发时建议复发肿瘤切除术。初诊时未做过放疗者，腋窝复发灶术后建议予以放疗降低复发风险。

（4）同侧锁骨上/下及内乳复发，一般在全身治疗后给予放疗，对于单纯锁骨上复发且可手术者，有报道手术可以提高锁骨上/下复发肿瘤的完全缓解率，延长患者生存期。

（二）转移性乳腺癌的放射治疗

转移性乳腺癌的主要治疗目的是延长生存、改善生活质量。全身治疗（化疗、内分泌治疗和靶向治疗等）是主要手段，需根据肿瘤对全身治疗的反应情况、生物学行为、转移灶多寡、是否有明显的症状体征等，决定是否需要手术或放疗等局部治疗的介入。

在乳腺癌的转移部位中，骨骼是最常见的部位之一。放射治疗是乳腺癌骨转移有效的姑息性疗法，适应证为：有症状的骨转移性病灶，用于缓解疼痛和恢复功能；可能造成病理性骨折的病灶，特别是承重骨上的病灶；可能造成脊髓压迫的病灶。

在转移性乳腺癌患者中，脑转移的发生率约为10%～16%。局部治疗仍是乳腺癌脑转移的主要治疗手段，要根据脑转移灶的大小、数目、位置、有无症状及预后等因素，合理地使用定向放疗、全脑放疗和手术等局部治疗手段。

对于高选择的部分初诊 IV 期乳腺癌,如对系统治疗有效、转移病灶为寡转移、转移灶瘤负荷低、激素受体阳性、患者意愿强烈可考虑给予原发灶局部治疗。局部治疗以手术为主,术后给予辅助放疗。

(三)寡转移乳腺癌的放射治疗

对于晚期乳腺癌,在全身治疗的基础上,筛选出乳腺癌寡转移患者,采用积极的局部治疗手段,包括立体定向消融放疗(stereotactic ablative radiotherapy,SABR),降低肿瘤负荷,提高患者生存获益。

七、乳腺癌质子放疗

质子治疗目前已成为放射治疗领域的前沿热点,优势在于质子射线的物理学特性,质子射线在能量释放过程中会出现布拉格峰(Bragg 峰),使质子束的能量瞬间、集中释放在肿瘤,减少正常组织的损伤。质子放疗用于乳腺癌能够在满足靶区剂量分布的条件下明显减少心脏、肺和对侧乳腺等正常组织的剂量,减轻正常组织并发症和第二原发肿瘤的发生率,特别是质子应用于左侧乳腺癌放疗的情况下,但这还需要大量的病例和长期的临床试验来证实。

八、乳腺癌放射治疗前后护理

(一)放疗前护理评估

1. 皮肤评估
患者的乳腺区域皮肤状况,皮肤有无红肿,手术伤口愈合情况。

2. 肢体活动状况评估
患者肢体活动情况,手术侧上肢是否可上举,指导其对患侧手臂进行科学锻炼。

3. 心理评估
乳腺癌是女性最常见的恶性肿瘤之一,乳腺癌死亡占女性肿瘤死因第 2 位。患者由于术后形象发生了改变,会产生自卑心理。疾病本身使患者恐惧,患者易产生焦虑、精神紧张。由于对放疗相关知识的缺乏,使患者容易拒绝放疗或对放疗缺乏信心。护士应与患者建立良好的护患关系,讲解放疗的必要性,告知患者应积极配合医生治疗,乳腺癌患者的生存率相对较高。告知可能出现的放疗副作用及相关的预防和护理措施。同时鼓励患者家属给予患者必要的心理支持,帮助患者树立战胜疾病的信心。

4. 指导患者掌握放疗流程

告知患者放疗科就诊时间节点,准备好出院小结、病理报告、MDT 等相关病历资料。介绍乳腺放疗的常识及基本流程,包括放疗科门诊就诊宣教、固定装置制作、CT 定位注意事项、靶区勾画、计划设计、治疗实施等各流程的注意事项。

5. 根据医嘱完成相关检查

放疗前协助患者完成相关检查。如血常规、心超、心电图、乳腺和腹部 B 超等,确保身体各项指标满足放疗需求。

(二) 乳腺癌常见体位固定及模具制作的护理配合

为了提高放疗的精准性及摆位的稳定性,同时兼顾放疗摆位的舒适度,乳腺癌患者在定位时医生常会用到以下 3 种固定方法:热塑头膜、真空垫、乳腺托架。

1. 固定装置制作的护理

(1) 核对患者信息,确认患者信息无误。

(2) 检查患者手臂功能,手术切口愈合良好,患者手臂能上举≥90°。

(3) 向患者介绍体位固定的方法、时长、目的,使患者能配合好,指导患者在制作过程中平静呼吸。

(4) 指导患者取下金属首饰、手镯、项链、发夹、眼镜、假牙等,脱去上半身衣物。下半身穿贴身薄衣裤。

(5) 指导患者在技术员摆位过程中保持平静呼吸,听从指挥,小幅度挪动身体。在技术员调整体位时,患者应保持肢体放松,勿移动身体。

2. CT 定位的护理

(1) 双向核对患者信息:姓名、年龄、放疗号等。

(2) 告知患者做好的头膜或真空垫的标识,存放在规定地点。

(3) 对于部分 CT 增强定位的患者定位完成后,在候诊区休息片刻,指导患者了解碘过敏的判断方法,如有不适及时呼叫。如无不适在 20 min 后请护士拔出套管针后方可离开。指导患者进食、多饮水,促进造影剂排出。

(4) CT 定位完成后等候复位的患者,需保持体表的标记线清晰。

3. 体位验证(复位)

乳腺癌放疗前需进行复位验证,是乳腺癌放射治疗质量控制的重要组成部分。其目的是纠正患者的体位偏差,确认治疗坐标,以保证放射治疗的准确性,提高治疗效果。

4. 放疗中的注意事项

(1) 告知患者体表标记线的重要性,保持照射野标记线清晰,如发现线条开始模糊或保护膜脱落,应及时请医师描画清楚,不可自己描画。放疗开始后应每周至主诊医生门诊就诊1次。

(2) 定位及放疗中请勿佩戴首饰,如项链、手链、耳环等。放疗前取下假牙、假发套等。

(3) 告知患者在照射过程中切不可移动体位,如出现不适或其他意外情况请举手示意,技术员会及时进机房处理。

(4) 在照射前、后半小时内,应尽量不进食,以免引起条件反射性厌食。

(5) 心理护理:家属要关心体贴患者,鼓励患者多参加社会活动,进行自我心理调适。

(6) 饮食护理:多食蛋白质丰富的饮食,如鱼、肉、蛋、奶等,同时还应补充维生素、无机盐、微量元素,营养要全面。多食新鲜水果、蔬菜,少食腌制品,忌食冷、热、辛辣等刺激性食物,戒除烟酒等不良嗜好。禁食:雪蛤、胎盘及其制品、蜂胶、蜂王浆以及不明成分的保健品。少食多餐,不易过饱。

(7) 放射野的皮肤护理:患侧胸壁可垫一较厚的棉垫,防止局部受压和碰撞。可佩带无钢圈的胸罩,内衣材料采用天然织物。剪短指甲以免抓伤皮肤。建议遵医嘱及早使用药膏或喷剂,以减少皮肤反应。平时患侧上肢要做叉腰动作,保持腋下皮肤清洁干燥,以减少腋窝处皮肤摩擦刺激。

(8) 预防上肢水肿的护理:保持患侧皮肤清洁,不要在患肢进行测血压、抽血、静脉输液等操作。上衣袖口不要太狭窄,以免引起手臂肿胀。洗涤时戴宽松的手套,避免长时间接触有刺激性的洗涤液,避免蚊虫叮咬。患侧上肢尽量不佩戴首饰或手表,如需佩戴一定要宽松。如突然出现上肢红肿、皮温增高请及时至主管医生处就诊。

(9) 放疗期间密切观察病情:放疗射线在杀伤肿瘤细胞的同时,对正常细胞也有不同程度的影响,可产生不良反应及副作用,如疲劳感、白细胞和血小板下降等。故放疗期间,指导患者保持每周一次放疗主诊医生的门诊,检查皮肤反应情况及血常规,以及时采取应对措施,保证放疗患者安全度过整个放疗疗程。

5. 放疗后的护理

(1) 放疗科复诊要求:放疗结束时;放疗结束后2年内,每3个月1次;放疗结束后2~5年内,每6个月1次;放疗结束5年以后,每1年1次或遵医嘱。

(2) 保护放射野的皮肤:保持放疗区皮肤清洁干燥,避免涂抹化学物品,避免物理性不良刺激,避免阳光暴晒。如放疗区域皮肤发生破溃,应及早就诊,在放疗科医生的指导下进行换药,预防感染。

(3) 继续功能锻炼:遵从主管医师指导患侧肢体的功能锻炼。提醒患者不可在患肢输液、抽血、测量血压,避免提拉、搬动过重物品。

（4）健康指导：保持良好的心理状态，夫妻双方坦诚相待。为防止复发，育龄妇女在放疗后 2 至 5 年内应避免妊娠。保持良好的体型，可在医生指导下佩戴乳腺癌患者专用义乳及内衣，或行乳房再造术。

（5）预防感染的护理：部分患者放疗结束后有发生放射性肺炎的风险。故患者在放疗结束后 3 个月内避免外出长途旅游（特别是乘飞机），预防感染。保持家庭环境清洁、卫生。每天开窗通风 2 次。每次 30 min。避免去人多的公共场所，注意自我防护，防止交叉感染。放疗结束后 3 个月内，避免接种疫苗。

（6）饮食护理：放疗结束后仍应加强营养，多食新鲜蔬菜及水果，多饮水。控制体重在合理范围内。

（7）适当锻炼：根据恢复情况，适当进行体育锻炼，如散步等。

九、乳腺癌放疗常见副作用的预防与护理

放疗是乳腺癌必要的治疗手段之一，详细介绍放疗可能引起的副作用，可以帮助乳腺癌患者了解在放疗过程中可能出现的情况，以及相应的预防及护理措施。目前放疗技术已越发成熟，只要患者在放疗过程中及结束后按期随诊，大部分放疗副作用可控可治。

1. 疲劳

乳腺癌放疗期间常见副作用。嘱患者勿担心，注意休息及保暖，至放疗结束后会逐渐恢复。

2. 放射性皮炎

乳腺癌患者由于皮肤接受放疗的剂量较高，约 95% 的患者会因放疗产生皮肤损伤——放射性皮炎，但是绝大部分患者的放射性皮炎属于轻度，在放疗结束后可以逐渐自行恢复。所有照射范围内都可能发生皮肤损伤，如乳房或胸壁表面、颈部及腋窝，特别是潮湿和皮肤皱褶的部位。

（1）临床表现

1）急性放射性皮炎是最常见的放疗副作用之一。通常发生在放疗期间和放疗结束 90 天内，可表现为皮肤出现红斑、干性脱皮、湿性脱皮、水肿等反应。

2）慢性放射性皮炎是放疗的晚期反应，在放疗后数月至数年发生。其特征性表现为皮肤纤维化、萎缩、色素减退或沉着、毛细血管扩张、皮肤干燥、过度角化和多鳞屑。

（2）护理要点

1）一般性预防措施：保持放疗野皮肤清洁，使用温水清洗。避免皮肤受冷、热刺激，可使用温和的肥皂，不用刺激性洗涤物品；穿宽松吸汗的全棉衣物，选用柔软

的毛巾,清水洗后轻轻吸干;照射野皮肤避免日光直射,出门可戴帽子或使用遮阳伞;放疗区域皮肤严禁搔抓,指导患者修建指甲,以免睡梦中搔抓局部皮肤引起损伤、糜烂;放疗区域皮肤应尽量保持干燥,出汗多时应及时更换衣物,避免使用爽身粉;建议食用高热量、高蛋白、高维生素饮食,以增加营养,增强皮肤抵抗力。

2) 局部外用皮质类固醇:根据医嘱使用。

3) 局部外用药膏或喷剂:目前有部分研究显示,某些外用药膏或喷剂在预防放射性皮炎中具有一定作用,可在医嘱指导下,帮助患者正确使用。

4) 宣教和心理支持:良好的医患交流是治疗过程顺利进行的基础。做好宣教工作,让患者和家属了解放疗前、放疗过程中及结束后各个阶段的皮肤不良反应、预防与治疗措施等,同时密切关注患者在不同阶段的心理变化,让患者以最佳的心理状态积极配合治疗,以及治疗后更快的恢复其家庭和社会角色。

3. 放射性肺炎

放射性肺炎的常见症状有:干咳、胸闷、气急等情况。极少数患者可能会在放疗期间到放疗结束后的3个月之内,出现咳嗽、气急、发热等症状。发生率为1%~6%。影响因素包括照射容积、总剂量、分次剂量和化疗。其中接受序贯化疗者发病率为1.3%,而同时化疗则为8.8%。减少放射性肺炎风险的核心预防措施是使用精确放疗技术,尽可能减少这些器官的照射。

(1) 临床表现:0级:无变化;1级:轻微的干咳或用力时呼吸困难;2级:持续性咳嗽,需要麻醉性镇咳药,轻微用力时呼吸困难,X射线无变化或轻微咳嗽时棉絮状或片状影;3级:严重咳嗽,麻醉性镇咳药无效,安静时呼吸困难,X射线呈致密影,需要间断性吸氧或激素治疗;4级:呼吸功能不全,持续性吸氧或辅助通气;5级:致命性。

(2) 护理要点:① 在放疗前,了解患者的一般情况,心肺功能状况,是否行过化疗以及药物的种类及剂量,并对心肺功能较差的患者加强观察,必要时指导患者及时就诊,在放疗科主诊医生的指导下行药物对症治疗。② 在放疗过程中,密切观察患者的早期症状,如咳嗽和呼吸困难,并及时处理,把放射性肺损伤控制在1~2级之内。在放疗结束后,应与患者说明注意事项,严防感冒,预防感染,一旦发生积极治疗。

4. 骨髓抑制

(1) 临床表现:放疗过程中白细胞和血小板渐行性下降。

(2) 护理要点:放疗过程中提醒患者每周复诊一次,监测血常规。如发现白细胞及血小板低于正常范围,应根据医嘱指导患者使用药物治疗。

5. 心血管毒性作用

放疗后心血管毒性作用是造成非乳腺癌死亡率增加的最主要因素。放射导致的冠状动脉内皮损伤,使得冠状动脉粥样变化的发生年龄提前和程度加重。与心血管放射损伤最相关的因素主要是心脏受照射的容积和蒽环类药物同期放化疗的影响。减少心脏照射容积和蒽环类药物的同期放化疗是减少心血管损伤最主要的方法。减少心脏副作用的核心预防措施是使用精确放疗技术尽可能减少这些器官的照射,目前放疗后心血管毒性反应已大幅减少。

（1）临床表现：可发生在放疗过程中或放疗结束数月至数年,主要表现为左室功能障碍、心包炎、血管栓塞、冠状动脉疾病,晚期可出现心肌纤维化、心力衰竭。

（2）护理要点：① 指导患者在放疗前后定期配合医生完成心电图、心脏超声的检查。② 告知患者禁烟,监测血压、血脂,在专业医生指导下控制血压、血脂。③ 指导患者出现胸闷、胸痛等心脏症状时,需至心脏内科专家门诊协同处理。

6. 放射性臂丛神经损伤

臂丛神经走向基本沿腋静脉上缘。锁骨上野和腋-锁骨上联合野及腋后腋野照射时,均受到不同程度的剂量。放射性臂丛神经的损伤发生率在0.5%～5%。

（1）临床表现：同侧上臂和肩膀的疼痛、麻木、麻刺感,以及上肢无力,可在放疗结束后数月至数年发现。

（2）护理要点：发生同侧上臂和肩膀的疼痛、麻木、麻刺感,以及上肢无力时应及时至专业科室就诊治疗。

7. 上肢淋巴水肿

单纯手术或单纯放疗患者中的发生率约在6%,但如果完整腋清扫以后作腋下照射,发生率就会明显上升至40%。

（1）临床表现：正常：无明显异常；轻度：患侧上肢的周径比健侧粗3 cm以下,多限于上臂近端,常于手术后短期内发生；中度：患侧上肢的周径比健侧粗3～6 cm,水肿的范围累及到整个上肢,包括前臂和手背；重度：患侧上肢的周径比健侧粗6 cm以上,皮肤硬韧,水肿累及整个上肢包括手指,患者整个手臂和肩关节活动严重受限。

（2）护理要点：① 指导患者正确的上臂功能锻炼,晚上睡眠时患侧肢体垫软枕促进淋巴血液回流。② 做肩关节功能锻炼操及按摩。③ 指导患者正确佩戴弹力袜。

8. 肋骨骨折

乳腺癌患者放疗后肋骨骨折的发生率为0.4%～5.7%,影响因素与放疗总剂量、放疗剂量分割以及放疗所用射线有关。

（1）临床表现：放疗后肋骨损伤通常是没有明显症状的或仅有轻微肋骨疼痛或不适感。乳腺癌患者放疗后1～2年甚至更长时间骨显像出现放疗野单发或呈线型、类圆形,1～2度放射性增高灶,无明确外伤史,即可诊断肋骨骨折。

(2) 护理要点：① 放疗时及结束后指导患者正确佩戴义乳或康复胸罩。无条件的患者胸口垫软垫。指导患者胸部勿受压。② 定期复查。

9. 第二实体肿瘤

少见。

第三节　化学治疗期管理及护理

化学治疗是通过应用具有细胞毒性的一类药物达到杀伤肿瘤细胞的一种治疗方式，作为乳腺癌综合治疗的重要手段之一，已在临床开展 40 多年。由于肿瘤细胞指数式生长模式的特点，术后患者体内残留的肿瘤负荷极易被抗癌药物杀灭，同时肿瘤增殖细胞比例大对药物更敏感，这些都是化疗实施的理论基础。化疗的实施，可以更大程度地杀灭根治治疗未发现的隐匿性微小转移灶及局部区域淋巴结等，从而降低局部复发的风险及减少远处转移的发生，改善患者预后，最终提高其生存率。

一、乳腺癌化疗概述

随着对乳腺癌研究的不断深入，人们发现所谓浸润性乳腺癌是一种全身性疾病，一是指乳腺癌的主要致命危险来自它的全身转移性，二是指乳腺癌很早就可能发生全身转移。因而，仅依靠单纯的局部根治性治疗手段（包括手术和放疗）并不能达到治愈的目的。

早期乳腺癌会否复发主要受 3 方面因素影响：肿瘤的生物学行为、肿瘤的疾病分期和辅助治疗的有效性。国外治疗指南推荐将基因表达谱测定作为部分激素受体阳性、HER2 阴性患者选择辅助化疗的重要依据，目前乳腺肿瘤的某些基因检测和病理免疫组化分子分型对化疗治疗效果有一定指示意义，可作为临床辅助化疗疗效的预测工具使用，详见附录三。

蒽环类和紫杉醇类药物因其良好的疗效和安全性，已逐渐成为乳腺癌化疗方案中的骨干药物。近年来，一些新型化疗药的问世让治疗有了更多的选择，如艾日布林(erebulin, UTDI)、伊莎匹隆(ixabiplone)等。新老化疗药物的结合使用，对晚期乳腺癌的治疗和生存起着积极作用。

目前乳腺癌常用化疗药物介绍如下。

1. 烷化剂类药物

烷化剂是临床上较常用的一类抗肿瘤药物，其中，烷化基团在体内能和细胞核蛋白质和核酸结合,使蛋白质和核酸失去正常活性,抑制癌细胞分裂。分裂旺盛的肿瘤细胞对它们非常敏感。其缺点是选择性差,对骨髓、胃肠道上皮和生殖系统等生长旺盛的正常细胞有较大的毒性,对免疫功能抑制也较为明显。烷化剂为细胞周期非特异性药物,一般对 M 期和 G1 期细胞杀伤作用较强,增大剂量时可杀伤各期的增殖细胞和非增殖细胞,具有广谱抗癌作用。乳腺癌中的此类常用药为环磷酰胺(cyclophosphamide),在联合化疗方案中常缩写为 C,属于氮芥类烷化剂,环磷酰胺必须在肝脏内代谢成有活性的产物,才能发挥抗肿瘤作用,最终经肾脏由尿液排泄。

2. 抗生素类药物

抗肿瘤抗生素类药物是由微生物产生的具有抗肿瘤活性的化合物,可以嵌入 DNA 的碱基对之间,干扰 DNA 的合成,属于细胞周期非特异性药物,对增殖和非增殖细胞均有杀伤作用,对 G1 至 S 期细胞作用最强。此类药物的代表为蒽环类药物,是乳腺癌化疗药物的基石,广泛应用于多种化疗方案,常用的有多柔比星(在联合化疗方案中缩写为 A)和表柔比星(在联合化疗方案中缩写为 E)。

3. 抗代谢类药物

抗代谢类药物是干扰细胞正常代谢过程的药物,这类药物与正常代谢物质相似,与其特异性酶相结合,使正常酶促反应不能完成,从而阻断代谢过程、阻止核酸合成、抑制肿瘤生长。化疗中常用的有 3 类:叶酸类抗代谢药物、嘌呤类抗代谢药物和嘧啶类抗代谢药物。抗代谢类药物为细胞周期特异性药物,主要抑制细胞 DNA 合成。S 期细胞对它们最敏感,对 G1、G2 期细胞也有一定作用。乳腺癌中常用的药物有甲氨蝶呤(methotrexate,MTX),在联合化疗中缩写为 M,属于叶酸类抗代谢药物;氟尿嘧啶(fluorouracil)属嘧啶类抗代谢药物,在联合化疗中缩写为 F,又名 5-氟尿嘧啶或者 5-Fu。

4. 植物类药物

这类药物多是从植物中提取的抗肿瘤有效成分。在乳腺癌中应用较多的有紫杉醇类和长春新碱类药物。紫杉醇类通过破坏细胞分裂中一个重要的细胞结构——纺锤体,诱导细胞发生凋亡,主要作用于细胞周期的 M 期,属细胞周期特异性药物。代表药物有紫杉醇和多西他赛。

5. 铂类药物

铂类药物的作用机制类似于烷化剂,通过与 DNA 结合导致 DNA 在复制时断裂,达到抑制肿瘤细胞增殖的作用。属细胞周期非特异性药物。主要代表药物为顺铂和卡铂。

二、乳腺癌术后辅助化疗管理

（一）辅助化疗概述

乳腺癌的辅助化疗方案从最初的 CMF 到蒽环类药物再到紫杉醇类药物，作为早期乳腺癌的标准治疗，可降低患者的复发风险。目前临床医师制定辅助化疗方案基本参考 3 个指南，分别是《St. Gallen 国际乳腺癌治疗专家共识》《NCCN 临床实践指南》（美国国立综合癌症网络，National Comprehensive Cancer Network，NCCN）和《中国抗癌协会乳腺癌诊治指南与规范》。

乳腺癌的分子分型与乳腺癌的临床病例特征、疾病转归、患者预后及治疗反应密切相关。由于乳腺癌的异质性特点，传统的由组织病理型分型、肿瘤分期及 ER、PR、HER2 表现来决定治疗方案也不都是带来良好的预后。找到一种理想的分型和分类来指导临床用药已迫在眉睫。目前临床上对于辅助化疗的讨论主要有以下几个方面：

1. 辅助化疗的时机选择

一般认为术后化疗最佳时间应在术后 1 个月内开始，尤其短疗程的化疗方案应尽早进行。国外对 2594 例早期乳腺癌患者的回顾分析其术后开始化疗的时间和 5 年的总生存期影响有相关性。目前推荐辅助化疗应在术后 1 个月内进行，而术后超过 12 周或 90 天再开始化疗，其复发率和乳腺癌死亡率均明显升高。

2. 辅助化疗的给药方式

乳腺癌辅助化疗的疗效与药物的剂量强度有关，研究发现提高给药剂量强度未必能改善疗效，过高的剂量会显著增加药物的毒副反应，相反降低给药剂量强度一定会影响治疗效果，因此一般认为，第 1 个周期的给药剂量强度不应低于标准剂量强度的 85%。

目前临床的辅助化疗给药方式常用的有大剂量化疗、剂量密集化疗、序贯化疗和交替化疗。

大剂量化疗给药从理论上认为能更多地杀灭肿瘤细胞，但也有研究发现在化疗间歇期肿瘤细胞的增殖也相应加快，因此，目前认为单纯靠增加剂量来提高治疗效果的方式并不理想。

剂量密集化疗的理论基础是 Norton-Simon 假说，即化疗药物指数杀灭肿瘤细胞与肿瘤的相对生长速率成正比。密集化疗通过缩短化疗间歇期的方式能阻止残留肿瘤细胞的重新生长，发挥动力学上的优势，增加多疗程化疗杀灭肿瘤细胞的累计数量，达到治愈肿瘤的目的。已有的临床试验发现紫杉醇类是适合剂量密集化疗的药物，而三阴性乳腺癌则是尤其适合密集给药方式的分子亚型。

序贯化疗的原理是通过序贯使用无交叉耐药的化疗药物或方案，达到杀灭含有多个亚细胞群的乳腺肿瘤。特别是针对前一种药物或方案不敏感而对后一种药物或方案敏感的异质性肿瘤特性，序贯化疗是一种有效的治疗方式。

交替化疗源于20世纪80年代，一度被认为能降低肿瘤细胞耐药性的发生率，但实际的临床试验并未给出同样的结论，相反该方式由于同一药物使用的间歇期变长会导致对药物敏感的肿瘤细胞有更长的恢复时间，从而降低了药物疗效。因此，目前在临床中基本不采用。

在化疗给药方式方面，单药序贯化疗患者耐受性更好，而联合化疗显示更好的症状缓解和进展时间，但联合用药往往也会带来更强烈的毒副反应。ECOG1193的研究也明确指出两种用药方式在患者生存时间上并无显著差异。因此，临床化疗方案的制定并非一成不变，往往需要考虑肿瘤病理、患者基础状况和个人意愿进行制定。一般认为单药序贯方案适用于重视个体耐受性和生活质量的患者，而希望快速控制肿瘤或缓解症状的案例则优先考虑使用联合化疗方案。

根据乳腺癌《NCCN临床实践指南》和中国临床肿瘤学会（Chinese Society of Clinical Oncology, CSCO）诊疗指南（2021），临床综合评估肿瘤临床分期、病理类型、组织学分级、分子特征（ER、PR、HER2、Ki-67）以及多基因表达谱检测（如21基因复发风险评估），为乳腺癌患者拟定个性化治疗方案。临床常用的化疗方案介绍，详见附录三。

3. 辅助化疗中分子分型的探讨

目前普遍的共识是不同分子分型的乳腺癌患者应采用不同的辅助治疗策略。一般认为，激素受体阳性患者应给予内分泌治疗；HER2阳性患者应接受靶向治疗；三阴性乳腺癌患者只能全身化疗。但现实是仍缺乏根据分子分型制定个体化化疗方案的循证依据支持。

（二）辅助化疗适应证及治疗原则

随着乳腺癌规范诊治的推广及各类指南的更新，乳腺癌辅助化疗的适应证也持续跟进中。《St.Gallen国际乳腺癌治疗专家共识》建议高Ki-67指数、三阴性、激素受体阴性、HER2阳性或组织学3级者术后应接受化疗。但鉴于高Ki-67指数和三阴性乳腺癌的诊断缺乏统一的标准，容易导致临床实际工作的偏差。年龄虽然不是决定辅助化疗的主要因素，目前对年龄的普遍共识是小于75岁的乳腺癌患者在身体条件允许的情况下，是可以接受辅助化疗的，超过75岁的患者一般不再推荐辅助化疗。若要进行，也应综合考虑患者的受益/风险比。国内普遍参照的是《中国抗癌协会乳腺癌诊治指南与规范(2017年版)》，乳腺癌患者术后接受辅助化疗的适应证为淋巴结阳性、激素受体阴性、HER2阳性、或组织学分级3级。

对乳腺癌患者进行辅助化疗一般遵循循证医学证据，选择化疗方案。化疗方案理论上应依据患者病理报告的分子分型，肿瘤生物学行为及分期和化疗药物有效性评估而决定。原则上三阴性或/和HER2阳性的中危乳腺癌患者，应积极给予辅助化疗。而ER或/和PR强阳性、HER2阴性乳腺癌患者，可单纯性内分泌治疗而不常规性化疗。然而临床实际工作中，化疗的实施还应充分评估患者的基础情况及药物耐受性，如年龄、既往用药情况、肝肾功能指标、内科疾病史和治疗意愿等，权衡化疗疗效和化疗毒副反应的利益得失，医患沟通知情同意。

（三）辅助化疗常见副反应

化疗在缓解症状及延长术后生存时间中对发挥着积极效果，但另一方面药物的细胞毒作用，对人体的正常组织也产生损害，患者在治疗中往往会出现一些不良反应，比较常见的有胃肠道反应（恶心、呕吐）、骨髓功能抑制（白细胞下降）、器官功能损害（心脏、肝、肾功能）。因此，在确定化疗和制定化疗方案前，除了要考虑肿瘤生物学特征及肿瘤负荷，还应充分评估患者基础状况、器官功能等，综合考量，才能制定出合适的化疗方案。

乳腺癌患者首次化疗前应评估个人的基础情况，一般的指标包括血常规、肝肾功能和心电图。常见的化疗药物的引起的全身并发症有以下几类。

1. 骨髓抑制

化疗药物引起的骨髓功能抑制最先出现的是中性粒细胞下降，而后是血小板的减少，红细胞减少一般发生在化疗4～6个疗程后。这样的规律与外周血细胞自身的寿命有关。中性粒细胞的下降呈"U"形，在化疗后10～14 d达最低，可维持2～3 d后缓慢回升。血小板的下降则呈"V"形，发生较中性粒细胞稍晚，也在2周左右达最低，后迅速回升。

2. 发热

中性粒细胞减少性发热，即体温≥38.3℃或持续1 h≥38.0℃，粒细胞总数$<1\times10^9$/L。中性粒细胞减少伴发热的患者可预防性给予抗生素，热退后继续维持使用至48 h后。若诊断Ⅳ级骨髓抑制，无论发热与否均应给予广谱抗生素预防，使用至中性粒细胞恢复正常后。

3. 心功能损害

化疗所致的心脏毒性按出现时间的早晚分为急性、慢性和迟发性三类。B超提示左心室结构和功能的变化，如后负荷增加或收缩力下降。蒽环类的药物容易引起心功能损害,且严重程度会随药物累积而递增,且该影响不可逆。因此,建议患者至少每 3 个月评估一次心功能。

4. 消化系统损害

常见的表现为恶心、呕吐、食欲不振,多发生于化疗后 2~3 日,可持续一周左右。严重呕吐者可引起电解质紊乱,出现乏力、纳差、精神低落等表现。有些患者还会出现腹泻或便秘,一般停药后均会恢复,情况严重者可对症处理。

5. 肝肾功能损害

化疗引起的药物性肝炎,主要表现为血清转氨酶升高,一般不发生肝脏器质性的病变,停药后一段时间均可恢复正常。某些药物如环磷酰胺、顺铂等有肾脏毒性,因此用药前应评估肾功能。

6. 神经系统损害

主要是外周神经炎表现,如指、趾端麻木,紫杉醇类药物多见。

7. 生殖毒性

化疗可引起经期紊乱甚至停经,一般与患者年龄、化疗类型和化疗周期数有关。停经可以是暂时性也可能是永久性的,因此有生育需求的患者可以在接受化疗前实施生育力保留。

(四)辅助化疗护理

对于接受辅助化疗患者,在做好前期身体方面评估的同时,也要做好心理护理,了解患者的不安和顾虑,积极沟通,做好疾病知识和化疗方面的宣教,增强其战胜疾病的信心。护理措施主要分为化疗前、化疗中、化疗后三个阶段。

1. 化疗前护理

(1)心理护理:化疗带来的不良反应,还有经济和精神方面的问题都会对患者和家属产生巨大压力,加之术后自身形象改变,极易产生焦虑、恐惧、精神紧张,抑或对治疗缺乏信心。因此,医护人员要全面掌握此阶段患者和家属的心理特征,因势利导有针对性的给予心理支持和关怀措施,如讲解化疗的必要性、化疗方案、化疗可能出现的副作用及相应的预防和护理措施,从而取得患者的信任。同时,鼓励家属给予患者关爱及支持,与医护人员共同帮助患者树立治疗信心。

(2)改善患者全身状况:患者术后体力刚刚有所恢复,又将面临化疗对于身体的考验,因而,护理人员须在患者化疗开始前加强饮食护理。鼓励患者多进食高热量、高蛋白、富含维生素食物,若患者身体较弱,可根据医嘱适当以静脉途径补充一些氨基酸、脂肪乳剂等支持治疗,从而改善患者的全身状况,以便接受治疗。

(3)根据医嘱做好化验及物理检查:化疗前协助患者配合医生完善各种常规

检查,如血常规、肝肾功能、心电图等,各项指标均应在正常范围。

(4) 掌握治疗方法:护理人员应了解所照护患者的病情及其化疗方案。同时,熟悉化疗药物的剂量、方法、治疗作用、并发症、药物间的关系、配伍禁忌、有效期、避光注意事项等,对治疗中可能出现的情况要做到心中有数。

(5) 其他:在整个化疗期间患者所需服用的药物、营养品或其他治疗,必须在化疗开始前,咨询专业人员。例如,患者有口腔问题,包括洗牙,均须在化疗开始前就诊,避免在化疗期间进行口腔治疗。

2. 化疗中护理

(1) 按时准确给药:化疗前详细了解患者的化疗方案,熟悉药物的作用机制、剂量及用法等,根据医嘱及患者的个体情况选择给药途径,防止静脉炎及强刺激性药物外渗引起的局部组织坏死。正确测量体重,化疗疗程前及疗程中测量体重,最佳时间为早上、空腹、排空大小便后测量,准确记录。正确使用药物,严格三查七对,化疗药是高危药品,应现配现用,用药后应注意观察药物反应,尤其是首次使用的患者,注意观察有无过敏反应。

静脉滴注给药前,检查药物有无沉淀、絮状物等。给药时,严格核对患者姓名、药名、浓度、给药方法、途径。通常先用等渗盐水或葡萄糖注射,待确知针头已进入静脉管腔再推入或加入化疗药物。注药过程宜缓慢,观察局部注射部位有无异常,并询问患者是否疼痛,如有疑问应及时拔针。注射完毕后,再用等渗溶液作少量冲洗,减少药液对血管壁的刺激,防止静脉炎的发生。整个用药过程,护理人员应密切观察患者的反应。

(2) 注意血管保护:化疗药物首选外周置入中心静脉导管(Peripherally Inserted Central Venous Catheters, PICC),作为公认的安全且操作方便的静脉输液通道,已在肿瘤化疗患者中广泛实施。PICC 置管期间护理需要注意:

1) 保持穿刺部位的清洁干燥,不要擅自撕下贴膜。贴膜有卷曲、松动、汗液、潮湿时及时请护士帮助更换。

2) 置管当天,置管侧手臂尽量不要做屈伸等活动,抬高带管侧手臂。为适应导管的存在,促进静脉回流可做转腕、指尖弹琴等活动,不要做使肌力过高的活动,穿刺当天穿刺点有少量渗血是正常现象,无需紧张。

3) 置完导管的头 3 天,可在沿导管走行的皮肤上轻轻叩击并观察有无肿胀,如有肿胀感向护士报告。

4) 注意观察针眼周围有无发红、疼痒、肿胀,如有异常应及时联络医生和护士。

5) 携带 PICC 导管的患者可以淋浴,淋浴前可用塑料保鲜膜以穿刺点为中心在肘弯处缠绕2~3圈,上下边缘用胶布贴紧,淋浴后取掉保鲜膜检查贴膜下有无浸水,如有浸水应请护士帮助更换。

6) 日常避免来回拖地、洗刷衣服等劳累的家务活动。

7) 治疗间歇期每7天,一定要在有条件的医院,对PICC导管进行冲管、换贴膜、换肝素帽等维护,每次请携带"维护记录册",按维护表中的规定时间去维护。

8) 携带PICC的患者可从事一般性日常生活、学习和体育锻炼。但需避免使用该侧手臂提、托举过重的物品;避免游泳、泡澡等浸泡到穿刺点的活动;避免重力撞击带PICC的部位;应尽量避免碰触PICC体外部分,以免损伤导管或将导管拉出体外。

9) 需做造影检查时,请提醒医生不能通过该导管用高压注射推注造影剂,耐高压的PICC导管除外。

10) 如出院后不能回院维护时,请在当地找正规医院指定专业护士维护治疗。

(3) 密切观察病情:化疗中应密切观察病情变化,因为化疗药物在杀死肿瘤细胞的同时,对正常细胞也有不同程度的杀伤,产生一系列副作用,如恶心、呕吐等胃肠道反应,肝肾功能损害症状、心肌损害以及脱发、口腔溃疡等,故化疗期间应定期检查血常规、电解质、肝肾功能、心电图等,以及时采取应对措施,保证化疗顺利进行而不致对患者正常生理机能产生损害。

(4) 加强营养指导:化疗期间更应重视患者的营养,给予清淡可口、营养丰富的饮食,应少食多餐,不宜过饱,多饮水、多吃新鲜水果如苹果、梨等,限制含5-羟色胺丰富的水果和蔬菜,如香蕉、核桃、茄子等,增加蛋白质的摄入量。如患者恶心呕吐厉害,为减轻症状,应在化疗前禁食2h,适当给予止吐药物如胃复安、格拉司琼等缓解症状,必要时静脉途径补充氨基酸、脂肪乳或输新鲜血浆、蛋白以支持治疗。

(5) 完善生活护理,提高自我照护能力。患者化疗期间体质弱、抵抗力差,应协助做好各种生活护理,尤其注意口腔护理。乳腺癌患者使用的化疗药物如表柔比星、环磷酰胺等可引起口腔溃疡、出血、口唇干燥等,应协助患者漱口,指导其使用柔软牙刷,防止损伤、避免感染;保持全身皮肤清洁,勤换内衣。针对脱发,可建议患者选用合适的假发、帽子等以改善自我形象。同时指导患者积极进行患侧肢体功能锻炼,由肘部开始逐渐扩大范围,直至能手指高举过头,自行梳理头发。

3. 化疗后护理

(1) 强调劳逸结合:根据体力恢复情况进行适当体育锻炼,既可恢复体质、改善化疗引起的疲乏,又可促进免疫机制的有效建立,如散步、气功练习、打太极拳等,此外还要保证充足的睡眠。

(2) 感染预防:化疗后医生经常会给患者检验指血,目的是观察白细胞的数量。一般化疗后第 2 周,白细胞降至最低。这是由于化疗药物对增殖旺盛的骨髓细胞有较强的杀伤作用,而造成了白细胞的减少,是暂时性的,一般化疗后第 3 周就开始恢复。人体白细胞的正常值是 $(4.0\sim10)\times10^9/L$,其主要功能是抵抗感染,白细胞低于正常值时,患者要做好以下预防措施:

1) 首先要注意休息,适当增加衣物,预防感冒的发生。

2) 保持口腔清洁,餐前餐后漱口;饮食上注意食用温凉流食或软食,避免刺激性食物。鼓励进食促进咽部活动,减少咽部溃疡引起的充血、水肿和结痂。

3) 保证充足的睡眠,进行适当的室内锻炼。化疗后的 2 周内因白细胞下降,免疫低下,建议不去人群密集的场所,避免交叉感染。

4) 如果发现身体有较小的伤口,要及时给予消毒处理,避免引起全身感染。

5) 当白细胞降到 $2.0\times10^9/L$ 以下时,医生会给予升白细胞药物治疗,患者应遵从医嘱。

6) 当白细胞降到 $1.0\times10^9/L$ 以下时,患者需要住隔离病房,每日消毒病房,并减少探视。

7) 要注意体温的变化,这样有助于早期发现感染。

(3) 饮食护理

1) 化疗期间饮食注意点:根据患者口味准备高蛋白、高维生素、易消化的食物,保证所需营养素及液体的摄入。对于胃肠道反应比较严重的患者,应避免甜食、油炸等油腻的食物,保证足够液体的补充,维持水电解质稳定,必要时可遵医嘱给予静脉补充。

此外,化疗时要多饮水,使尿量保持在 2 000～3 000 ml/d,以减轻药物对肾脏的损害。如果使用顺铂进行化疗,每日输液量将在 3 000 ml 以上,以保护肾脏功能;如果使用环磷酰胺或进行化疗,不但要大量饮水,还要注意尿的颜色,有异常及时告知医生。必要时准确记录每天的尿量,观察尿液的颜色。

2) 口腔溃疡预防和处理:患者在化疗期间可能出现口腔溃疡,其原因是化疗药物损伤口腔黏膜细胞所致,可采取以下办法预防口腔溃疡的发生:① 养成餐前饭后刷牙的习惯,使用软毛牙刷,并经常盐水漱口;② 戒烟、戒酒,保持口腔清洁;③ 避免食用刺激性较强或较粗糙生硬的食物;④ 进食要细嚼慢咽,食物温度要适宜;⑤ 化疗 7 d 后,患者要经常注意口腔内的变化,如有牙龈肿胀或疼痛,及时告知医护人员;⑥ 对已有口腔溃疡的患者,有报道甲硝唑联合利多卡因(0.2%甲硝唑 100 ml+2%利多卡因 10 ml)含漱治疗化疗并发口腔溃疡有较好的临床效果。近年来研究显示康复新液含漱液单用或者联合其他药物如 1%碳酸氢钠或白介素 2 喷雾等对化疗后口腔溃疡有一定预防和治疗效果。

3) 便秘预防：由于化疗药物对消化道黏膜的直接刺激作用，以及患者体质虚弱、活动减少原因，使其肠蠕动减慢，容易导致便秘。进食以富含维生素 A、C、E 的新鲜蔬菜、水果及含有粗纤维的糙米等为主；多饮水或果汁；多食萝卜、果酱、生黄瓜等或可产气食物以增加肠蠕动；适当增加活动量，如饭后散步等，但不要导致过度疲劳；同时养成定时排便的好习惯。

4) 腹泻预防：化疗药物影响小肠细胞的正常代谢，使肠道功能紊乱，造成腹泻。出现腹泻时，患者要注意以下几点：① 多饮水，最好是果汁类饮料，补充体内丢失的钾，还可进食富含钾的食物，如香蕉、橘子、土豆、桃、杏等，这样可减轻患者乏力的感觉；② 使用无刺激、少纤维素的饮食，腹泻严重时可在医生指导下进流食，症状缓解后，可逐渐增加纤维食品；③ 不要食用牛奶及乳制品，防止腹胀；④ 少量多餐，以利于肠道功能的恢复；⑤ 注意大便的次数和颜色，如果发现与以往不同，要留取标本并及时通知医生；⑥ 腹泻严重时需要静脉输液以补充丢失的水分和营养。

(4) 对症护理：针对药物毒副反应给予对症处理。

1) 骨髓抑制的护理：患者在化疗期间，如果发烧应及时来医院检查，复查血常规，判断是否为化疗导致的骨髓抑制。若是由于白细胞降低引起的感染，可以用药物升白细胞治疗。但须及时治疗，一旦出现严重感染将危及生命。遵医嘱监测血细胞变化，白细胞低于 $3.0\times10^9/L$，应暂停化疗，若低于 $1.0\times10^9/L$ 时，应给予保护性隔离。发生骨髓抑制的患者，应避免感染，可预防性使用抗生素，并且遵医嘱给予升白细胞治疗。若发生血小板降低，则应卧床休息，减少活动，避免出血。

2) 胃肠道反应的护理：用化疗药前给予止吐药物，提供清淡、易消化、高热量、高蛋白且富含维生素饮食，少量多餐。

3) 药物蓄积反应的护理：化疗期间鼓励患者多饮水，保证一定的排尿量，定期监测实验室指标，有无肝肾损害，遵医嘱使用保心保肝治疗。认真倾听患者主诉，有无皮疹、肢体麻木等不良反应，及时报告医生，做好应急处理。

三、乳腺癌新辅助化疗管理

(一) 新辅助化疗概述

新辅助化疗(neoadjuvant chemotherapy，NAC)是指在手术前给予全身的化疗药物治疗，故又称术前化疗、诱导化疗或初始化疗，是新辅助全身治疗的一部分。其临床应用的主要目的是有二：一是用于不可手术的局部晚期乳腺癌，通过化疗缩小肿瘤,使其获得手术治疗的机会;二是对于可手术的乳腺癌,新辅助化疗使有保乳意愿且符合保乳条件的患者,通过化疗缩小肿瘤,使其获得实施保乳手术的资格。

新辅助化疗的理论依据来源于实验室的乳腺癌动物模型,其结果显示当乳腺癌存在微小转移时,尽早实施化疗预后更佳。从乳腺癌易发生血行转移的生物学特性来看新辅助化疗能早期控制全身微转移,后续对局部采取手术切除,可使患者获得更多的治愈机会。

(二)新辅助化疗管理及存在问题

新辅助化疗已不仅仅是局部晚期乳腺癌治疗的专利,对于可手术的乳腺癌患者术前进行化疗,也有很多现实意义。与术后辅助化疗相比,新辅助化疗后保乳率增加。化疗不仅使肿块缩小,还影响肿瘤分期使其降级,腋窝淋巴结转阴者还能避免淋巴清扫术。因此会改善乳腺癌患者手术术式的选择。

基于此,实施新辅助化疗的患者必须及时进行化疗疗效的评估,最直观有效的指标就是肿瘤的变化,包括肿瘤大小、影像学检查和病理学评价,及某些生物学指标的比较,即时获得对新辅助化疗反应的信息,对化疗反应不佳的病例及时调整药物或方案。因此新辅助化疗可发挥药敏试验的价值,指导临床用药,即保留敏感的药物、方案,更换不敏感的,对均不敏感的改用其他疗法,避免长期盲目应用无效而有毒性的化疗。

新辅助化疗存在的问题主要集中在两个方面:一是乳腺癌的原始临床、病例分期在治疗前无法完整获得。随着治疗的进展,多数乳腺癌在化疗后会发生明显的病理改变,包括肿瘤变化或淋巴结性质改变等。因此新辅助化疗更需要多学科参与,在实施治疗前拟定治疗方案及反应监测计划,同时,治疗前的穿刺诊断也非常重要。二是新辅助化疗无效是否会延误治疗。在开始化疗前,活检确定病理学诊断和必要的免疫组化指标,配合乳腺癌的分子分型决定化疗方案,可提高治疗的有效率。一般建议于2个化疗周期后进行疗效评估,对无反应者及时更换化疗方案或治疗手段,可避免延误治疗的发生。

(三)乳腺癌新辅助化疗适应证

乳腺癌实施新辅助化疗的患者一般符合三种情况:一是局部晚期乳腺癌和炎性乳腺癌患者的规范治疗方法。二是任何需要辅助化疗的可手术乳腺癌患者,临床Ⅱ～Ⅲ期乳腺癌患者均可行新辅助化疗,尤其适用于三阴性和HER2过度表达型患者。三是原发肿瘤大(>3 cm)、可手术又有保乳意愿的浸润性乳腺癌患者,新辅助化疗可使肿瘤缩小、分期降级。

(四) 新辅助化疗准备及护理

乳腺癌患者实施新辅助化疗前的准备工作一般综合考虑以下几方面的情况。

1. 组织病理学诊断

活检肿瘤组织，注意活检要多部位且足量，以期获得明确的组织病理学诊断，以及与乳腺癌相关的生物学指标，如 Ki-67、ER、PR 等。

2. 原发肿瘤大小及淋巴结情况评估

触诊配合影像学检查确认治疗前的原始情况，若淋巴可疑转移者，建议穿刺确定结果。

3. 全身系统情况评估

常规行全身检查，评估患者身体基础情况，包括主要脏器(心、肺)功能、血液指标、肝肾功能，必要时可行电子计算机断层扫描(computed tomography, CT)、骨扫描等了解有无远处转移灶。

4. 原发肿瘤部位定位标记

供手术时设计皮肤切口用，理论上根治性手术切除范围应将治疗前的诊断穿刺点及穿刺针道包含在内。

(五) 新辅助化疗患者的护理措施

1. 心理护理

关心患者心理变化，尤其是诊断明确后患者的情绪波动，主动为患者提供疾病和治疗的知识，增强其对康复的信心。

2. 活检术护理

术前了解患者血常规及凝血功能及有无手术禁忌证等情况。备好术中用药及物品。术后严密观察活检穿刺点，绷带有无渗血。监测生命体征，注意有无感染等并发症发生。指导患者术后注意局部清洁，避免剧烈活动，以及居家康复及随诊的注意事项。

3. 化疗时护理

合理选择静脉，有条件的首选中心静脉导管。规范使用化疗药物，现配现用，根据药物特性安排使用顺序及输注速度。注意观察患者用药反应，尤其是首次使用化疗药，注意有无不适主诉及不良反应表现。准备急救物品，出现严重过敏，及时配合抢救。

4. 化疗后护理

化疗药物的主要副反应观察及应对处理参考上文，此处略。

四、复发性转移性乳腺癌化疗管理

（一）晚期乳腺癌化疗适应证

(1) 激素受体阴性。
(2) 有症状的内脏转移。
(3) 激素受体阳性但对内分泌治疗耐药者。
晚期乳腺癌患者具备以上1个条件即可考虑首选化疗。

（二）晚期乳腺癌化疗注意事项及护理

晚期乳腺癌患者化疗需要综合评价药物疗效、不良反应和患者的生活质量，权衡利弊制定个性化的化疗方案，原则上用药时长应保持一个治疗方案直至疾病出现进展才考虑换药。采取长期方案还是短期治疗后停药或维持治疗，应全面评估患者疗效和耐药性，尊重患者主观意愿，并无固定的统一标准。

（三）晚期乳腺癌患者化疗的护理要点

1. 沟通告知

治疗前应充分谈话告知化疗的首要目的是改善生活质量、延长生存；告知化疗可能出现的不良反应，给予针对性的健康教育指导。

2. 检查准备

指导患者在化疗前完成血常规、肝肾功能、心电图等常规检查，宣教化疗期间的口服药物及间歇期的随访检查。

3. 静脉通路管理

长期需要化疗患者建议使用输液港，输液港是一种可以完全植入体内的静脉输液器材。主要由两个部分组成，一部分为注射座，置于皮下，另一部分是三向瓣膜式硅胶导管，可插入中心静脉。该输液装置可在体内保留10~20年，为长期需要治疗的患者提供可靠的静脉通道。输液或化疗时，将无损伤针插入注射座即可使用，不用时拔除无损伤针。由于输液港完全植入体内，避免了像其他静脉导管有一端留在体外而带来的不便与烦恼，患者洗澡、穿着都不受影响，在治疗的间歇期，每4周护理一次即可。

4. 避孕指导

指导育龄期妇女做好避孕措施，推荐使用工具避孕的方式。

（四）维持治疗及姑息治疗期间护理

乳腺癌维持治疗（mantanence therapy）是指诱导化疗产生疗效或达到疾病稳定后，延长化疗时间以延长肿瘤控制时间的一种治疗策略。原则上依据"治疗有效且可继续耐受应用"即可维持使用所用化疗方案。但是若复发转移性乳腺癌的治疗，如果连续3种化疗方案无缓解，则不建议再进行化疗，可以转向以温和的内分泌治疗和分子靶向治疗为主的姑息治疗。

处于维持治疗及姑息治疗期间的乳腺癌患者，临床应更注重其生活质量和药物耐受性等方面的症状护理，以期获得更长的无进展生存时间。

五、特殊群体乳腺癌的辅助化疗及护理

化疗在乳腺癌的综合治疗中发挥着无可替代的重要作用，术后的辅助化疗对大部分乳腺癌患者均能降低复发率和死亡率。但在临床工作中，有几类特殊的乳腺癌群体开始受到关注。

（一）年轻乳腺癌

目前对于年轻乳腺癌的年龄定义（小于35岁或小于40岁）还未统一。但现有的研究发现年轻的乳腺癌通常恶性程度较高，即使接受相同的辅助化疗，年轻乳腺癌患者有更高的复发、转移或死亡风险。年轻乳腺癌患者较40～50岁的女性预后更差，而目前临床缺乏以这一独立群体为对象的研究结论来改善她们的预后。针对该群体的护理，首先必须重视心理护理，同伴支持、家属参与等都是值得推广的手段。其次，做好生育力保护方面的指导，对有生育意愿的患者，早期应转介患者去生殖中心咨询，多部门联合制定化疗方案，并为综合治疗提供一切保证。

（二）妊娠和哺乳期乳腺癌

指妊娠直到生产后1年内发生的乳腺癌。妊娠满25周及以上的乳腺癌患者行手术治疗时应联合产科及新生儿科医生，确保意外分娩发生时的母儿抢救。化疗不在妊娠早期使用，避免引起胎儿畸形。妊娠中晚期的患者可行化疗，药物可考虑使用蒽环类，但一般在35周后或计划在3周内分娩的患者应暂停化疗，避免血液细胞全系下降而增加分娩风险。因此该群体患者应更多地关注药物对母儿的安全和潜在风险，注意观察用药期间的临床症状和体征。联合产科、新生儿科一起制定综合治疗方案，确保母儿安全。

第四节 靶向治疗期管理及护理

一、治疗概况

靶向治疗主要是药物靶向于特定的细胞、基因或受体,具有特异性强、效率高、副作用小、提高患者总生存期等优点。随着信号通路、细胞凋亡等分子生物学方法在肿瘤研究中的深入,乳腺癌分子靶点和靶向治疗逐渐成为抗乳腺癌研究的趋势和热点。随着曲妥珠单抗、帕妥珠单抗、拉帕替尼等一系列新型分子靶向药物先后开发并投放市场,且在临床实践中取得了显著的疗效,靶向治疗也成为乳腺癌系统治疗的标准手段之一。

临床上将乳腺癌分为4类:雌激素受体(estrogen receptor,ER)、人表皮生长因子受体2(human epidermal growth factor receptors2,HER2)和孕激素受体(progesterone receptor,PR)均为阴性的三阴性乳腺癌,ER阳性的luminal A型(ER+/PR+,HER2-)和luminal B型(ER+/PR+,HER2+),以及HER2阳性的HER2+型(ER-/PR-/HER2+)。通过分子分型来预测乳腺癌的复发转移风险及其对治疗的反应,是乳腺癌靶向治疗的基础。

(一)靶向药物的分类

(1)抗HER2药物:曲妥珠单抗、帕妥珠单抗、恩美曲妥珠单抗(T-DM1)等。
(2)酪氨酸激酶抑制剂:拉帕替尼、吡咯替尼、奈拉替尼等。
(3)哺乳动物雷帕霉素靶蛋白(mTOR)抑制剂:如依维莫司等。
(4)其他靶向药物:磷脂酰肌醇激酶(PI3K)抑制剂、细胞周期蛋白依赖性激酶4和6(CDK4/6)抑制剂、聚腺苷二磷酸核糖聚合酶(PARP)抑制剂等。

(二)不同分子分型靶向治疗

1. 三阴性乳腺癌(trip negative breast cancer,TNBC)

由于缺乏特异性靶点,所以内分泌治疗和抗HER2靶向治疗等不适用于TNBC治疗。化疗仍然是TNBC治疗的主要方法,尽管有多种化疗方案,但仍有30%~40%TNBC发展为转移性乳腺癌,且预后效果差。有研究表明,TNBC仍有一些基因表达阳性,针对TNBC的靶向治疗已经开始在临床应用。如:PARP抑制剂、PI3K抑制剂等,丰富了TNBC的治疗模式,但多数靶向药物疗效尚未达到预期。

2. HER2 阳性乳腺癌

近年来,化疗序贯曲妥珠单抗1年的辅助治疗已成为早期 HER2 阳性乳腺癌患者的标准治疗方案。目前国际上针对晚期 HER2 阳性乳腺癌的标准一线治疗为帕妥珠单抗＋曲妥珠单抗双靶向联合多西他赛。

(三) 靶向药物及作用机制

目前,美国 FDA 批准了两类抗 HER2 的靶向治疗方案,包括针对 HER2 胞外区域的人源性单克隆抗体和阻断 HER2 激酶活性的小分子酪氨酸激酶抑制剂,两者可改善早期 HER2 阳性乳腺癌患者的预后。

1. 曲妥珠单抗

曲妥珠单抗属于一种人源性单克隆抗体,其通过与 HER2 胞外子结构域Ⅵ结合而发挥抗肿瘤作用,是第一个被批准用于早期治疗 HER2 阳性乳腺癌患者的辅助治疗药物。与化疗药物相比,曲妥珠单抗具有自身异源性低、不易引起免疫清除效应、对非靶细胞杀伤作用极小、副作用较小等优点。曲妥珠单抗的益处与年龄、肿瘤大小、淋巴结状态或激素受体状态无关,其与化疗联合可显著改善早期或转移性 HER2 阳性乳腺癌患者的无病生存期(disease-free survival, DFS)和总生存期。

2. 帕妥珠单抗

帕妥珠单抗是一种与 HER2 胞外子结构域Ⅱ结合的单克隆抗体,通过阻止 HER2 同源二聚体和 HER2/HER3 异源二聚体的形成而发挥抗肿瘤作用。目前帕妥珠单抗＋曲妥珠单抗＋紫杉醇类药物联合方案已成为晚期 HER2 阳性乳腺癌患者的一线治疗方案。与曲妥珠单抗和多西他赛联用,可以治疗既往未曾接受抗-HER2 治疗或化疗的 HER2 阳性转移性乳腺癌患者。

3. 拉帕替尼

拉帕替尼是一种可以同时抑制 HER2 和上皮生长因子受体(epidermal growth factor receptor, EGFR)的小分子酪氨酸激酶受体抑制剂。其抑制功能主要表现为通过结合 HER2 和 EGFR 的胞内三磷酸腺苷结构域来抑制它们的自身磷酸化,进一步阻止丝裂原活化蛋白激酶(MAPK)和 PI3K/蛋白激酶 B(AKT)信号通路的激活,最终影响细胞增殖,导致细胞凋亡。

二、护理问题及管理

(一) 护理诊断/问题

(1) 焦虑/恐惧:与罹患疾病、担心预后及住院费用高、医疗环境陌生等有关。

(2) 知识缺乏：缺乏靶向治疗相关知识。

（二）护理目标

(1) 患者情绪稳定，能配合治疗。
(2) 患者能了解靶向治疗相关内容及其不良反应。

（三）护理措施

1. 心理干预

靶向治疗疗程长，患者都伴随着不同程度的紧张、焦虑、恐惧等心理，这会影响患者的治疗依从性，因此，医护人员要与患者实现良好的沟通交流，了解患者内心的真实想法，对患者进行心理疏导，使患者明白靶向治疗的重要性，鼓励患者积极配合治疗。

2. 用药监测

由于治疗靶点的差异，不同靶向药物的不良反应往往不同。明确每种靶向药物对应的常见不良反应，加强宣教，密切关注患者用药反应，一旦发现有不良反应，立即向医师反映，并及时给予对症处理。

3. 健康教育

医护人员组织患者参加讲座，为患者发放健康手册，增强患者对乳腺癌的认识与理解，告知患者不同靶向药物对应的常见不良反应，如：曲妥珠单抗为输液反应、皮疹、腹泻，帕妥珠单抗为心功能不全、腹泻、输液反应，拉帕替尼为腹泻、恶心、口腔炎、皮疹等。

4. 药物管理

赫赛汀（曲妥珠单抗）药品溶解后，可置于温度为 2~8℃ 的环境中保存，最长可稳定保存 28 d 左右，在配好的溶液中，含有 1.1% 的苯甲醇，可多次进行使用，将配制的日期及患者名字标注在余下药液的外包装上，剩下的剂量则可置于温度 2~8℃ 的环境中继续保存，以备下次使用。超过 28 d，则需及时处理、弃去剩下的药液。

5. 常见不良反应处理

(1) 输液相关反应：如果患者出现输液反应，可减慢输注速度，如果患者发生严重的输注反应，此时需立即停止给药，并向主治医师报告，合理应用升压药、皮质激素以及组胺类药等。

(2) 心脏功能不全：在向患者展开药物治疗过程中，需密切观察有无心脏毒性，一旦发现患者出现心力衰竭的情况，需立即给予针对性的治疗及护理，正确使用洋地黄及利尿剂等药物，并给予患者心理疏导与安慰，以免因紧张而出现血压及心率异常的情况。

（3）过敏反应：如果患者出现严重的超敏反应（如速发过敏反应），应立即停止输注，且永久停药。

第五节　内分泌治疗期管理及护理

一、治疗概况

乳腺癌是激素依赖性肿瘤，受雌激素及孕激素的调控。大多数肿瘤内有这两种激素受体（ER/PR）的表达。ER 和 PR 的表达与乳腺癌的发病年龄有关，绝经后患者的受体阳性率明显高于绝经前患者。一般来说激素受体阳性的肿瘤分化较好，发生内脏转移的概率较低，对内分泌治疗敏感；而受体阴性的乳腺癌通常分化较差，容易发生内脏（尤其是肝脏）及脑转移，对内分泌治疗反应较差。

内分泌治疗通过改变乳腺癌生长所依赖的内分泌环境，降低雌激素水平，使肿瘤生长受到抑制，达到临床缓解，因此是一种全身治疗手段。这种治疗不良反应少，尽管起效慢，但疗效维持时间长，且患者的生活质量也较好。

（一）内分泌治疗分类

（1）手术：切除卵巢、肾上腺、脑垂体等内分泌腺体。

（2）内分泌药物治疗：抗雌激素类药物、芳香化酶抑制剂、促黄体素释放激素类似物等。

（二）内分泌治疗适应证

（1）可手术乳腺癌的辅助内分泌治疗：① 肾上腺切除术及脑垂体切除术：绝经后和已切除卵巢的妇女进一步降低雌激素的水平。目前已被芳香化酶抑制剂类药物取代而极少使用。② 双侧卵巢切除术：绝经前或者绝经后 1 年以内的患者疗效较好，对于 35 岁以下年轻患者疗效较差。

（2）复发和转移性乳腺癌的内分泌治疗：抗雌激素类药物、芳香化酶抑制剂、促黄体素释放激素类似物（luteinizing hormone-releasing hormone analogue，LHRHa）等。

（三）内分泌治疗与其他辅助治疗的次序

辅助他莫昔芬治疗与化疗同时应用可能会降低疗效，一般在化疗之后使用，但可以和放疗及曲妥珠单抗治疗同时应用。没有证据显示促黄体素释放激素类似物与化疗药物合用会降低疗效。

(四)绝经前患者辅助内分泌治疗方案与注意事项

(1)辅助内分泌治疗有 3 种选择：他莫昔芬、卵巢功能抑制加他莫昔芬、卵巢功能抑制加第三代芳香化酶抑制剂。选择这三种方案需要考虑两方面的因素：① 肿瘤复发风险高或需要使用辅助化疗；② 患者相对年轻(如小于 35 岁)、在完成辅助化疗后仍未绝经的病例。

(2)使用他莫昔芬的患者，治疗期间注意避孕，每 6~12 个月行 1 次妇科检查，通过 B 超检查了解子宫内膜厚度。服用他莫昔芬 5 年后，患者仍处于绝经前状态，部分患者(如高危复发)可考虑延长服用期至 10 年。目前尚无证据显示，服用他莫昔芬 5 年后的绝经前患者，后续应用卵巢抑制联合第三代芳香化酶抑制剂会进一步使患者受益。托瑞米芬在绝经前乳腺癌治疗中的价值尚待大型临床研究的确认，在我国日常临床实践中，常见托瑞米芬代替他莫昔芬。

(3)卵巢功能抑制剂推荐用于下列绝经前患者：高复发风险患者；中危复发风险的患者且同时亚群治疗效果模式图(subpopulation treatment effect pattern plot, STEPP)分析分数较高者，若无 STEPP 分析信息，需综合考量年龄、肿块大小、淋巴结状态、组织学分级、Ki-67 增殖指数等；他莫昔芬有禁忌者。

(4)卵巢去势有手术切除卵巢、卵巢放射线照射及药物去势(推荐药物性卵巢去势作为首选)。若采用药物性卵巢去势，目前推荐的治疗时间是 5 年，但中危患者也可选择使用 2~3 年。

(5)高危患者应用他莫昔芬 5 年后，处于绝经后状态可继续服用芳香化酶抑制剂 5 年，未绝经可继续使用他莫昔芬满 10 年。

(五)绝经后患者辅助内分泌治疗的方案及注意事项

(1)第三代芳香化酶抑制剂可以向所有绝经后的 ER 和(或)PR 阳性患者推荐，尤其是具备以下因素的患者：① 高复发风险患者；② 对他莫昔芬有禁忌的患者或使用他莫昔芬出现中、重度不良反应的患者；③ 使用他莫昔芬 20 mg/d×5 年后的高风险患者。

(2)芳香化酶抑制剂可以从一开始就应用 5 年(来曲唑、阿那曲唑或依西美坦)。不同种类的芳香化酶抑制剂都可选择，药物耐受性和安全性是保障长期内分泌治疗效果的关键。Ⅰ期患者通常建议 5 年辅助内分泌治疗。对于Ⅱ期淋巴结阴性患者，如初始采用他莫昔芬 5 年治疗，可推荐芳香化酶抑制剂或者他莫昔芬 5

年；如初始采用 5 年芳香化酶抑制剂的患者，或者采用他莫昔芬治疗 2～3 年后再转用芳香化酶抑制剂满 5 年的患者无须常规推荐延长内分泌治疗。对于 II 期淋巴结阳性患者，无论其前 5 年内分泌治疗策略，均推荐后续 5 年芳香化酶抑制剂的延长治疗。对于 III 期患者，推荐 5 年芳香化酶抑制剂的延长治疗。延长治疗的患者，其内分泌治疗总时长为 8～10 年。

（3）选用他莫昔芬 20 mg/d×5 年，是有效而经济的治疗方案。治疗期间应每 6～12 个月行 1 次妇科检查，通过 B 超检查了解子宫内膜厚度。

（4）也可选用他莫昔芬以外的其他 ER 调节剂，如托瑞米芬。

（5）绝经前患者内分泌治疗过程中，因月经状态改变可能引起治疗调整。

（6）芳香化酶抑制剂和 LHRHa 可导致骨密度（bone mineral density，BMD）下降或骨质疏松（osteoporosis，OP），因此在使用这些药物前常规推荐 BMD 检测，以后在药物使用过程中，每 12 个月监测 1 次 BMD，并进行 T 评分（T-score）。T 评分<-2.5，为骨质疏松，可开始使用双膦酸盐治疗；T 评分为-2.5～1.0，为骨量减低，给予维生素 D 和钙片治疗，并考虑使用双膦酸盐；T 评分>-1.0，为骨量正常，不推荐使用双膦酸盐。

二、护理问题及管理

（一）护理诊断/问题

（1）焦虑/恐惧：与罹患疾病、担心预后及住院费用高、医疗环境陌生等有关。

（2）知识缺乏：缺乏内分泌治疗相关知识。

（二）护理目标

（1）患者情绪稳定，能配合各项检查和治疗。

（2）患者能了解内分泌治疗相关内容及其不良反应。

（三）护理措施

（1）心理干预：激素受体阳性乳腺癌，原则上必须采用内分泌治疗。内分泌治疗疗程长，患者都伴随着不同程度的紧张、焦虑、恐惧等心理，这会影响到患者的治疗依从性。因此，医护人员要与患者实现好的沟通交流，了解患者内心的真实想法，对患者进行心理疏导，使患者明白内分泌治疗的重要性，鼓励患者积极配合治疗。

（2）用药监测：指导患者在治疗过程中养成良好的记录习惯，将每天治疗及用药情况进行记录,一旦发现有不良反应,立即向有关医师进行反映,以便得到及时调整治疗。

(3) 健康教育:医护人员组织患者参加讲座,为患者发放健康手册,增强患者对乳腺癌的认识与理解,并且在出院后采用家庭随访、电话、微信随访调查。

(4) 随访配备乳腺专科门诊护士参与随访,以加强专科门诊护士随访与监督乳腺癌内分泌治疗的顺利实施,强化治疗依从性。

(5) 信息支持:采用多途径信息支持平台,采用通俗易懂的服药指导手册,以提供持续性个体化信息支持。

(6) 常见不良反应护理:由于内分泌治疗的机制主要通过各种途径抑制体内雌激素水平,所以主要不良反应与更年期的症状类似。

1) 首先,患者要在心理上做好准备,一般来说,这些症状都是可以耐受,同时随着治疗时间的延长,这些不良反应是可以被身体耐受的。其次,在某些症状特别明显时,可以咨询医生作对症处理。

2) 烦躁或情绪波动时,从自身而言,应学会调节情绪,掌握一些分散注意力,使情绪稳定的技巧。或者尝试放松训练,适当的参加力所能及的运动,例如瑜伽、太极等能让人获得平衡的运动。

3) 出汗、潮热时,在穿着上选择棉质、宽松、穿着舒适的衣服。随身带把扇子,使自己多处于较凉爽的环境下。学习深沉、缓慢的腹部呼吸。在日常生活中,找到诱发潮热的因素,尽量避免触及这些诱发因素。学会放松心情,告诉自己,随着治疗的继续,身体会慢慢适应这种变化的。

4) 失眠,失眠可能与夜间盗汗有关,保持卧室的凉爽、日常饮食中避免咖啡因或酒精刺激、适当的运动(但避免在临睡前)、播放舒缓而使人安静的音乐、保证睡眠环境(减少声音及光线的刺激)等,都是帮助入睡简单而实用的方法。

5) 内分泌治疗还可引起骨质疏松等不良反应。对于这一情况,健康的饮食结构、适当的体育锻炼、及时补充钙及维生素D很重要。同时在治疗过程中,定期检测骨密度。

6) 定期督促与提醒:通过短信、微信等方式定期发送信息提醒患者服药时间,防止中断服药。并将病友的服药体验分享至乳腺癌内分泌治疗患者的随访中。

主要参考文献

蔡晓洁,邵喜英,江子芳,等.个性化护理对晚期乳腺癌赫赛汀联合化疗患者的不良反应及生活质量的影响[J].中国现代医生,2019,57(3):148-151.

陈静,李美鸽,常便利,等.针对性护理对乳腺癌根治术后化疗患者不良反应与生活质量的影响[J].中国肿瘤临床与康复,2020,27(1):96-99.

陈盛,黄亮,贺敏,等.第16届St. Gallen国际乳腺癌会议热点解读[J].中华乳腺病杂志(电子版),2019,13(5):257-262.

陈允允,张男,董晓晶,等.专科护士主导的团队合作模式促进乳腺癌患者上肢功能康复[J].护理学杂志,2020,35(17):75-79.

丁兆军,张可,时峰,等.乳腺癌新辅助化疗10年预后的影响因素分析[J].现代肿瘤医学,2008,16(11):1935-1937.

董国雷,赵伟鹏.三阴性乳腺癌靶向治疗进展[J].中国肿瘤临床,2019,46(12):649-652.

房文盈,刘雪.乳腺癌内分泌治疗服药依从性调查分析与护理[J].实用临床护理学杂志,2019,4(3):19-25.

高薇,汤琪春,朱海霞,等.保护性隔离对乳腺术后化疗患者感染的预防价值[J].中华医院感染学杂志,2017,27(5):1125-1128.

郭辅定,赖燕秋.蒽环类药物相关心脏毒性的研究进展[J].疑难病杂志,2021,20(3):299-303,309.

胡夕春,王碧芸,邵志敏.2011年《St. Gallen共识》与中国抗癌协会乳腺癌专业委员会指南之比较.中华乳腺病杂志(电子版),2011,5(4):401-407.

胡雁,陆箴琦.实用肿瘤护理[M].上海:上海科学技术出版社,2013.

胡震,沈坤炜,沈镇宙.美国乳腺与肠外科辅助治疗研究组(NSABP)乳腺癌临床试验进展[J].中国癌症杂志,2001,11(6):550-557.

纪英,宋蕾.52例乳腺癌患者新辅助化疗的护理体会[J].护理实践与研究,2007,4(3):19-20.

李芬,杨翠宁.持续心理护理干预对乳腺癌患者化疗期心理障碍及康复进程的影响[J].临床医学研究与实践,2020,5(16):145-147.

李阁,谷瑞雪,刘旭等.Her2阳性乳腺癌靶向治疗药物的研究进展[J].肿瘤学杂志,2020,26(1):1-6.

李进.中国临床肿瘤协会(CSCO)乳腺癌诊疗指南[M].北京:人民卫生出版社,2019:121.

李乐之,路潜.外科护理学(第6版)[M].北京:人民卫生出版社,2017:299-302.

李娜,陈飞娟,左翠.艾灸联合穴位按摩对乳腺癌化疗患者胃肠道反应及护理满意度的影响[J].齐鲁护理杂志,2019,25(16):111-113.

梁雪芳,卢晓,谭艳芳,等.心理干预对乳腺癌化疗抑郁高风险患者的影响[J].岭南现代临床外科,2020,20(1):128-132.

林承光.肿瘤放射治疗技术操作规范[M].北京:人民卫生出版社,2019:122-143.

莫淼,王靖雯,张剑.激素受体阳性、人表皮生长因子受体阴性、腋窝淋巴结阴性、Oncotype DX21基因评分中等风险的早期乳腺癌患者单纯内分泌治疗与化疗联合内分泌治疗的比较——TAILORx研究解读[J].中国癌症杂志,2018,28(8):634-640.

裘佳佳,贺艳琪.年轻乳腺癌患者心理社会适应水平调查及影响因素分析[J].上海护理,2020,20(1):27-31.

邵志敏,沈镇宇,徐兵河.乳腺肿瘤学[M].上海:复旦大学出版社,2018.

施妙春,朱冬兰.综合护理干预对乳腺癌患者术后内分泌治疗的效果研究[J].中国高等医学教育,2016,(4):144-145.

宋敏.乳腺癌术后辅助化疗患者营养状况与化疗不良反应的关联性分析[J].实用临床护理学电

子杂志,2020,5(11):191-192.

孙志华,邴晖,刘益巧,等.乳腺癌靶向治疗的研究进展[J].生命科学研究,2017,21(3):275-281.

谭继娜.乳腺癌新辅助化疗的应用及临床护理要点研究[J].世界临床医学,2017,11(17):178.

王彬,李燕姿.年轻乳腺癌患者生育力保存的治疗与伦理思考[J].中国医学伦理学,2021,34(1):88-92.

王春英,周绪东,董凯,等.乳腺癌复发转移患者多线化疗后症状群观察与护理[J].齐鲁护理杂志,2018,24(24):92-94.

徐明华,陈静.妊娠期乳腺癌患者围手术期及化疗的护理[J].海军医学杂志,2020,41(2):215-217.

颜丹,周春娇,黄丽梅,等.穴位贴敷疗法预防乳腺癌化疗后恶心呕吐的护理[J].实用临床护理学电子杂志,2020,5(27):7,10.

姚海燕,张莉,秦秀芳.乳腺癌化疗患者毒副反应中的循证护理[J].实用临床医药杂志,2019,23(7):109-112.

殷铭,郭辅定,江洪.蒽环类药物抗肿瘤治疗与室性心律失常的研究进展[J].中国心血管病研究,2021,19(2):152-158.

张晓春.赫赛汀靶向治疗HER2过度表达乳腺癌的效果及护理[J].中国医药指南,2018,(1):215-217.

中国抗癌协会乳腺癌专业委员会.中国抗癌协会乳腺癌诊治指南与规范(2019年版)[J].中国癌症杂志,2019,29(8):609-679.

中国抗癌协会乳腺癌专业委员会.中国抗癌协会乳腺癌诊治指南与规范(2019年版)[J].中国癌症杂志,2019,29(8):609-680.

中国临床肿瘤学会(CSCO),中华血液学会,哈尔滨血液病肿瘤及其研究所.防治蒽环类抗肿瘤药物心脏毒性的中国专家共识(2011版)[J].临床肿瘤学杂志,2011,16(12):1122-1129.

中华医学会外科学分会乳腺外科学组.乳腺癌改良根治术专家共识及手术操作指南(2018版)[J].中国实用外科杂志,2018,38(8):851-854.

中华医学会肿瘤学分会乳腺肿瘤学组,中国乳腺癌靶向治疗药物安全性管理共识专家组.中国乳腺癌靶向治疗药物安全性管理专家共识[J].中国癌症杂志,2019,29(12):993-1006.

周毅娟,刘慧,卫莉,等.化疗不良反应的对症护理对复发转移乳腺癌患者生活质量的影响[J].国际护理学杂志,2017,36(5):606-608.

朱海云,许丽.乳腺癌患者术后社交回避与苦恼现状及其影响因素分析[J].护理实践与研究,2020,17(16):32-34.

ETON DT, CELLA D, YOST KJ, et al. A combination of distribution-and anchor-based approaches determined minimally important differences (MIDs) for four endpoints in a breast cancer scale[J]. Journal of Clinical Epidemiology, 2004, 57(9):898-910.

JI-YEON KIM, SERI PARK, SEOCK-AH IM, et al.来自一项艾日布林联合吉西他滨对比紫杉醇联合吉西他滨作为HER2阴性转移性乳腺癌的一线化疗的Ⅱ期、多中心、随机试验的包含神经病变相关量表的生活质量结果:韩国癌症研究组试验(KCSG BR13-11)[J].癌症,2019,38(8):368-376.

第六章 乳腺癌康复期管理及护理

康复包括生理功能的恢复、心理状态的调整及社会活动能力的恢复。乳腺癌的康复治疗就是在乳腺癌正规治疗同时或结束后,帮助患者恢复机体生理功能、调整心理状态,以便能够回归社会,重建被疾病破坏了的生活。合理的营养、健康的生活方式在乳腺癌患者康复期显得尤为重要。维持健康的体重,充足的体力活动以及健康的饮食,可以降低疾病复发风险,提高无病生存的概率。

第一节 良好的生活方式重建

一、运动指导

有研究显示乳腺癌改良根治术后有2%~51%的患者会发生不同程度的患侧上肢功能障碍,其中最常见的是肩关节运动障碍,严重影响患者的生活质量。因此,乳腺癌术后功能锻炼方法及运动显得尤为重要。有研究显示"肩关节运动八式"运动方法可改善肩关节活动度,此项运动融合太极拳、八段锦等动作与运动理念,结合"328运动模式"而创立。8套招式以肩关节各方位得到循序渐进的锻炼为原则。通过手臂暗劲练习肌肉收缩,患肢外展、抬高、前屈、后伸得到强化训练,增强患肢关节活动的灵活性。"肩关节运动八式"传承中医运动理念,运动以缓、慢、柔、顺势、连续为主,动作流畅,减少因运动不当造成皮瓣移位、皮下积液、皮瓣坏死等并发症发生。术后第11天开始,练习幅度及强度渐进式增大,每天早晚各1次,每次30 min,持续12周。"肩关节运动八式"属中度有氧运动,适度运动可使血小板黏性下降,有利于引流液排出,促进血液循环,加速切口早期愈合,肌肉能够得到足够的营养,使患侧上肢肌肉萎缩发生率降低,改善乳腺癌改良根治术后患肢自理能力。

在乳腺癌康复期应选择一项适合自己并能终身坚持的有氧运动。推荐进行有规律的锻炼,每周至少150 min的中等强度锻炼,1周2次的力量训练。可向患者推荐的运动有快走、骑车、游泳、打太极拳以及有氧舞蹈等。

二、饮食营养管理

（一）饮食与癌症

癌症属于消耗性疾病，癌症细胞会与正常细胞争夺机体大量的营养和能量，根据营养免疫学理论，营养可以提高人体的免疫功能，通过营养是可以做到防癌抗癌的，营养治疗可以预防、逆转癌症。营养饮食预防癌症要遵循平衡膳食原则，合理安排饮食，避免引起营养过剩造成肥胖。当前已有研究证实肥胖与癌症的发生发展之间存在紧密关联，在超重和肥胖人群中癌症致死风险增高。有足够证据表明，实行健康饮食和合理体育锻炼可以有效降低癌症发病率。

1. 降低癌症风险指南

国际抗癌联盟（Union for International Cancer Control，UICC）已经发布了降低癌症风险的饮食指南，具体如下：

（1）终身食用富含植物食品的膳食：① 每餐应包含水果和蔬菜；② 将水果和蔬菜当点心一样食用；③ 食用豆类以代替肉类；④ 选择全谷物食物而非精制谷物；⑤ 膳食中应含有高纤维素食物。

（2）限制脂肪类食物的摄入：① 肉类部分相对于植物食物应摄入减少；② 食用肉类应平衡其脂肪含量；③ 食用鱼类和家禽而不是食用富含饱和脂肪酸的肉类；④ 限制油炸食品摄入；⑤ 限制准备食物时所添加的脂肪和油类；⑥ 限制或避免饮酒。

（3）储存和制备食物时应减少污染：① 新鲜食物在食用前应正确清洁；② 易腐烂的食物应当冷藏；③ 限制食用盐腌制、亚硝酸盐腌制、烟熏制及盐渍食物；④ 避免食用可致癌的烧焦食物；⑤ 在食物准备和食用时，少添加盐。

（4）平衡饮食摄入及能量消耗以避免体重超重或过轻：① 少食用高热量食物；② 锻炼维持合适体重。

（5）不要依赖补充维生素和矿物质以取代均衡恰当的饮食：① 多摄入包括维生素及矿物质在内的富含必需营养物质的食物；② 只有在通过饮食不能提供足够量时才需食用营养物质补充剂。

2. 常见抗癌食物

（1）富含维生素的食物：维生素是抗癌必不可少的营养素，维生素 A 能防止上皮细胞的转化，修复上皮细胞的损伤，故可预防各种肿瘤；B 族维生素缺乏可使肿瘤的形成和生长速度加快；维生素 C 可阻断亚硝胺在体内的合成，降低肿瘤的发病率。

（2）干果类食物，如芝麻、南瓜子、西瓜子、花生、葡萄干等。它们富含多种维生素及微量元素、纤维素、蛋白质和不饱和脂肪酸，营养价值高。

（3）日常生活中一些常见的食品都是抗癌良方，例如：南瓜是大家熟悉的食品，含有多种维生素和矿物质，其中胡萝卜素含量尤为丰富，其可抑制癌细胞的生成和生长。百合含有多种营养素如蛋白质、脂肪、钙、磷、B族维生素及胡萝卜素，并含有可抑制癌细胞一些特殊的有效成分如秋水仙碱等多种生物碱。杏仁含有多种维生素及胡萝卜素，据测定，它含有15种氨基酸，其中谷氨酸含量最高，此外含有极其丰富的苦杏仁甙，具有抑制并杀伤癌细胞，增强免疫功能。大枣含有多种营养素，如钾、镁、钙、磷等无机盐和微量元素，此外含有丰富的水溶性维生素及烟酸。

（二）饮食与乳腺癌

越来越多证据表明，乳腺癌的高发与高脂肪、高蛋白质的动物性食物摄入有明显关联。与正常体重女性相比，超重女性的乳腺癌风险显著增加。水果可降低乳腺癌发病率。水果中所含有抗氧化的黄酮类、异硫氰酸盐、维生素及类胡萝卜素等都是抗癌物质。在流行病学研究中显示，雌激素在乳腺癌发病中起着重要作用，抑制雌激素的作用或减少雌激素的产生已广泛用于乳腺癌的治疗。有研究发现大豆摄入量与乳腺癌发病率密切相关，大豆摄入量高的国家乳腺癌发病率低，因为大豆中含异黄酮这一天然植物性雌激素，对雌激素过高所引起的相关疾病具有抑制作用。

美国癌症学会（American Cancer Society，ACS）主要推荐的是遵从富含水果、蔬菜、粗粮和豆制品的饮食。一些观察性研究认为，乳腺癌存活者的蔬菜和粗粮摄入量高，总体死亡率可降低43％。现在不推荐膳食补充剂（如多种维生素），需要禁忌胎盘及其制品和未知成分的保健品。建立健康的生活方式显得尤为重要，其内容包括：① 保持正常的体重。② 坚持日常锻炼。③ 减少酒精的摄入，不抽烟。④ 慎用保健品。均衡饮食及有氧运动可增强人体免疫系统、有效减轻精神压力、改善睡眠、缓解由癌症及对其治疗而引起的疲劳，增加人体对疾病的抵抗能力。

三、心理健康重建

有关负性情绪对机体产生怎样的影响，是一个颇具争议的问题。情绪可以通过机体的内分泌和免疫两大系统来影响癌症的发展，无论积极或消极的情绪都将影响激素水平。积极的情绪有利于维持恰当的激素水平、增强机体免疫力，使机体更平稳有效的工作。

1. 鼓励患者正确面对疾病

所有治疗都会给患者情绪与身体造成很大的负担,无论治疗的过程延续多久,拥有来自周围的支持、容许患者适度的情绪宣泄,对于患者的治疗是非常重要的。以下建议可以供患者参考和心理调适:

(1) 不必当女强人:接受现实,尽量使自己放松,告知患者不必在医护人员或亲友面前强颜欢笑、更不必努力装出对疾病的治疗信心百倍,因为这样很可能会切断来自外界的支持和帮助,将内心的恐惧和焦虑发泄出来也许会让你更好受一些。

(2) 主动寻求帮助:鼓励患者需要时寻求朋友与家人的帮助,或者考虑参加某个乳腺癌支持团体。在病友群体中,有些女性正经历着与你类似的体验,也有些女性已经渡过了这个阶段,或许可以对患者有所帮助。必要时可以寻求心理医生的帮助。

(3) 积极应对:每个患者在自己的人生经历中都逐渐发展出独特的应对方式,可以采用以往曾经奏效的危机或困难应对方法,或者重新发掘你的精神或宗教信仰,更高境界的应对是运用幽默。

(4) 回归社会:在治疗结束后,在身体状况基本恢复后,尽早地投入工作也许对于身心的康复都是有利的。从事喜欢的工作、在工作和社会活动中体会到的价值感,都会帮助你从患者的角色中逐渐走出来。

2. 从身体上调整消极情绪

对于进行乳腺癌根治术的患者,佩戴合适的义乳不仅可以重新找到身体的平衡,也可以带来更多自信;因放、化疗而脱发的患者,选择一款适合的假发或头巾、帽子也许会使其和家人感觉更舒服;根据自己的身体情况选择并坚持一些运动项目,增加机体抵抗力的同时可以帮其重塑生活的信心;治疗的不良反应常会使人显得萎靡不振,适当的化妆技术可以掩盖面容的憔悴,增加战胜疾病的勇气。

第二节　随访期患者管理

尽管乳腺癌发病率高,但由于近 20 年来多学科诊疗手段的不断进步,新型药物的不断研发,规范治疗的持续开展,乳腺癌患者的 5 年生存率显著提高。同时,5 年及延长至 10 年的内分泌治疗促使更多的乳腺外科和肿瘤科医师开始重视乳腺癌内分泌治疗的依从性问题,乳腺癌进入慢性疾病管理阶段。2006 年,世界卫生组织将恶性肿瘤列入慢性疾病管理。2015 年,我国在"健康中国 2030"规划中,也将恶性肿瘤列入慢性疾病管理范畴,重视患者在慢病康复期的全方位管理,除诊治乳腺癌本身，更应重视乳腺癌各阶段治疗带来的不良反应和乳腺癌患者自身老龄化、恶性肿瘤治疗引起的体内微环境改变和生活方式改变所导致的伴随疾病问题。

在乳腺癌患者中，伴随疾病问题更为突出，包括血脂异常、骨代谢异常和精神焦虑与抑郁问题等。有研究显示，2014年以来，心血管等慢性疾病是导致恶性肿瘤患者死亡的重要原因，尤其在乳腺癌患者中，心血管疾病已成为这一人群最常见的死亡因素。一项1996～2007年中国台湾地区405 878人的研究显示，总胆固醇和心率等6种慢性疾病标志物与恶性肿瘤的发生风险有关，且血压、总胆固醇和心率等8种慢性疾病标志物均与恶性肿瘤的死亡风险具有显著相关性。2018年，《美国心脏协会科学声明：心血管疾病和乳腺癌》中明确指出，心血管疾病和乳腺癌有很多共同的危险因素，包括高龄、饮食不良、家族史、缺乏运动和烟草使用等。由此可见，乳腺癌患者常可能同时伴随心血管疾病，特别是卵巢去势和绝经后女性，在自身卵巢功能抑制或衰退、内分泌治疗的作用下，引起雌激素水平的大幅下降，导致血脂异常发生率和心血管死亡风险显著增加。

此外，卵巢去势和绝经后乳腺癌患者体内雌激素水平的降低还可能导致骨密度（BMD）下降，乳腺癌患者在5年的内分泌治疗过程中常伴随骨代谢异常、骨质疏松，患者承重骨骨折风险显著增加。发生髋骨骨折后1年之内，20%的患者会死于各种并发症，约50%的患者致残，生活质量明显下降。一项荟萃分析则进一步证实，乳腺癌患者服用他汀类药物可以降低总体死亡率。

由此可见，有效管理乳腺癌患者伴随疾病还可能有助于降低乳腺癌患者的死亡风险。为进一步改善早期乳腺癌患者的预后，提高患者生存及生活质量，在乳腺癌治疗随访期间，应重视患者伴随疾病的预防和管理。但目前国内外乳腺癌管理指南均缺乏对于伴随疾病及不良反应的系统管理探讨。因此，中国乳腺领域首席专家携手心血管、内分泌和精神健康领域的众多专家，特撰写乳腺癌随访及伴随疾病全方位管理指南，以期为乳腺癌临床随访管理提供参考依据。

一、基本随访项目复查指标和复发处理

目前尚无大型随机研究以支持可平衡患者需求和成本效益的随访方案，临床多依据实际经验制定随访频率。《中国抗癌协会乳腺癌诊治指南与规范》建议，所有乳腺癌患者均应定期随访，术后（或结束辅助化疗后）第1～2年每3个月随访1次，第3～4年每4～6个月随访1次，第5年开始每年随访1～2次。随访期间，无症状患者建议仅行基本项目的随访，包括乳房和淋巴结触诊检查、乳腺X线片、肝脏超声、血生化和血常规等（表6-1）。

表 6-1　乳腺癌患者基本随访项目评估指标的复发处理

随访项目	结果评估标准	复发处理
一般检查	包括乳腺、胸壁、淋巴结的初始有症状区域的症状,若胸壁出现皮疹或结节、新发淋巴结肿大,则应进行组织病理学活检	(1)乳腺新发肿块:乳腺 X 线检查±超声(±病理)。(2)胸壁出现皮疹(结节)、新发淋巴结肿大,需进行组织病理学活检。(3)其他部位新出现症状或有新发病灶,则给予相应检查
乳腺 X 线	0 级:需要结合其他影像学检查,进一步评估或既往结果比较 1 级:阴性无异常发现。双侧乳腺对称,无肿块、结构扭曲的可疑钙化 2 级:良性所见,无恶性征象 3 级:良性可能性大,这一级的恶性一般<2%。建议随访 6~12 个月或≥2 年;对可能是良性的病变但在随访过程中出现增大者,建议活检 4 级:可疑异常,考虑活检。此类病变无特征性乳腺癌形态学改变,但有恶性可能性,分为 4A、4B 和 4C 亚级。良性病理结果后,应定期随访。而对影像提示 4C 级、病理穿刺为良性结果者,则应对病理结果重新作进一步评价,以明确诊断 5 级:高度怀疑恶性。这一类病变有高度的恶性可能性,检出恶性的可能性≥95%。临床应采取适当措施	
肝脏超声	转移癌较小时,肝脏形态无明显变化;较大时,肝脏可失去正常形态。原发癌的不同超声显示亦不相同,肝脏超声包括无回声型、低回声型、高回声型的混合回声型等回声型	
血生化	参考各医院检验科正常值范围	
血常规	参考各医院检验科正常值范围	
月经状态	判断为永久性停经(绝经)的标准:(1)年龄≥50 岁,化疗后或在服用 SERM 药物期间闭经至少 12 个月,且 E2 及 FSH 水平连续测定至少 3 次均达到绝经后水平者;(2)年龄在 45~50 岁,化疗后或在服用 SERM 药物期间闭经至少 24 个月,且 E2 及 FSH 水平连续测定至少 3 次均达到绝经后水平者;(3)年龄<45 岁者,由于卵巢功能恢复的概率较大,原则上不适用本标准;(4)上述标准中,年龄可参考患者家庭女性平均水平停经年龄做出调整 绝经后 E2 及 FSH 参考值范围:FSH>40 U/L 且 E2<110 pmol/L(或<30 pg/ml)	根据月经状况的酌情检测,判断是否达到绝经水平

注:SERM:selective estrogen receptor modulators(选择性雌激素受体调节剂);E2:estradiol(雌二醇);FSH:ollicle-stimulating hormone(促卵泡成熟激素)

二、加强随访项目复查指标和复发处理

尽管多种治疗方案有助于降低乳腺癌患者的复发率,但当患者在随访期间出现以下任何一种症状和体征时,如新发肿块、骨痛、胸痛、持续性头痛、呼吸困难或腹部疼痛等,提示可疑复发时,应立即就诊并进行相关检查;若怀疑局部复发,则应进行细胞或病理学检查(表6-2)。

表6-2 乳腺癌患者加强随访项目评估指标及其复发处理

复查指标	复发处理
乳腺新发肿块	乳腺X线检查±超声(±病理)
胸壁新出现皮疹或结节	组织病理学活检
新发淋巴结肿大	组织病理学活检
新发持续骨痛	受影响部位X线平片和骨扫描
新发持续咳嗽或呼吸困难	胸部CT检查
新发肝脏肿大或右上腹疼痛	肝脏超声和(或)CT检查
新发癫痫	脑CT或MRI
背部疼痛伴四肢无力、感觉改变、反应改变、或肠道(膀胱)控制力丧失	脊柱MRI
新发持续性头痛或新发神经功能缺损	脑CT或MRI

随访期除了关注患者躯体健康,也要关注患者心理状态。对大多数患者而言,所谓的"恢复"不仅是身体上的,更是心理上的,有时心理上的恢复时间比生理更久。所以,心理评估也是随访的重要内容之一,健康的心理状态是影响疾病恢复的重要因素之一,它能使患者更好地配合治疗,更快地回归到正常的生活中。

第三节 压 力 管 理

乳腺癌患者在治疗过程中会经历身体多方面的变化,如乳房切除术后身体形象的改变,化疗药物造成的脱发、疲乏感等,激素相关的失眠、潮热等不适,性相关问题等,这些问题都会影响患者的心理状态。

一、心理历程

乳腺癌患者从疾病确诊到手术、辅助治疗、再到康复,也许每一位患者都经历

着不同的心路历程,但呈现出类似的心理问题。

(1) 否认心理:很多患者在疾病诊疗初期对疾病不愿或不敢接受,抱有侥幸心理,希望是医生诊断错误、希望病理结果是良性,对后续治疗也犹豫不决。

(2) 愤怒心理:一些患者在被告知确诊为乳腺癌时会变得很愤怒,认为自己并没有做错什么:健康的饮食、定期锻炼、定期体检……为什么疾病还是不放过我?需要明确的是:事情已经发生了,抱怨无济于事。

(3) 隐藏心理:对已患病的事实,很多患者初期表现为沉默、秘而不宣,特别是一些年轻患者,她们害怕亲人、朋友、同事疏远自己,也害怕失去更多发展机会。于是,一方面要与疾病斗争,另一方面还要在他人面前掩饰内心,更增加了其心理负担。

(4) 矛盾心理:在与疾病抗争的过程中,乳腺癌患者常常会面临很多抉择,因此也会产生很多内心的矛盾和冲突。如,需要去检查又害怕得到不好的消息;希望能保留乳房又担心肿瘤切除不彻底增加复发风险;希望得到家人的照顾又担心拖累他们等。

(5) 焦虑恐惧:对疾病、治疗的恐惧,对家庭、事业及预后的担忧常常充斥在乳腺癌患者的整个诊疗阶段。生活状态的改变、疾病所带来的经济负担、治疗的反应……无不影响着她们。

(6) 悲观心理:患者对即将或已经发生的身体缺陷以及对工作、生活能力的担忧常会导致情绪不稳定。胸前的伤疤、肢体功能的受限、放化疗的不良反应、亲友的态度、病友的离去……时常会触动患者敏感的神经,容易削弱她们的意志,使她们失去生活的信心。

(7) 自责心理:一些患者常会觉得因为自己罹患乳腺癌,而背叛了作为一个家庭照顾者的角色与功能,因没有及早重视疾病,不能很好地照顾子女、拖累家庭等而自责。

患病之后,有些患者会很难控制自己的情绪,脾气也较生病之前有了较大改变。可以鼓励患者通过写日记、与亲友或咨询师交谈等方法,适时地将自己的情感宣泄出来。但如果出现持续一个月或者更长时间的情绪失控,建议及时寻求心理咨询师的帮助。

二、心理问题评估

有研究显示,抑郁与焦虑是乳腺癌患者最常见的精神心理问题,患病率明显高于普通人群,而且多数患者却未得到及时诊治。抑郁对乳腺癌预后的影响尚无定论,但会降低患者的生活质量。因此,有必要在治疗中关注患者的精神心理状态,进行必要的监测及治疗,可以使用量表进行评估,目前临床常用检测量表包括9条目患者健康问卷(patient health questionnaire-9,PHQ-9,表6-3和表6-4)和广泛性焦虑自评量表(general anxiety disorder scale-7,GAD-7,表6-5),这两种问卷均是由患者基于自己过去两周的情况进行自评,依据患者自评得分结果进行评估和判断。

(1) 若患者评估结果未提示存在异常,保持正确的生活方式即可,如保持健康的体重、有规律地参加体力活动、调整膳食结构、戒烟戒酒等。同时应每年对患者进行1次精神状态评估。

(2) 心理教育、支持性团体、放松疗法和体育锻炼均是对抗焦虑抑郁的行为方式,这些心理社会方式的干预极为重要。

(3) 若患者自评得分结果提示可能存在心理问题时应及时给予适当的干预措施,以缓解患者情绪症状,达到临床治愈、促进乳腺癌康复、恢复社会功能。对于中重度患者应该转诊精神科或使用抗焦虑抑郁的药物,抗抑郁药能够明显改善乳腺癌患者的抑郁症状。

表6-3 9条目患者健康问卷(PHQ-9)

问　　题	选　　项			
	0分	1分	2分	3分
根据过去2周情况,请您回答是否存在下列描述的状况及频率,请看清楚问题后在符合您的选项上面画"√"				
1. 做事时提不起劲或没有兴趣	完全不会	好几天	一半以上的天数	几乎每天
2. 感到心情低落、沮丧或绝望	完全不会	好几天	一半以上的天数	几乎每天
3. 入睡困难、睡不安稳或睡眠过多	完全不会	好几天	一半以上的天数	几乎每天
4. 感觉疲倦或没有活力	完全不会	好几天	一半以上的天数	几乎每天
5. 食欲不振或吃不多	完全不会	好几天	一半以上的天数	几乎每天
6. 觉得自己很糟或觉得自己很失败,或让自己或家人失望	完全不会	好几天	一半以上的天数	几乎每天
7. 对事物专注有困难,例如阅读报纸或看电视时	完全不会	好几天	一半以上的天数	几乎每天
8. 动作或说话速度缓慢到别人已经觉察或正好相反,烦躁或坐立不安、动来动去的情况更胜于平常	完全不会	好几天	一半以上的天数	几乎每天
9. 有不如死掉或用某种方式伤害自己的念头	完全不会	好几天	一半以上的天数	几乎每天
总分:_____				

表6-4 9条目患者健康问卷(PHQ-9)量表的评分规则及治疗建议

分 值	结果分析	治 疗 建 议
0～4分	没有抑郁	无
5～9分	轻度抑郁	观察等待:随访时复查PHQ-9
10～14分	中度抑郁	制定治疗计划,考虑咨询、随访和(或)药物治疗
15～19分	中重度抑郁	积极药物治疗和(或)心理治疗
20～27分	重度抑郁	立即首先选择药物治疗,若严重损伤或对治疗无效,建议转诊至精神疾病专家,进行心理治疗和(或)综合治疗

表6-5 广泛性焦虑自评量表(GAD-7)评分规则及治疗建议

问 题	选 项			
	0分	1分	2分	3分
根据过去2周情况,请您回答是否存在下列描述的状况及频率,请看清楚问题后在符合您的选项上面画"√"				
1. 感觉紧张、焦虑或急切	完全不会	好几天	一半以上的天数	几乎每天
2. 不能够停止或控制担忧	完全不会	好几天	一半以上的天数	几乎每天
3. 对各种各样的事情担忧过多	完全不会	好几天	一半以上的天数	几乎每天
4. 很难放松下来	完全不会	好几天	一半以上的天数	几乎每天
5. 由于不安而无法静坐	完全不会	好几天	一半以上的天数	几乎每天
6. 变得容易烦躁或急躁	完全不会	好几天	一半以上的天数	几乎每天
7. 感到似乎将有可怕的事情发生而害怕	完全不会	好几天	一半以上的天数	几乎每天
总分:_____				
评分标准:当患者得分≥10分则判定患者存在焦虑,建议到精神科进行诊治				

三、同伴与团队支持

随着医学水平的发展,乳腺癌存活率和生存期明显延长,而在治疗后的康复阶段,患者的大部分家人、朋友都回到自己的生活里,此时缺乏有形或无形的社会支持对乳腺癌患者来说是一个严重的问题。手术所导致乳房残缺,放疗、化疗带来的许多副作用,社会关系的改变等,会导致患者自我形象紊乱、自我认可度降低、生活质量下降,患者心理负担加重,从而导致焦虑、抑郁、悲观情绪。同时,由于医护人员工作紧张、时间不足,不能满足康复期患者对自身健康信息的需求,此时,同伴及团队支持对乳腺癌患者良好的康复发挥了积极的作用。

同伴及团队支持是经专业人士、同伴支持者(同伴志愿者)、患者及家属间相互协同作用,让有相同经历的特定人群之间通过经验共享和信息交流,达到指导合作及共同参与的目的,来提高患者疾病自我管理意识及治疗依从性。同伴支持通过角色塑型和互动,强化认同感,让患者更愿意谈论自己的问题,从同伴处学到对疾病有用的信息以满足对疾病知识的需求,也可消化疾病带来的负面情绪。

在不同的国家,有许多不同的同伴及团队支持项目。目前我国有许多医疗机构组建的病友俱乐部可以提供交流的平台,且会定期组织相关同伴支持项目,其中包括有讲座、病友面对面辅导、病房探视、健康热线、网络咨询等不同形式。各医院开办的乳腺癌患者俱乐部、抗癌基金会发起的乳腺癌患者关爱活动、由民间发起的"粉红丝带"活动等,都得到社会各界的支持。据调查,同伴支持小组由康复期的乳腺癌患者自愿报名参与,明确其义务及行为规范,经过对疾病知识、心理辅导、沟通技巧等培训后,方可进行同伴支持。同伴支持者对康复锻炼方法,饮食的选择和注意事项、化疗、放疗、内分泌治疗等的作用、不良反应及对策、月经、性生活及怀孕避孕等相关知识的掌握较好,均可以提供患者指导。

同伴支持小组为乳腺癌康复期患者提供了倾诉的平台。同病相怜的病友,能够相互支持、相互理解,且老病友的榜样作用,更能激发患者战胜病魔的信心。同伴支持者分享经验,开诚布公的交流可以使患者打开自己的内心,使患者得到更好的理解,增加了患者的希望及归属感,减少了患者的孤独感。同时,乳腺癌患者通过同伴支持项目能找到与自己病情相匹配的同伴,同伴支持者通过提供一对一的帮助,分享一些调节情绪及应对压力的技巧,运用移情、理解等方法来缓解患者焦虑、抑郁等不良情绪,并延续式地鼓励和关心患者,从而减轻患者的心理压力,使患者积极应对治疗,还能够提高患者的幸福感。同伴支持者在与患者进行交流时并非单纯分享个人生活及情感经历,而是适时融入了疾病知识管理及宣教,提高患者疾病知识水平,并提高了患者的自我认知及对疾病管理能力。当患者了解了同伴支持者成功的抗癌经历,看到疾病后 10 年甚至 20 年依旧可以谈笑风生的乳腺癌患者,心中会充满勇气和对未来的希望。

通过接受专门培训的同伴指导,康复期患者能主动进行功能锻炼,重新塑造自己的审美观念,从而使心理状态改善;同伴通过与患者分享自己对抗疾病的经验,减少患者的焦虑情绪,从知识层面上给予患者积极影响;通过同伴抗病经历的分享,激发了患者坚韧、自强的品质,有利于提高患者心理素质。在接受过同伴支持的乳腺癌患者能够很好地认识到这类活动对自己的改变,增加了许多专业知识、解决了当下许多的疑惑、宣泄了一些负面情感、对治疗更有信心等。

康复期乳腺癌患者在接受同伴支持后获得很大的益处,从"前辈们"那儿学习到了很多,自己也体验了很多,慢慢地也变成了一个"专业人士"。当患者真正打开心扉后,便能够找到自己存在的价值,当人生踏入正常轨迹,一切都会慢慢变好。在与疾病斗争的同时再投入家庭,或是投入事业,抑或是像曾帮助过她们的同伴一样,去帮助像曾经的她一样的患者。如果患者愿意分享自己的斗争经历,愿意分享自己的故事,可以通过咨询医疗机构或抗癌基金会,选择想要进入的支持团队并做出尝试,那将是更非凡的经历和意义。

四、性生活指导

(一) 性生活的改变

乳房作为女性的第二性征,具有美学以及哺乳这两项重要的功能。乳腺癌患者术后由于乳房缺失和胸部畸形,很多患者认为自己不再是完整的女人,对丈夫缺乏吸引力,产生自尊心受损、无助、自我价值感降低及不同程度的心理障碍,最终影响对性行为的认知,从而导致有意无意地回避性生活,久而久之影响夫妻情感。中国传统思想观念,对于性生活比较羞涩和禁锢,因此很多女性患者羞于向医护人员咨询性生活方面的知识。导致性生活改变的原因很多,主要来自患者的错误认知、配偶的顾虑及医护人员缺乏宣教。有些患者认为月经停经了,就不应该有性生活了;有些配偶担心性生活会使妻子性激素水平增高,导致乳腺癌复发转移而禁欲;有部分患者是由于不确定治疗期间是否可以进行性生活而盲目克制。

(二) 如何保持良好的性生活

良好的沟通在双方的性生活中非常重要。在中国传统观念中,责任是很重要的。年轻女性患病后,伴侣会承担更大的责任。女性可以主动沟通,让伴侣知晓只要身体许可,可以进行正常的性生活。为了使性生活更加满意,双方必须认真的沟通彼此的需求,共同努力,保持最佳的健康状态。"主动告知伴侣"是一种重要且正确的方式。

信息支持对伴侣双方都很重要。医护人员应提供有针对性的信息知识,也可制作宣传手册供患者参阅。在进行性生活时伴侣双方都存在许多顾虑,如激素水平的变化对疾病的影响等,这些顾虑很大程度上是由于信息的缺失。告知患者夫妻双方应放下心理顾虑,雌激素是比较恒定的指标,不受性生活影响,参与性生活过程的是大脑神经系统及生殖器官。在患者身体状况允许的情况下即可恢复性生活、性生活过程中夫妻双方应进行充分沟通与协调,逐渐促进和推动性生活顺利、愉快地进行。和谐的性生活有助于增强患者的自信心,改变消极的生活态度,并增进夫妻感情,使家庭生活更加幸福,也有利于疾病的康复。同时,建议医护人员把性的健康作为一项常规评估项目以帮助患者及其伴侣减少恐惧,提高舒适度。经过良好的培训,医护人员甚至可以成为患者和伴侣之间的沟通桥梁,帮助伴侣们保持良好的性生活。

规律、和谐、适度的性生活对于乳腺癌患者而言代表着机能的恢复,但是性生活过程中应做好有效的避孕措施,首选的避孕措施为工具避孕,禁止使用药物避孕。

第四节 义乳的选择与佩戴

国内外研究发现,患者在乳房全切术后身体形象的受损使其自信心遭受到极大的冲击,工作及爱好受到一定的限制,同时生活质量也严重降低。因此越来越多的人开始关注乳房缺失患者的问题,而义乳的出现成为患者术后弥补身体缺陷,改善外在形象,提高患者生活质量的理想选择。

一、义乳

义乳,又称假乳、仿真乳,一般由泡沫、海绵或硅胶等材质制成。义乳具有各种各样的形状、大小和肤色,与天然乳房尽可能地相似。

二、佩戴义乳的作用

乳房是女性的象征。乳腺癌术后女性在回归工作、回归社会时,可能会因乳房缺失而产生敏感、自卑等各种心理问题。佩戴合适的义乳能让患者外形看起来与常人无异,帮助患者重拾自信。同时,由于乳房具有一定重量,一侧乳房缺失会造成患者身体不平衡。长此以往,患者可能会出现颈、肩、背部疼痛,严重者可能出现斜颈、斜肩、脊柱侧弯等各种问题。佩戴义乳使患者身体处于平衡状态,能避免脊柱侧弯、延缓手臂水肿等的发生。此外,目前临床上采用乳腺癌改良根治术,虽然保留了胸大肌和(或)胸小肌,但女性胸肌并不发达,手术后术侧胸壁外观皮肤下薄弱的胸肌包着肋骨、肺及心脏。失去乳房脂肪组织的保护,胸部受外伤的风险增大。仿真义乳可缓冲外力直接作用在手术部位,有效保护胸部,从而达到安全的需要。

三、义乳选择标准

专业义乳重量适中,大小形状适中,款式多,类别多,适合每一个有需要的女性。选择义乳应该具备"柔、挺、准"三大基本特点。"柔"是指义乳材料手感柔软。"挺"是指义乳能保持造型。"准"是指义乳能和另一侧乳房良好匹配。"柔、挺、准"三大基本特点也是决定佩戴舒适度的重要指标。

(一)不同材质义乳的选择

(1)泡沫义乳:由聚丙烯珠粒制成,具有透气、舒适、轻便等优点,适合炎热的天气。但泡沫义乳容易四处移动,不易固定。

(2)棉质义乳:由海绵填充物制成,具有柔软、透气、舒适等优点。但由于海绵重量极轻,不能维持身体平衡,不适合长期佩戴。

(3)硅胶义乳:目前,大多数义乳由医用硅胶制成。硅胶义乳的材料为医用硅胶,是一种高分子的硅氧烷聚合物。硅胶义乳质地柔软、弹性好、色泽逼真,佩戴后的感觉、移动很自然,触摸时的感觉与自身乳房相近,温度可随体温变化而变化,使用者不会有冰冷的异物感。硅胶义乳经科学计算,其重量与未切除的乳房组织重量相近,从而达到维持身体平衡的作用。但部分硅胶义乳透气性可能较差。

(二)不同类型义乳的选择

(1)完整义乳:单侧义乳具有各种背衬,可直接抵靠已切除所有乳房组织的胸壁。它的大小、形状和肤色与另一侧乳房相匹配。对于切除两侧乳房的患者,则可以选择最舒适的尺寸。

(2)局部义乳:适用于切除了一部分乳房的女性,由硅胶树脂材料制成。它被戴在胸罩内,形状可以填满乳房轮廓。

(3)粘贴式义乳:义乳(全部或部分)直接粘贴在皮肤上。由于义乳所有重量并非由文胸承担,比较适合运动活跃或想要少用支撑性文胸的女性。如果衣服足够支撑,患者也可以搭配无肩带的连衣裙和上衣。大多数粘贴式义乳本身具有黏性,可以将其直接粘到胸壁上,也可以将其固定在固定部分上,作为常规义乳来佩戴。由于其可能会损坏皮肤,建议患者不要在手术后或放疗期间(有时是放疗之后)的 12 个月内使用粘贴式义乳。

(4)义乳(或"人工")乳头:由柔软的硅胶制成,可以戴在重建的乳房或义乳上。可通过义乳乳头的自黏性,或使用特殊的皮肤胶,将修复的乳头固定在乳房上几天。

(5) 游泳专用义乳：专门用于游泳时使用,不会被盐水或氯气损坏。

（三）不同形状义乳的选择

(1) 水滴形轮廓：适合竖式清除的手术方式(锁骨部位切除较多的情况),即除了乳腺组织清除外,上至锁骨部分肌肉也被切除。水滴形义乳上部较长,凹面有型的扩张,能弥补身体缺陷,同时起到维护平衡、缓冲外力,保护患者侧面胸部的作用。

(2) 三角形轮廓：适合单纯乳房切除者(仅切除乳腺、面积较小的情况)使用。三角形义乳的形状与真乳无异,做工细腻,质地柔软,凹型背面使义乳完全紧贴胸部。有以下几种,① 对称三角形义乳：比较大众化,适合绝大多数患者,佩戴容易,一般能合适地放入贴身的义乳文胸内。② 非对称形义乳：专为左右特定腋下切除手术患者而设,造型自然,能弯曲地伸展以顺应腋下切除手术的部分。③ 螺旋形轮廓：该义乳有左右之分,适合手术中乳腺清除的范围较大(腋下或根治切除较多的情况),即锁骨及腋下部分均有肌肉组织切除者使用。螺旋形义乳根据延伸和补充理念,平滑凹形的背面紧贴胸部,能避免上下滑动,较好地维持术后的身体平衡。

（四）义乳文胸的选择

部分义乳需要放入义乳文胸内使用。专用义乳文胸内罩杯内有一个棉质的小布袋,可将义乳完全套入使其维持在正常位置。合身的、有内袋的义乳文胸一般不会令使用者尴尬,患者可以如常跳舞、运动而无需担心义乳移位。手术后佩戴的义乳文胸应以舒适为主。若义乳文胸内有金属丝承托,可能会造成伤口皮肤敏感,而且会在一定程度上损害到义乳。若义乳文胸的肩带及背带加厚,可在佩戴后减轻肩膀负担,使患者更为舒适。

（五）义乳重量的选择

最合适的义乳重量取决于另一只乳房的重量,义乳重量与另一乳房的重量相匹配,会使患者感觉更平衡。乳房丰满者可选择轻质的义乳,并选用运动型义乳文胸能有效固定义乳,减轻肩部负担。对于切除了双侧乳房的患者,则可以选择自己感觉最舒适的重量。

（六）义乳佩戴时间

对于乳房切除术后初期伤口还未完全愈合,或正处于化疗、放疗期间的患者,建议选择透气好、质地轻的棉质义乳,美化外观,又不影响伤口的治疗和愈合。对于手术后切口完全愈合的患者,日常佩戴建议选择硅胶义乳,它能够有效维持身体平衡。一旦疤痕部位完全愈合并且肿胀减轻(通常在 6～8 周之内),就可以选择永久性硅胶假体。

（七）保养方法

(1)"三不要":不要去揭或撕义乳膜,在穿戴过程中要避免尖锐指甲戳破义乳薄膜;不要用力挤压或揉搓义乳;不要将义乳放在太阳下暴晒或者置放于高温处,以免加速义乳老化。

(2)日常维护:当义乳需要清洁时,使用清水冲洗(不要使用化学洗涤剂),用软布擦干即可;义乳使用后及时收好并平放入义乳包装盒内,防止变形;万一义乳不慎被刺破,立即用透明胶布封贴破口处;使用专业配套的义乳文胸及保护套可以更好地保护义乳。

(3)注意事项:乳腺癌术后的患者要待伤口完全愈合后方可佩戴,有湿疹、皮炎、破损等现象要暂时停用;保持清洁,避免化学物质的刺激,避免热源,避免与锐利器接触。

(4)使用寿命:硅胶义乳的使用寿命受多方面的影响,主要因素为材质问题、义乳自身的老化因素、人为因素等。

第五节　淋巴水肿预防及管理

乳腺癌手术治疗、放化疗等辅助治疗方法以及患者术后伤口感染、肿瘤转移等均会导致淋巴系统受损,淋巴液回流受阻滞留在组织间隙,继而形成乳腺癌相关淋巴水肿(breast cancer related lymphedema,BCRL)。淋巴水肿导致的活动受限、慢性疼痛、外观受损、角色退化、焦虑抑郁等问题已经成为妨碍乳腺癌患者回归家庭和社会的重要因素。因此,帮助患者正确识别、及时预防、早期诊断、规范治疗、合理管理淋巴水肿显得尤为重要。

一、淋巴水肿的分期

明确乳腺癌相关淋巴水肿的分期,是确定其严重程度的重要基础。目前,淋巴水肿的分期大多建立在临床症状和体格检查的结果上,最经典的分期标准是国际淋巴学会(International Society of Lymphology,ISL)淋巴水肿分期。此外,根据淋巴水肿的病理生理特征或水肿相关测量值，也有其他分类标准被提出。

（一）国际淋巴学会淋巴水肿分期标准

国际淋巴学会淋巴水肿分期标准将淋巴水肿分成4个阶段。

0级：潜伏期或亚临床阶段。在该阶段，尽管患者的淋巴系统功能已经受到损伤，但测量患侧肢体的体积并没有发生异常，也没有明显的临床症状出现。该阶段可持续数月甚至数年。研究表明，使用生物电阻抗分析设备（bioimpedance spectroscopy，BIS）可以在淋巴水肿临床症状出现之前，发现水肿迹象，为临床治疗争取宝贵时间。

Ⅰ级：富含蛋白的淋巴液在结缔组织中积聚，可以看到明显的肢体肿胀，若抬高肢体，肿胀可暂时消退。在该阶段可能会出现凹陷性水肿。如果此时积极展开治疗，往往可以控制淋巴水肿的进展，取得更好的预后。

Ⅱ级：上抬肢体时肿胀不会消退，组织开始纤维化，导致肢体变硬；随着脂肪和纤维堆积，凹陷性水肿逐渐消失。在该阶段需要进行综合消肿治疗才有可能延缓症状。

Ⅲ级：淋巴滞留性象皮肿是重要特征。在该阶段脂沉积和组织纤维化更加严重，按压不会出现凹陷性水肿，皮肤由于营养异常出现色素沉着或疣状增生，感染愈加频发。此时，综合消肿治疗虽可以缓解症状，但很难恢复到发病前的形态，有时会选择手术治疗。

（二）其他淋巴水肿分级标准

基于上肢臂围或上肢体积测量的乳腺癌相关淋巴水肿分级标准也被临床广泛使用，如美国物理治疗协会根据肿胀肢体和健侧肢体的围度差进行分级：<3 cm属轻度水肿，3～5 cm属中度水肿，>5 cm属重度水肿。还有根据淋巴系统本身的功能进行分级，如采用荧光染色淋巴造影或磁共振成像等。

二、淋巴水肿的预防

（一）手术预防

严格掌握乳腺癌手术适应证，合理选择术式。保乳手术和前哨淋巴结活检可作为早期乳腺癌的首选术式。规范手术操作，减少和避免损伤淋巴回流通路。此外，腋窝反向淋巴显影（axillary reverse mapping，ARM）、淋巴水肿显微外科预防性治疗（lymphatic microsurgical preventing healing approach，LYMPHA）等作为手术预防淋巴水肿的新技术也在临床进一步开展,但预防效果仍需相关研究进一步佐证。

(二) 非手术预防

1. 医护人员素质与要求

(1) 能够意识到预防的重要性,并提供个性化的知识和建议。

(2) 能够考虑到影响患者获得或执行预防建议的因素:① 认知情感因素对患者获得知识的影响:患者接受一致、专业、连续的预防建议,感知建议执行的有效性,获得及时的医疗反馈是她们主动获得专业建议的基础。② 女性角色对患者执行建议的影响:能在执行预防建议的同时,顺利完成自身社会及家庭角色责任,是女性执行预防建议的保障。

(3) 能够对具有 BCRL 风险的患者进行医疗检查、筛查和管理。

2. 患者及其主要照护者角色

(1) 能够认可获取专业健康建议的重要性,并及时向医护人员寻求帮助。

(2) 能够主动向医护人员报告患肢变化,如肢体围变化、感觉变化、皮肤状况等。

(3) 能够在医护人员指导下,根据患病风险执行预防建议:高风险者尽量坚持执行预防建议,中、低风险者在执行建议的程度上拥有更大的灵活性。

(4) 患者的主要照护者及同伴共同参与管理 BCRL,对预防具有积极作用。

3. 认识患病风险

(1) 高风险患者包括接受腋窝淋巴结清扫(axillary lymph node dissection, ALND)者、接受 ALND 联合区域淋巴结放射治疗者、术前 BMI$\geqslant$30 kg/m^2 者、曾出现 BCRL 症状者。

(2) 中风险患者为接受前哨淋巴结活检(SLNB)联合区域淋巴结放射治疗者。

(3) 低风险患者为仅接受 SLNB 或未切除任何淋巴结者,且术前 BMI$\leqslant$25 kg/m^2 者。

4. 发现相关症状

相关症状可表现为患肢肿胀、感觉异常(如沉重感、紧绷感、坚硬感、疼痛感等)、皮肤变化(如皮温高、局部炎症、色素沉着等)。患者在术后的任何时期都会出现症状,尤其是术后 1~2 年。

5. 完成定期检测

(1) 跨学科合作的前瞻性监测管理是有效的。监测时间为术前、术后即刻、术后 1 个月以内,之后每间隔 3 个月监测 1 次。

(2) 临床测量肢体臂围及体积应用最广泛的方法是使用卷尺、水置换法、红外线识别技术等。识别亚临床 BCRL 状态的最有效方法是生物电阻抗分析法。

(3) 国际淋巴学会淋巴水肿分级 (ISL 分级)。

6. 执行预防建议

(1) 与治疗相关的预防建议

1) 口腔负压吸引技术可能有预防作用。

2) 艾灸治疗、空气波压力治疗、自制软枕、睡眠支架有预防作用。

3) 功能锻炼有预防作用，但开始时间、频次均未统一。早期（术后即刻开始）肩部功能锻炼能有效改善肩关节活动度。

4) 徒手淋巴引流 (manual lymph drainage, MLD) 预防 BCRL 的有效性尚不明确。医护人员可在患者手术缝线拆除后或伤口愈合后进行 MLD。患者可在医护人员指导下进行自我淋巴引流。

5) 静脉穿刺可能与患肢体积增加无关。若需要进行静脉穿刺，患者应主动报告有 BCRL 风险，尽量使用非患侧肢体。若必须使用患侧肢体，应避免同一时间反复多次穿刺，在发生皮肤问题或 BCRL 相关症状时及时就诊。

6) 血压测量可能与患肢体积增加无关。若需要测量血压，患者应主动报告有 BCRL 风险，尽量使用非患侧肢体。若必须使用患侧肢体，应选择手动测量的血压计，以避免同一时间段内反复加压测量对肢体造成损伤。

(2) 与生活方式相关的预防建议

1) 获得并保持理想体重。

2) 航空旅行与患肢体积增加无关。在航空旅行时应避免长时间静坐，可以适时活动患肢，必要时预防性使用压力服装，避免抗阻运动。

3) 避免患肢暴露在极冷或极热的环境中，防止灼伤和冻伤。

4) 避免患肢外伤，如骨折、严重烧伤、动物咬伤、抓伤、刺伤等。可在缝纫、用烤箱、做园艺时使用合适的防护用品，如顶针、手套、袖套等。

5) 避免穿戴过紧的饰物和衣服，选择合适的内衣。

6) 保护皮肤，定期使用润肤霜避免皮肤开裂。对于患肢的划痕、刺伤、破损，用水清洗待干后，在医护人员指导下涂抹抗菌药物。

7) 在医护人员指导和监督下进行运动是有益的，运动主要包括 3 种类型，即有氧、力量和柔韧性运动，在发生躯体疼痛、肿胀、不适时，应及时停止并就诊。① 力量和柔韧性运动：循序渐进的自我拉伸运动应该成为患者生活的一部分，而不是作为治疗方法。② 抗阻运动：包括俯卧撑、举重等。抗阻运动可以增强患肢肌肉力量而不增加 BCRL 患病风险。但运动时要重视可能存在的骨骼肌肉损伤等健康问题,对于正在接受紫杉醇类药物化疗的患者,需要注意急性反应的发生,如细胞外液变化、肢体体积变化、淋巴水肿症状。③ 有氧运动:普拉提、太极、气功、游泳、蹦床、呼吸运动、放松运动、北欧式健走、瑜伽都是可行的;④ 具有淋巴水肿风险的患者,运动时应在医护人员指导下选择压力袖套,15~20 mmHg 的压力袖套可能是有益的。

三、淋巴水肿的治疗

(一)保守治疗

保守治疗的原理是通过非手术方式增加局部微循环,促患肢淋巴回流,使组织液进入淋巴管腔,从而减轻水肿。其具有操作简便、创伤小等优点,对预防乳腺癌术后上肢淋巴水肿的形成和治疗轻度淋巴水肿有一定疗效。但保守治疗并非病因治疗,耗时长、病情易反复,甚至可能加重中、重度患者的病情是其主要缺点。

1. 综合消肿治疗(complex decongestive therapy,CDT)

CDT 是一种以皮肤护理、手法淋巴引流、压力治疗及功能锻炼为一体的淋巴水肿国际标准疗法,包含治疗初始阶段及治疗维持阶段,治疗初始阶段为开始治疗至水肿基本消退,治疗维持阶段为水肿基本消退至终生。

(1)皮肤护理:在任何治疗阶段均应严格保护皮肤。首先应观察患者皮肤有无角化、真菌感染、淋巴液漏、溃疡、淋巴管炎等并发症,优先处理皮肤并发症。使用 pH 为中性或弱酸性的清洗用品清洗,并擦干。最后,使用 pH 为中性的润肤剂涂抹患肢。

(2)手法淋巴引流

1)流程大致首先为开通淋巴通路:用手掌大、小鱼际肌或并拢的食指、中指和无名指静止旋转抚摩浅表淋巴结,力度适中;其顺序为:锁骨上下淋巴结区→颈部淋巴结区→耳前、耳后淋巴结区→腋窝淋巴结区→肘窝→胸部→背部→腹股沟淋巴结区。然后进行手法淋巴引流:在患侧肢体从远心端向近心端沿浅表淋巴管走向用环状推进、旋转推进、勺状推进的手法进行抚摩。

2)顺序:胸部切口上侧→对侧腋窝或锁骨下;胸部切口下侧→同侧腹股沟;上臂内侧→上臂外侧直至锁骨上;上臂外侧→同侧腹股沟;手背、手掌、前臂、肘窝→上臂外侧。抚摩手法轻柔,以不造成局部皮肤发红为宜;治疗初始阶段应由淋巴水肿治疗师进行手法淋巴引流,治疗维持阶段由患者进行居家手法淋巴引流。

(3)压力治疗:压力治疗使用多层纱布及弹力绷带进行压力包扎。

1)管状绷带层:使用棉质或棉-粘纤维质管状绷带包扎手背至腋下皮肤,此层不加压。

2）衬垫层：采用聚氨酯泡沫衬垫或软绵衬垫等包扎患侧肢体，从手腕向近心端缠绕直至患肢腋下，此层不加压。

3）低弹性压力绷带层：使用低弹性压力绷带包扎手掌、前臂和上臂，注意关节处使用交叉包扎，包扎压力从肢体远心端到近心端逐渐递增。

4）固位绷带层：使用宽 4～5 cm 的弹性绷带包扎手指及手背，应沿着每个指头的长度缠绕数层，每个手指绷带包扎后都在腕部缠绕 1 圈固定，此层不加压。

压力治疗期间应及时观察患肢是否出现局部压痛明显或手指麻木等末梢血液循环不良情况；治疗初始阶段实施手法淋巴引流后，应使用弹力绷带 23 h/d，在治疗维持阶段可使用定制的弹力袖套替换弹力绷带。

（4）功能锻炼：在完成前三步后，仍需进行适当的功能锻炼，以促使淋巴液加速回流。可在日常生活和工作中进行功能锻炼，运动时宜穿戴弹力袖套或使用弹力绷带。

1）热身，活动大关节，20～30 次，中等速度。

2）活动肩部或肩胛部。

3）消肿锻炼：患侧上肢活动屈曲或伸展活动。

4）拉伸锻炼：上肢上举摸头部。

5）呼吸锻炼：做扩胸呼吸、唱歌等。

2. 药物治疗

其代表药物为苯吡喃酮类药物，但由于其肝脏毒性、致癌、致突变性，目前已停止使用。微量元素硒也是肢体淋巴水肿治疗中的常用药物，其主要作用机理是抗氧化。然而，较近的循证医学证据表明：因缺少较好的随机对照试验，硒元素在治疗肢体淋巴水肿方面的疗效尚存在不一致性。

3. 低能量激光治疗（low level laser therapy，LLLT）

亦称为"冷激光"，主要通过非热力学效应起到组织修复的作用。研究表明低能量激光是治疗乳腺癌术后上肢淋巴水肿的一种有效辅助手段。但 LLLT 是否增加乳腺癌术后复发率，其对乳腺癌患者的安全性有待进一步评估。

（二）手术治疗

手术治疗可去除患肢淤滞的淋巴液和纤维脂肪组织，或人工重建淋巴回流通路，从而恢复淋巴系统功能。因此，根据目的不同，其术式可分为两类：减少容量手术（减容术）和促进回流手术（促流术）。

1. 减容术

局部病变组织切除术：该术式是通过彻底切除水肿皮肤及皮下浅筋膜、深筋膜等组织,同时进行皮片移植封闭缺损,在一定程度上起到改善局部外观的作用。然而,该方法非病因治疗,故不能根本解决淋巴系统功能障碍的问题。此外,该术式常引起术后淋巴瘘和创面经久不愈等并发症,目前临床应用较少。

2. 脂肪抽吸去除术

该方法是用脂肪抽吸机在吸除患肢皮下变性脂肪组织的同时,尽可能吸除部分淋巴水肿组织后,结合弹力衣持续适度加压治疗的一种方法。然而,尽管该方法创伤小、恢复快、效果明显,但该术式可能会暂时加重肢体的淋巴回流负担,其长期效果有待观察。

(三) 促流术

1. 淋巴管静脉吻合(lymphatic venous anastomosis, LVA)

LVA 是通过显微手术重建淋巴回流通路,使淤滞的淋巴液直接转流入静脉系统。LVA 是作为治疗乳腺癌相关淋巴水肿的一种常规术式,其手术效果值得肯定。然而,该术式仍存在以下不足:① 需要较高的显微外科技术,基层单位难于开展;② 淋巴管相对静脉而言,其管壁更为薄弱,难以维持长时间的通畅。

2. 血管化淋巴结移植(vascularized lymph node transfer, VLNT)

VLNT 是应用显微外科技术将带有血供的皮瓣中携带的淋巴结移植于腋窝、肘或腕等部位的手术方式,腹股沟外侧最常用作供区。VLNT 治疗淋巴水肿的机制:VLNT 可起到类似"海绵"或"泵"的作用,将淋巴液聚集于淋巴结后通过淋巴结皮瓣本身含有的淋巴静脉通路汇入静脉系统,淋巴结皮瓣可以刺激淋巴管再生。

3. 自体淋巴管移植

该方法是在获取供区(通常是大腿内侧)功能良好的淋巴管后,将其跨过上肢淋巴回流阻塞区域行近、远端桥接吻合。尽管自体淋巴管移植对于乳腺癌术后上肢淋巴水肿具有一定治疗作用,但因淋巴管壁薄,术后极易因组织压迫造成通畅率低,故手术效果有限。此外,术后往往会遗留大腿部供区瘢痕,同时有造成供区淋巴水肿的风险。

第六节 中医治疗及辨证施护

乳腺癌在历代文献中被称为"乳岩""乳石痈"等。其特点是乳中结核,坚硬如石,凹凸不平,推之不易移。初期不痛不痒,破后或深溃如岩洞,或外凸似泛莲,疼痛连心。久则五脏俱衰,多致不救。

一、病因病机

乳腺癌的发生是在六淫伏毒和七情郁毒等病因长期作用下,使经脉阻滞,气血不和,脏腑失调,浊邪积聚,"蓄毒"为害,最终而癌变。癌毒内生既是病理变化的产物,又是乳腺癌发生的直接病因。癌毒易与痰癖互结,缠绵难愈,具有易于耗伤正气,易于随气血旁窜他处等特殊之性。

二、常见证候

1. 肝郁气滞证

情绪不佳,焦虑抑郁,肝之疏泄不及,致气血运行缓慢,壅塞肝经循属之地;或因肝气升发太过,气血上逆,上阻肝经循行之地乳络,久则出现乳腺气血壅塞而成瘀血,癌毒因此而生。

表现为乳房结块,两胁胀痛,或经前乳房作胀,经来不畅,郁闷寡言,心烦易怒,口苦咽干,苔薄白,或舌边瘀点,脉弦或弦滑。

2. 冲任失调证

冲任二脉隶属于肝肾,为气血之海,肝肾亏虚引起冲任失调,导致调蓄人体脏腑经络气血功能失常,运行不畅,气滞血凝,阻于乳房。

表现为乳房内肿块,表面不光滑,目涩、口干,腰膝酸软,五心烦热,头晕目眩,舌质红、苔少有裂纹,脉细或细数无力。

3. 毒热蕴结证

痰气凝积,气血阻滞,乳络不通或术后气血大伤,复加放疗,使局部经络阻隔,血运不畅,肌肤失养,易被外来毒邪所侵袭,热毒之邪,腐败血肉而成疮。

表现为乳房肿块迅速增大,疼痛或红肿甚至溃烂翻花,分泌物臭秽等,或发热,心烦,口干,便秘。舌质暗红,舌苔黄白或黄厚腻。

4. 气血两虚证

患者多数年纪偏大,中气不足,术后伤正气,且癌症属瘀毒内蕴,耗伤津液。

表现为疲倦乏力,精神不振,食欲不振,失眠多梦,口干舌燥,二便失调。舌淡,苔薄白,脉沉细无力。

5. 气阴两虚证

放化疗或术后,重伤气阴,常有气阴两伤之证。

表现为乏力,口干苦,喜饮,纳差,腰腿酸软,五心烦热,舌质干红,少苔或薄苔。

三、中医药治疗

乳腺肿瘤与肝脏的关系最为密切,多由情志不畅,肝脾郁怒导致,同时乳腺癌都是日积月累形成,有一段相当漫长的病史,故以正气虚为主要矛盾,整体治疗上以补肾疏肝,解毒化瘀为法则。并强调"未病先治",早期注重疏肝解郁,健脾化痰,软坚散结;中期除痰化瘀并重;后期注重益气养血,扶正祛邪;内治外治法兼用,并注重调理情志。

(一) 内治法

(1) 治疗期根据辨证施治原则(表6-6)进行治疗,能提高机体的免疫力,改善临床病症。采用益气养血、补肝肾等方法,可升高白细胞、血小板等,改善患者的胃肠功能紊乱,减轻恶心、呕吐、腹胀等症状,增进患者的食欲。同时用一些健脾、疏肝的中药降低对肝脏的损害,减少放化疗引起的毒副反应,提高放化疗的敏感性,而且在预防术后并发症及术后调理和康复上有着独特的优势。

表6-6 中医辨证的治疗原则

中医证型	治 疗 原 则	临 床 常 见 病 症
肝郁气滞证	疏肝理气、清肝解郁	乳腺癌整个病期不同程度皆可见情绪抑郁、双胁胀痛、烦躁易怒
冲任失调证	补肝益肾、调理冲任	乳腺癌内分泌治疗后月经失调、腰腿酸软、潮热多汗、烦躁易怒
毒热蕴结证	清热解毒、活血化瘀、消肿溃坚	乳腺癌复发转移后局部红肿疼痛、口干、烦躁易怒
气血两虚证	健脾益气、补血养血、培元固本	乳腺癌术后化疗后面色苍白、神疲乏力、气短
气阴两虚证	益气养阴、滋阴疏肝	乳腺癌放疗后神疲乏力、潮热多汗、口干

(2) 稳定期根据患者病情在采用内分泌治疗、双膦酸盐等常规西医治疗方法的基础上进行调肝补肾消积稳定期疗法,改善稳定期乳腺癌患者的生活质量,增强免疫功能,延缓肿瘤进展,提高生存率。

(二) 外治法

通过耳穴埋豆、针灸治疗、穴位按摩、中药熏洗外敷等外治法作用于人体经络腧穴,达到疏通经络、活血化瘀、消炎止痛的目的,能治疗并降低乳腺癌术后并发症、缓解放化疗的毒副作用,改善患者的生活质量。

四、辨证施护

(一) 患侧肢体肿胀

1. 病因病机

乳腺癌术后及放化疗后会耗气伤血,气虚则无力推动血行,血行不畅则脉络瘀阻加重,血不利则为水,并且气虚不得运化水湿,致水液不能输布而停滞,溢于肌肤而生水肿。此外,放化疗引起脾胃受损,脾虚不能运化水湿,水湿停留肌肤之间引起水肿。

2. 护理措施

(1) 观察患肢体水肿程度、皮肤情况。指导患者卧床时将此侧手臂抬高以预防或减轻肿胀。

(2) 术后避免患侧上肢静脉穿刺、测量血压等,及时处理皮瓣下积液,并适当运动患侧肢体。

(3) 中药汤剂内服:以益气活血化瘀、通络利水消肿、健脾利湿为主。水煎成 200 ml 药液,每日早晚各服一次。

(4) 针灸治疗:选取手厥阴心包经的曲池穴、外关穴及上肢局部穴位。

(5) 中药熏洗:药液温度在 35～40℃为宜,防止烫伤。用具一人一份一消毒,避免交叉感染。

(6) 中医循经淋巴消肿法穴位按摩:按摩手三阴手三阳经,每条循经按摩 3 次,每日 3 次,从远心端至近心端方向实施向心性按摩。并按揉双侧肩井、天宗、肩髃、肩髎穴,每穴 1～2 min,每日 3 次。

(二) 疼痛

1. 病因病机

久病入络,经络传变,脉络瘀阻,癌毒留滞,痰瘀得生。邪盛,痰、瘀、毒互结,不通则痛。

2. 护理措施

(1) 指导患者使用转移注意力的方法,如读书、看报、与人交流等。

(2) 教会患者使用放松术,如全身肌肉放松、缓慢的深呼吸、听舒缓音乐等。

(3) 耳穴埋豆:穴位刺激可使神经系统释放多种介质和阿片肽,产生镇痛效应。取乳腺、肝、交感、内分泌、神门等穴。每日按压 3 次,每次 1～2 min。6 天为一个治疗周期,一个治疗周期后进行效果评价。

(4) 针灸治疗:选取命门穴、关元穴、合谷穴、阿是穴等。

(三) 心烦易怒、失眠多梦

1. 病因病机

乳腺癌患者因内分泌治疗或术后正气不足,易发生人体气机紊乱、脏腑阴阳气血失调等状况,常引起烦躁易怒及睡眠障碍。

2. 护理措施

(1) 多与患者及家属交流,及时了解患者存在的心理问题,帮助其排忧解难。

(2) 帮助患者取得家属的理解和关爱。

(3) 推荐患者听轻音乐,使用音乐疗法以舒缓患者情绪。焦虑患者:听安静、柔和、婉约的乐曲,如高山流水、古筝等;抑郁患者:听冥想式的乐曲,如沉思、古琴等。

(4) 耳穴埋豆:取心、肝、神门、脑、皮质下等穴。每日按压3次,每次1～2 min。

(四) 恶心、呕吐(化疗期间)

1. 病因病机

化疗药物作为外来毒邪损伤人体正气,影响脾胃运化功能,致脾不运化,胃失和降,痰湿聚于中焦而致恶心呕吐。同时乳腺癌患者多有抑郁、紧张等不良情绪,易忧思困脾,脾失运化,胃气上逆而致呕吐。

2. 护理措施

(1) 观察呕吐物的量、色、性质,及时记录并报告医生。

(2) 呕吐后,遵医嘱以温开水或中药漱口液漱口。

(3) 耳穴埋豆:取脾、胃、神门、交感、肝等穴。每日按压3次,每次1～2 min

(4) 穴位按摩:取中脘、足三里、内关及涌泉等穴。每穴1～2 min,每日3次。

五、健康指导

(一) 生活起居

应四时气候变化,生活起居有节,劳逸结合,并适当锻炼,保持身体内环境的稳定,有利于提高身体的抵抗力,避免其他疾病的发生。

(1) 乳腺切除术后进行功能锻炼,如爬墙、拉绳展肘运动,直至患侧肢体与健侧肢体上爬高度一致。

(2) 术后7～8周内,当患肢上举及外展可达到135°～180°,肩关节活动范围达到270°~360°,且无明显牵拉疼痛感时,可进行穴位按摩操。通过对特定的穴位(肩井穴、云门、中府、乳根穴、合谷穴、内关穴等)配合经络的拍打、按揉、伸屈、抖动等。通过穴位按摩,促进患侧肢体功能康复,减轻术后患侧肢体疼痛的程度,增加患者坚持患侧肢体康复训练的主动性和依从性。

(3) 患侧肢体功能恢复后,应以气功强身为主,如太极拳、气功、八段锦、伸展运动等。

(二) 辨证食疗

食疗的目的是保证乳腺癌患者有足够的营养补充,提高机体的抗病能力,促进患者的康复,应以扶正补虚为总原则。《内经》记载:"谷肉果菜,食养尽之,无使过之,伤其正也。"在扶正补虚的总则指导下,对乳腺癌患者的食疗应做到营养化、多样化、均衡化。正如《内经》所云:"五谷为养,五果为助,五畜为益,五菜为充。"如失之偏颇,则有害无益。

乳腺癌与其他疾病一样,都有阴阳偏胜、寒热虚实之不同。食物也有寒热温凉、辛甘苦酸咸四气五味之别。热证宜寒凉,寒证宜温热;五味入口,各有所归:甘入脾,辛入肺,咸入肾,苦入心,酸入肝。辛味温散,如生姜、葱白;甘味和缓,如山药、芡实、饴糖;淡味渗利,如冬瓜、薏苡仁;酸味收涩,如乌梅、山楂;咸味软坚,如海藻、昆布、牡蛎等。乳腺癌放疗期的患者适宜摄纳益气养阴之类食物,如藕汁、绿豆、西瓜、雪梨、茅根、铁皮枫斗等;乳腺癌化疗期间则应适当进食醒脾开胃、宽胸利膈之类,如胡萝卜、佛手、木耳、薏苡仁、山楂等。

(1) 肝郁气滞证:宜食疏肝理气,化痰散结的食品,如陈皮、丝瓜、李子、海带、紫菜等。食疗方:海带汤。

(2) 冲任失调证:宜食调理冲任,补益肝肾的食品,如红枣、甲鱼、桑葚、黑木耳等。食疗方:红杞鲫鱼汤。

(3) 毒热蕴结证:宜食清热解毒,活血化瘀的食品,如莲藕、苦瓜、葡萄、柠檬、大白菜、茄子、香菇等。食疗方:菱角汤或菱角薏米粥。

(4) 气血两虚证:宜食益气养血,健脾补肾的食品,如龙眼肉、大枣、茯苓、山药、黑芝麻等,多食瘦肉、牛奶及蛋类等。食疗方:小米大枣粥。

(5) 气阴两虚证:宜食益气养阴的食品,如黑木耳、银耳、鸭肉等。食疗方:莲藕小米粥。

(6) 恶心者,宜食促进消化、增加胃肠蠕动的食品,如生白萝卜捣汁饮用;呕吐者,进食止呕和胃的食品,如频服姜汤(生姜汁1汤匙,蜂蜜2汤匙,加开水3汤匙调匀)。

(7) 化疗期间,宜食促进消化、健脾开胃、补益气血的食品,如萝卜、香菇、陈皮、菠菜、桂圆、金针菇等，禁食辛辣及油炸的食品。

（8）放疗期间，宜食生津养阴、清凉甘润的食品，如藕汁、雪梨汁、萝卜汁、绿豆汤、冬瓜汤、竹笋、西瓜、橙子、蜂蜜、甲鱼等。

（三）情志调理

（1）向患者讲解疾病与情志的辨证关系，使其了解七情气郁是乳腺癌的病因之一，负性情绪是不利于治疗的。帮助患者塑造积极的情感，以乐观的态度对待自己的疾病，学会如何面对应激事件，缓解焦虑、抑郁的情绪。

（2）鼓励患者主动抒发心中的不良情绪，保持心态稳定。

（3）鼓励病友间相互交流，增强战胜疾病的信心。

（4）指导患者采取移情易性法调整消极情绪，如阅读、倾听（音乐、广播）、写作、绘画、练书法等。

（5）鼓励家属多与患者交谈，多陪伴。

（6）指导失眠、情绪波动较大的患者采用耳穴埋豆或按摩涌泉穴来缓解症状。

（四）药物指导

一般中药需要温服，特别是一些对胃肠道有刺激作用的药物，温服能和胃健脾，减轻刺激。以清热解毒为主的中药餐后半小时服用，以减少其对胃黏膜的刺激。

主要参考文献

陈旭,韩笑,何祥,等.穴位按摩操在乳腺癌术后患肢功能恢复训练中的临床应用观察[J].心理医生,2015,21(16)：240-241.

戴金芳,赵益,孙有智.乳腺癌中医病因病机探析[J].光明中医,2017,32(7)：1069-1072.

杜华.育龄期乳腺癌术后患者性功能障碍状况及其影响因素研究[D].合肥：安徽医科大学,2018.

国家中医药管理局医政司.33个病种中医护理方案[J].北京：中国中医药出版社,2014：159-163.

黄丽瑾,裘佳佳.佩戴义乳的乳腺癌患者义乳认知及生命质量的调查分析[J].上海护理,2019,19(12)：29-33.

黄小程,景婧,王惠芬,等.乳腺癌术后病人义乳佩戴的选择及影响因素研究进展[J].护理研究,2021,35(08)：1461-1464.

黄玉蓉,胡碧芳,胡攀,等.中医药膳配合耳穴埋豆辅助治疗肿瘤化疗病人恶心呕吐的效果观察[J].护理研究,2014,28(3)：828.

罗火静,刘驰.义乳文胸造型设计研究与分析[J].天津纺织科技,2018(5)：8-11.

马飞,徐兵河,邵志敏.乳腺癌随访及伴随疾病全方位管理指南[J].中华肿瘤杂志,2019,41(1)：29-41.

马云飞,孙旭,杨永,等.乳腺癌的中医证型及用药规律研究[J].Western Journal of Traditional Chinese Medicine,2017,30(1):46-48.

裘佳佳,李平.性教育项目对提高乳腺癌患者性生活质量和减轻抑郁情绪的Meta分析[J].护士进修杂志,2018,33(04):313-318.

孙秋华.中医护理学[M].北京:人民卫生出版社,2019:166-169,172-176,177-178.

孙学然,沈小珩,郑岚,等.调肝补肾消积分期疗法治疗晚期乳腺癌的临床疗效[J].世界中医药,2019,14(01):134-140.

王成龙,栾杰等.乳腺癌术后上肢淋巴水肿的治疗进展[J].中华整形外科杂志,2018,34(7):578-582.

熊秀英,翟晓蓉,李华玉,等.耳穴埋豆法在乳腺癌康复中的应用[J].中国医学创新,2015(24):85-87.

徐洁慧,胡一惠,陈花,等.乳腺癌相关淋巴水肿非手术预防的证据整合[J].中国护理管理,2021,21(05):720-727.

战毅,隋鑫,王文萍.中医治疗乳腺癌术后上肢淋巴水肿研究进展[J].临床军医杂志,2017(2):216-220.

赵海艳,张远波,马玉芬等.同伴支持对提高乳腺癌术后患者益处发现的实施体会[J].护理学报,2017,24(14):76-78.

中国抗癌协会乳腺癌专业委员会.中国抗癌协会乳腺癌诊治指南与规范(2017年版)[J].中国癌症杂志,2017,27(9):695-760.

周娟,杨蕾,袁长蓉.乳腺癌疼痛护理的研究进展[J].解放军护理杂志,2016,33(12):38-40.

Gong N, Zhang Y, Suo R, et al. The role of space in obstructing clinical sexual health education: A qualitative study on breast cancer patients' perspectives on barriers to expressing sexual concerns[J]. Eur J Cancer Care, 2021, 30(4): e13422.

Hu J, Wang X, Guo S, et al. Peer support interventions for breast cancer patients: a systematic review[J]. Breast Cancer Res Treat, 2019, 174(2): 325-41.

Jetha ZA, Gul RB, Lalani S. Women Experiences of Using External Breast Prosthesis after Mastectomy[J]. Asia Pac J Oncol Nurs, 2017, 4(3): 250-258.

Maleki M, Mardani A, Ghafourifard M, et al. Qualitative exploration of sexual life among breast cancer survivors at reproductive age[J]. BMC Women's Health, 2021, 21(1): 56.

Marsh S, Borges VF, Coons HL, et al. Sexual health after a breast cancer diagnosis in young women: clinical implications for patients and providers[J]. Breast Cancer Res Treat, 2020, 184(3): 655-63.

McEvoy MP, Ravetch E, Patel G, et al. Prevention of breast cancer-related lymphedema[J]. Clin Breast Cancer, 2021, 21(2): 128-142.

Mirrielees JA, Breckheimer KR, White TA, et al. Breast Cancer Survivor Advocacy at a University Hospital: Development of a peer support program with evaluation by patients, advocates, and clinicians[J]. J Cancer Educ, 2017, 32(1): 97-104.

Rehberg K, Fleischmann A, Silber E, et al. Facilitators of peer coaching/support engagement and dissemination among women at risk for and surviving with breast cancer[J]. Transl Behav Med, 2021, 11(1): 153-60.

T/CNAS 14-2020.乳腺癌术后淋巴水肿预防和护理[S].中华护理学会,2021.

第七章 复发转移性乳腺癌管理及护理

第一节 复发转移性乳腺癌的评估与管理

首先应该对有转移或者复发表现的乳腺癌患者进行详细的病历资料采集，并进行系统的病情评估，明确患者是否出现乳腺癌的复发转移。如有可能对复发的病灶进行活检，如确诊为复发转移，需进一步明确复发转移的部位、数量、对内脏器官的损害程度等。

详细的病历资料采集一般包括以下内容：① 原发肿瘤的完整病史：包括原发肿瘤的发现过程、肿块生长的速度、手术方式、术后病理结果、病理分型、分子分型和淋巴结转移情况。术后的治疗方案，包括化疗方案、是否放疗、是否内分泌治疗、是否靶向治疗等。② 详尽的体格检查，包括双侧乳腺和双侧腋窝淋巴结的检查，尤其是锁骨上淋巴结和胸骨旁淋巴结是否肿大。③ 复发后的实验室检查：肿瘤标记物检测（CA125、CA153、CEA 等）、血常规、肝肾功能等检查。④ 影像学检查：乳腺的超声、钼靶、乳腺增强 MRI、甚至全身 PET-CT（positron emission tomography-computed tomography，正电子发射型计算机断层显像）检查，可以辅助判断远处转移灶的数量和部位。一般在伴有症状时建议对中枢神经系统行 CT/MRI 检查，以排除脑转移的可能。PET-CT 对乳腺癌复发转移诊断的灵敏度、特异度＞90%，特别是对孤立的局部复发或远处转移病灶的界定。⑤ 最大可能获得转移性肿瘤病灶的 ER、PR、HER2、Ki-67 检测结果，特别是在既往原发灶病历无法提供这方面信息时。⑥ 对于 HER2 阳性预计将接受蒽环类药物、抗 HER2 阳性靶向药物治疗的患者，要进行心脏功能评估。

复发转移性乳腺癌（recurrent metastatic breast cancer，MBC）仍是不可治愈的疾病，需要长期治疗，治疗目的为减轻症状、改善生活质量和延长生存，因而乳腺癌的治疗过程中"晚期全程管理治疗模式"很重要。每个治疗方案使用的时间、数量、停止治疗时间应该根据患者情况来定，应兼顾规范化和个体化治疗的原则达到治疗效果。

晚期乳腺癌全程管理提倡在一线联合治疗有效后继续维持治疗。维持化疗的理想选择应是单药治疗有效、相对低毒、便于长期使用，如口服化疗药物卡培他滨等。乳腺癌全程管理理念应该深入贯彻乳腺癌诊治的每个环节，从诊断到治疗，从早期乳腺癌到晚期乳腺癌。

第二节　基于分子分型复发转移性乳腺癌的治疗

乳腺癌是一类在分子水平上具有高度异质性的疾病，组织学形态相同的肿瘤，其分子遗传学改变可能不尽相同，导致肿瘤治疗和预后也千差万别。晚期及转移性乳腺癌患者较难治愈，晚期乳腺癌常用的化疗药物包括蒽环类、紫杉醇类、铂类、卡培他滨、吉西他滨等。因此临床实践中应根据复发肿块的大小、转移的部位、肿瘤的分子特征、既往治疗方案等来制定个体化的化疗方案。晚期乳腺癌常用的联合化疗方案有紫杉醇类药物（含紫杉醇和多西他赛）联合卡培他滨或吉西他滨。

一、基于分子分型的治疗

根据 ER、PR、HER-2、ki-67 的表达不同，可以分为 Luminal-A 型、Luminal-B 型、ERBB2+型、Basal-like 型。

（一）分子分型

(1) Luminal-A 型：ER(+)、PR(+)、HER2(−)、ki-67 低表达(<20%)。

(2) Luminal-B 型：ER(+)、PR(+)、HER2、ki-67 表达除了 A 型的，其他都可以归为 B 型。

(3) ERBB2+型：ER(−)、PR(−)、HER2(+)。

(4) Basal-like 型：ER(−)、PR(−)、HER2(−)，即三阴性乳腺癌。

（二）基于分子分型的推荐治疗

(1) Luminal-A 型：内分泌治疗。

(2) Luminal-B 型：内分泌治疗＋化疗±靶向治疗。

(3) ERBB2+型：化疗＋抗 HER2 靶向治疗。

(4) Basal-like 型：化疗。

二、化疗方案的选择

（一）一线化疗方案的选择

目前对于辅助治疗仅用过内分泌治疗或其他未用过化疗的患者，可以选择 CMF 方案或以蒽环类为主的 AC(EC) 或 FAC(FEC) 方案；而对于蒽环类药物失败的转移性乳腺癌，首选卡培他滨联合多西他赛的 XT 方案，或者吉西他滨联合紫杉醇的 GT 方案。蒽环类药物已经普遍用于乳腺癌的辅助治疗，但由于其特有的累积性心脏毒性，以蒽环类为主的方案在晚期乳腺癌的治疗中需要重视对心脏的保护作用。

目前，对于含紫杉醇类的联合方案，仅有 XT 和 GT 方案有明显生存获益证据。有学者对 511 例接受过蒽环类治疗的晚期乳腺癌患者的Ⅲ期进行研究，XT 联合方案相比单独用多西他赛不仅有更高的缓解率和更长的疾病进展时间（time to tumor progression，TTP），而且显著延长了患者的总生存期。XT 方案的安全性也很好，主要毒副反应为胃肠道反应及手足综合征。GT 方案经研究表明也有生存获益，该方案的主要不良反应为血液学毒性，如血小板减少和贫血。

总体上，联合化疗比单药化疗有更高的客观缓解率和更长的 TTP，但毒性也相对较大，而单药化疗毒性低，利于长期用药，在适合的患者可以有好的生存获益。卡培他滨与脂质体阿霉素（pegylated liposomal doxorubicin，PLD）、紫杉醇类一样都是复发或转移乳腺癌一线治疗的首选单药，对于疾病进展缓慢、肿瘤负荷小、一般情况差、老年患者，可以考虑应用。

（二）维持化疗用药的选择

在晚期乳腺癌全程管理治疗模式中，维持治疗占有很重要地位。对于肿瘤缓解或疾病稳定的患者，使用原方案或者其中一个有效、毒性低的药物继续治疗直至病情进展。维持治疗可以延缓耐药，最大限度延长肿瘤进展时间，延长生存时间。前期经过最佳一线治疗获得缓解的患者应考虑合理的维持治疗。一线选用单药的，可继续该药治疗至疾病进展；一线选用联合化疗的，如果因为不良反应不能继续联合化疗，可以考虑原联合方案中其中一种单药并行维持治疗，以尽量延长疾病控制时间。维持化疗的理想药物，应该是单药治疗有效、相对低毒，且便于长期使用。

（三）抗 HER2 靶向治疗

对于 HER2 阳性的转移或复发乳腺癌患者，建议一线使用含曲妥珠单抗的联合化疗方案。曲妥珠单抗可联合的化疗药物和方案有：紫杉醇联合或不联合卡铂、多西他赛、长春瑞滨和卡培他滨,以及联合多西他赛＋帕妥珠单抗。对于紫杉醇类药物失败的患者,应考虑曲妥珠单抗联合长春瑞滨或卡培他滨的治疗。HER2和激素受体同时阳性的晚期乳腺癌患者中,对病情发展较慢或不适合化疗的患者,可以选择曲妥珠单抗联合内分泌治疗。经一线含曲妥珠单抗方案治疗后进展的 HER2 阳性的转移性乳腺癌患者,后续治疗中应继续阻滞 HER2 通路。

可选用的方案包括:保留曲妥珠单抗而更换其他化疗药物,如卡培他滨或长春瑞滨;也可换用拉帕替尼加其他化疗药物,如卡培他滨;也可停用细胞毒药物,而使用两种靶向药物治疗的联合,如曲妥珠单抗联合拉帕替尼,或曲妥珠单抗联合帕妥珠单抗。

第三节　终末期症状管理及安宁疗护

安宁疗护的原意是指对晚期癌症患者及其家属的照顾,目的是让每个进入生命晚期的人都能得到以人为本的关爱和照料,舒适、安宁、有尊严地走完人生最后的旅程;同时对其家属给予社会心理支持,提供善别服务,平安地度过哀伤期,并且能够在尽量短的时间内重新回归社会。它强调以人为中心,以现代护理观为指导,把晚期患者看作是一个整体的人,从生理、心理、社会、文化、精神等方面提供适宜的技术。其宗旨是为晚期癌症患者提供控制疼痛,缓解症状的全面照顾,以提高临终阶段的生活质量和有尊严地离世,护理的任务是强调"照料管理"。

现代临终关怀运动创始人桑德斯博士提出了临终护理五大目标:① 内心冲突的消失;② 人际怨怼的复合;③ 特殊心愿的实现;④ 未竟事业的安排;⑤ 亲朋好友的道别。

我国台湾地区安宁疗护的四大原则:① 舒服,解除病痛,尽量让患者舒服;② 关注,竭尽专业能力并给予关注、同情,让患者家属可以信赖;③ 倾听,鼓励患者说出感受;④ 持续性,只要情况允许,尽量生活照常,活动照常,生活保持连续性。

我国安宁疗护开展较早且较成熟的是香港和台湾地区。1982年香港九龙圣母医院首先成立关怀小组,为晚期癌症患者及家属提供善终服务。1983年,台湾天主教康泰医疗基金会成立癌症末期患者居家照顾服务,首先开创了中国台湾地区安宁疗护居家服务。中国大陆安宁疗护的发展始于1988年天津医学院临终关怀研究中心的成立,30余年安宁疗护的推进活动一直较为缓慢,大多数医疗资源都集中在治愈性治疗上。为了贯彻党的十九大精神,推进实施健康中国战略,构建全生命周期健康服务体系,国家卫生计生委于2017年2月发布了《安宁疗护实践指南(试行)》《安宁疗护中心基本标准(试行)》和《安宁疗护中心管理规范(试行)》3个文件,全面开启了我国安宁疗护事业发展的新局面。目前,各地区顺应社会文明发展、满足全生命周期健康需求和丰富医疗照护内涵,在国家政策的支持和指引下,积极思考、探索和开展安宁疗护实践。2017年10月,《关于开展安宁疗护试点工作的通知》选定了北京市海淀区、上海市普陀区、吉林省长春市、河南省洛阳市、四川省德阳市作为安宁疗护试点,试点项目推动了我国安宁疗护政策的实施,为其他地区安宁疗护模式的探索提供了动力及方向。

调查研究显示,安宁疗护可缓解90%以上的晚期癌症患者的身体、社会心理和精神问题,满足患者多样化、多层次的健康服务需求,提高患者及其家属的生活质量,同时还可节约医疗支出,提高医疗资源效率,具有重要的现实意义。

安宁疗护的照护模式形式多样,有住院照护、日间照护、居家照护等。住院照护指终末期患者住在医疗机构,如医院的姑息治疗病房、临终关怀院等接受安宁疗护,主要是症状控制,兼顾生理、心理、社会等问题,倾向急性或复杂性的照护处置。它具有专属的独立病房、健全的医疗设备及充足的医疗人力资源等优点,但费用较高,且床位较少。居家照护是由照护团队访视,进行一般诊疗与处置,照护临终状态的患者及家属心理、社会等方面问题等。它具有节约往返医院的时间与费用、满足患者在家"往生"的心愿等优点,但照顾者压力较大,且突发状况时较危险。日间照护是由原诊疗团队与安宁照护团队共同为终末期患者的需求给予适当的照护。它具有打破照顾场所的限制、缩短住院天数、降低医疗成本等优点。

一、症状管理

恶性肿瘤患者会因病理、心理问题出现诸多躯体症状,比如癌痛、口腔溃疡、厌食、恶心呕吐、便秘腹泻、疲乏、呼吸困难、睡眠障碍、运动能力减低、性功能障碍、淋巴水肿等。张叶宁等应用"痛苦温度计"对4 851名恶性肿瘤患者进行评估,发现最常见的躯体症状为疲劳(827名)、睡眠障碍(801名)、癌痛(709名)。另外Cleeland等发起的一项纳入3 106名受试者的研究中发现恶性肿瘤患者最主要的躯体症状为疲劳(34.6%)、睡眠障碍(26.9%)、癌痛(19.4%),且这三者与患者心理的联系又极为密切。这些症状均直接影响患者的生活质量,同时会引起或加重相关的焦虑、抑郁、恐惧等情绪及心理问题,反之亦然。要及时地控制和改善躯体症状,需要对其的正确识别和评估,这对疾病全方位、全程管理具有重要意义。

(一)疼痛

疼痛是恶性肿瘤患者最常见的症状之一。转移性肿瘤或者终末期患者64%

存在癌痛。超过 1/3 患者疼痛严重影响日常生活，40%以上的癌痛患者没有得到充分的镇痛。疼痛不仅给患者带来了躯体的痛苦，还带来心理社会痛苦，严重影响患者的功能状态和生活质量，甚至对预后产生不良影响。针对癌痛管理的国内外众多指南，推荐最常用的初步筛查评估工具为数字评分法(numerical rating scale, NRS)，对于儿童、老人、文化差异较大、意识障碍等无法顺利沟通者可应用修订版面部表情疼痛评分法(the face pain rating scale-revised, FPS‐R)。简单筛查后，《中国恶性肿瘤疼痛诊疗规范指南》推荐癌痛患者需要进行进一步全面评估，较为常用的评估工具为"简明疼痛评估量表"(brief pain inventory, BPI)，评估癌痛及其对患者情绪、睡眠、活动能力、食欲、日常生活、行走能力、与他人交往等生活质量的影响。

根据患者的疼痛程度和原因，按照世界卫生组织(WHO)的"癌症三阶梯止痛法"适当的选择止痛药物，并将止痛药物与抗肿瘤治疗、心理及康复治疗合理搭配，实现癌痛控制目标："321"即

3——24 h 内疼痛平均分控制在 3 分以下；

2——24 h 内爆发疼痛控制在 2 次以内；

1——1 天内达到上述标准。

除教会患者疼痛自评方法，指导患者及其家属遵医嘱使用止痛药物并观察药物的效果及不良反应以外，还应注意告知患者及家属疼痛的原因或诱因及减轻和避免疼痛的其他方法，包括音乐疗法、注意力分散法、自我暗示法等放松技巧。

(二) 疲乏

恶性肿瘤相关性疲劳较为常用的筛查方法为：① "0~10 分单向筛查工具"；② 单维度简短疲劳量表(the brief fatigue inventory, BFI)；③ 恶性肿瘤治疗功能评估疲劳量表(function assessment of cancer therapy-fatigue, FACT‐F)，在评估疲劳的同时还具有良好的心理测量属性；④ 恶性肿瘤疲劳量表(cancer fatigue scale, CFS)，评估身体、活动、情感、注意力、记忆方面的疲劳；⑤ 疲劳症状量表(fatigue symptom inventory, FSI)，评估患者过去 1 周内疲劳的严重程度及对日常生活、活动、情绪、集中精力的能力及生活质量的影响。

疲乏是乳腺癌最常见的晚期效应，发生率为 25%~99%，大约有 1/4~1/3 患者的疲乏会持续长达 10 年之久。疲乏的发生与炎症活动、细胞免疫、激素水平、中枢神经系统有关。Sriram 等进行了一项具有中等质量证据的随机、双盲、安慰剂对照的针对进展期恶性肿瘤患者疲劳的临床研究，提示地塞米松可有效改善晚期恶性肿瘤患者的疲劳及生活质量。Pascal 等开展了一项具有中等质量证据的关于莫

达非尼用于恶性肿瘤患者化疗相关性疲劳的Ⅲ期随机安慰剂对照双盲临床研究，结果显示莫达非尼可以显著改善患者的严重疲劳。也有研究显示，高质量饮食可以显著降低疲乏程度，鼓励患者进食，食物种类尽量多样化，根据患者的消化能力和个人爱好选择新鲜、富含电解质的食物，如新鲜水果、蔬菜、各种肉类、蛋奶等，烹饪方法以蒸煮、炖、清炒为主。健康行为对癌因性疲劳有良好的改善效果，因此要合理安排患者作息时间，创造安宁、温馨的环境，帮助患者提高睡眠质量，提供多样化的放松方法如阅读、音乐、聊天等，让患者获得心灵的放松。还有研究发现，体育活动、气功和太极、重用黄芪联合培本扶正法等干预措施可以显著改善疲乏状况，提高身体功能和生活质量。可在患者身体状况允许的情况下适度进行有氧运动，如散步、浇花、有氧操等，通常建议每日30 min中等程度锻炼，每周3～5 h。有以下情况时锻炼要谨慎：骨转移，血小板减少，贫血，活动性感染，存在安全隐患，如跌倒风险高的患者。

（三）睡眠/觉醒障碍

睡眠/觉醒障碍包括失眠及嗜睡，在晚期恶性肿瘤患者中发生率较高。推荐使用的评估工具包括埃德蒙顿症状评估系统（Edmonton symptom assessment system，ESAS）和爱泼沃斯嗜睡量表（Epworth Sleepiness Scale，ESS），这两个量表内部一致性均较高，目前在临床得以广泛应用。乳腺癌会引发或加重失眠，51%的患者有睡眠问题。传统的睡眠障碍管理策略包括行为疗法（睡眠卫生教育、睡眠限制、刺激控制、认知重构和放松疗法）和药物干预（苯二氮卓类、非苯二氮卓类镇静剂、褪黑素受体激动剂、抗抑郁药）。一项中等质量证据的系统分析，共纳入3个临床指南及12个随机对照研究，结果提示：考虑到药物治疗带来的不良反应，以及行为治疗比药物治疗对改善睡眠质量有更好疗效，认知行为治疗是目前睡眠障碍患者推荐的首选治疗。另外一项系统性分析纳入5个随机对照研究结果也提示：行为治疗比药物治疗有更好疗效。对于行为治疗失败的顽固性睡眠/觉醒紊乱的患者，可以考虑药物治疗。其次，护士或患者家属提供优质的睡眠环境，如安静的房间、舒适的床单位、良好的个人卫生等更有利于改善患者的睡眠质量。在饮食上，可在睡前饮温热的饮品，避免刺激性的饮料和食物，如烟、酒、过浓的茶叶和咖啡、碳酸饮料等，避免饱食的状态下入睡。睡眠问题常与心理问题相伴随，帮助患者认识到目前存在的睡眠障碍问题是自然的，不要过分强调每天睡眠时间的多少，帮助患者保持心情的平静，当患者表达睡眠问题好转时，多给予正面的鼓励和正向的暗示。遵医嘱合理用药及观察药物的不良反应，并根据患者的睡眠规律合理的安排作息时间。有研究显示，在常规进行功能康复操锻炼的基础上应用中医特色的耳穴埋豆法,选择神门、胃、心、内分泌、三焦、耳尖常用耳穴,取用王不留行籽、绿豆、小米等敷贴在选用的耳穴上,发现可改善患者的睡眠质量。

(四) 消化道症状

复发、转移性乳腺癌患者的消化系统症状主要包括口腔溃疡、厌食、恶心呕吐、便秘腹泻。这些消化系统症状的发生,除了原发疾病和全身体质的下降,多数与化疗有关。对于消化系统症状的管理,需因人而异,制定个体化的护理措施。

1. 口腔溃疡

避免辛辣刺激食物、酸性果汁或碳酸盐饮料;避免坚硬有棱角的食物,如煎炸食物、松脆饼干等;加强口腔护理,每次进食或呕吐后用清水漱口,进软食或流食;必要时遵医嘱使用抗菌漱口水,浅表溃疡可涂锡类散、西瓜霜等,或者使用重组牛碱性成纤维细胞生长因子外用凝胶等,能够促进创面愈合的药物。溃疡疼痛可口含碎冰或外敷药膜,疼痛严重时影响患者正常进食,可使用生理盐水+利多卡因+维生素B12配置漱口水含漱。

2. 厌食

向患者和家属讲解疾病和药物相关知识,帮助患者及其家属接受和调整厌食;尽量进食喜欢的食物,注意食物的色香味,尽量帮助患者摄取不同种类的食物;进食前进行个人清洁,如漱口、洗手,指导患者家属陪伴患者进食,进食时避免患者反感的刺激性气味并保持环境的整洁。帮助患者建立"有饱胀感是正常的"概念,不强调每次进食的多少,不在患者面前表现出紧张焦虑的情绪,帮助患者保持心情的平静。

3. 恶心呕吐

患者恶心呕吐症状严重时可暂禁饮食,待症状缓解后循序渐进地进食。为患者营造舒适的环境,远离异味和引起患者呕吐联想的环境,通过聊天、听书等活动分散患者注意力,指导患者做深呼吸运动缓解紧张情绪;选择碳水化合物而不是高蛋白、高脂肪的食物,少量多次进食,避免大量进食引起饱胀感,进食后不大量饮水,进食后1h内尽量不平卧;呕吐时协助患者坐起或头偏向一侧,用深色垃圾袋装呕吐物并及时清理,呕吐后用患者喜欢的茶水或清水漱口,保持口腔的清爽。

4. 便秘和腹泻

对于便秘的患者可指导其进食高纤维素的食物,保证饮水量,进行腹部按摩,养成良好的定时排便的习惯,必要时使用大便软化剂或灌肠;腹泻的患者应排除肠道感染,禁食生冷油腻的饮食,补充电解质以防止电解质紊乱,便后用清水清洗肛周并涂抹氧化锌软膏,防止肛周皮肤破溃感染。

（五）心理问题

大约 1/3 的乳腺癌患者康复期会有心理痛苦，如抑郁、焦虑、紧张、担忧、悲观、恐惧等心理问题。患者的躯体症状和心理问题常常伴随出现，识别和治疗患者的精神心理问题是必要的。对乳腺癌患者进行健康教育干预，包括开展俱乐部活动、定期举办乳腺癌相关讲座、进行针对性的健康教育，发现志愿者参与健康教育有助于改善患者的心理状况和生活质量。还有研究表明行为疗法和体育锻炼可以改善乳腺癌康复期患者的心理社会功能和生活质量，但还需要进一步研究以证明体育锻炼对压力的干预效果。因此，对于患者的心理问题我们能做的有：① 提供有效的治疗，首先必须缓解并发的躯体症状，如疼痛、恶心呕吐、睡眠障碍等；② 请求专业人员对患者进行心理学评估；③ 在治疗的过程中，医生、护士与患者建立良好的关系，根据个体的需要提供相关信息（如各种疾病相关知识讲座、病友交流会等），并让患者对其疾病的治疗有一定的自主选择；④ 患者家属在居家照护的过程中要观察患者的心理反应和需求并收集患者的心理信息，鼓励患者说出自己内心的感受，采用陪伴、沟通、倾听等心理学方法缓解患者的心理问题。

二、支持性照护

安宁疗护应贯穿于晚期癌症患者的照护全程，为患者和其家属提供"身、心、灵、社"的全方位照护是安宁疗护的核心内容。晚期癌症患者在生命的最后一段时间，患者及家人都经历着巨大的身心折磨，患者如何善终，家人如何善别，是许多晚期癌症患者家庭所面对的问题。安宁疗护是以科学精神体现人文关怀，它更关注的是"人"，而不是"人所患的疾病"，是对人的生命与尊严最深切的关注与支持，致力于减轻患者肉体的痛苦，关怀患者及家人的心灵，同时帮助患者及家人正确认识死亡，减轻对死亡的恐惧，让生者的爱充分的表达，往生者在接收到家人的爱后自然、安详、有尊严的离世。

（一）处理躯体症状

对于乳腺癌晚期常见的疼痛、睡眠障碍、疲乏、消化道症以及精神症状，除了药物控制，还有以下非药物辅助治疗。

（1）认知行为治疗：认知疗法可以帮助患者纠正对躯体症状的错误认识，减少对药物使用的恐惧和顾虑，帮助患者用不同的观点来看待各种躯体症状，掌握克服或减轻各种不适的技巧，改变应对躯体症状的方式。行为治疗如放松训练、生物反馈治疗等均能不同程度地缓解患者的躯体症状。放松训练是应用某种身体活动如节律性呼吸和/或有规律地按顺序使肌肉紧张和松弛,以减轻或减少环境刺激、肌肉紧张、忧虑、精神紧张及疼痛的感觉。生物反馈治疗是一种借助于电子仪器,帮助患者调整和控制自己的心率、血压、胃肠蠕动、肌紧张程度、汗腺活动和脑电波等身体功能的活动情况,从而改善机体内部各个器官系统的功能状态,减轻焦虑及疼痛感。

(2)物理治疗:可采用按摩、涂清凉油、冷敷及热敷缓解疼痛;按压涌泉穴、足三里等穴位帮助睡眠及调理胃肠功能等。

(3)活动及睡眠干预:有研究表明,增加活动对于降低患者的疲劳水平及提升睡眠质量均有效,睡眠干预提倡保证患者充足的睡眠,减少白天睡眠时间,增加夜间有效睡眠时间,以此来规律睡眠节律,提高睡眠质量,改善患者疲劳。

(二)提供心理治疗

许多针对普通人群的心理治疗如个体和团体支持治疗、认知行为干预和人际心理治疗等,能被用于治疗晚期癌症患者的症状和心理痛苦。一些专门针对晚期癌症患者的心理治疗,如生命叙事疗法和生命回顾疗法、保留尊严疗法、意义疗法、认知存在主义治疗等可以改善终末期患者的生活质量。

(三)提供临终关怀

相比其他患者,癌症患者的临终关怀需求更高,其对生命意义的探讨,对希望、宽恕、自尊等需求较高,在面对自身病情、境遇时,希望克服痛苦,找到生命价值。在照顾患者的过程中,照护者及患者家属的心理需求也是不容忽视的,他们不仅仅要承担生理上的疲劳,还往往被焦虑、恐惧、悲伤的情绪所围困。临终关怀为满足患者及家属心理需求的一种护理形式,护士需秉持尊重、温柔、安宁、善良、慈悲等价值观引导癌症患者及其家属,通过爱与关怀、信任与宽恕,缓解恐惧、困扰,帮助其平和心态。

1. 死亡教育

美国学者Bensley(1975)认为死亡教育是一个探讨生死关系的教学历程。包含了文化、宗教对死亡及濒死的看法与态度,希望通过对死亡课题的探讨,使学习者更加珍惜生命、欣赏生命,并将这种态度反映在日常生活中。死亡既是一门课程,也是一种体验。其目的就是要帮助人们学会在面对死亡(自己及他人)时寻求良好的心灵支持,征服死亡带给人们的恐惧和悲伤。在中国的传统文化背景下,大部分人对死亡讳莫如深,从而导致我国的死亡教育的缺失,医护人员的死亡教育培训起步较晚。对于患者的死亡教育,医护人员及患者可以寻求专业人士的帮助。

2. 生命回顾

有研究显示,癌症患者希望护士提供的临终关怀主要包括:"希望护士给他们带去幽默""希望护士为自己提供独处的时间和安静的环境""倾听我讲述我的精神顾虑""倾听我的人生故事""倾听我讲述我的精神力量"。生命回顾是一项非常重要的心理护理措施,能帮助患者强化积极事件,肯定患者对家庭、对他人做出的贡献,通过正向引导来肯定生命的意义,帮助发现生命中有价值的闪光点,善于发现患者生活中的事业、亲情、友情、爱情、人情的闪光点。协助患者寻找生命回顾中经历的意义,例如:工作的辉煌与艰辛,创造过的精神财富和物质财富,亲情、友情的美好片段等。

3. 关系的修复

护士与患者及其家人建立良好的护患关系,搭建平台,开展家庭会议,利用安心卡等方法帮助患者及家属说出自己内心的恐惧、愤怒、顾虑以及感谢,帮助患者及家庭成员表达内心的感恩,用爱来填补关系的裂缝,从而帮助患者接受更多的关爱、患者家属给予患者更多的爱,实现内心富足、温暖、无憾的状态。

4. 特殊心愿的完成及未竟事业的安排

与患者家属积极沟通,共同积极协助患者完成特殊心愿,与患者共同探讨内心的真实想法,可借鉴"生前预嘱"的形式。2009年5月,罗点点和一些志愿者推出首个"生前预嘱"的民间文本——《我的五个愿望》,其中包括:我要或不要哪些医疗服务;使用或不使用生命支持治疗;别人怎样对待我;让我的家人和朋友知道什么;希望谁帮助我。每个"愿望"下有1~11个总计42个细分条目能够清楚地写下身后之事的安排,使自己更好地安排自己生命的一部分,可以让生活中的人更准确地完成逝者的心愿,更好地执行逝者的生前安排。

(四)居丧支持

为丧亲的家属积极寻求社会支持,如殡仪服务等,对逝者家属提供持续性的照顾,识别居丧者的躯体症状及精神状态。

哀伤辅导是给予居丧者心理支持的有效手段,这种手段帮助居丧者在失去逝者的情况下活下去,表达因丧失导致的各种情绪感受,为当事人提供持续的情感支持,让当事人将感情从逝者身上转移,对自我重新探索并建立新的自我。

国家政策对安宁疗护的发展至关重要,国家卫计委下发的安宁疗护相关文件,使得我国开展安宁疗护工作有了政策和法规依据,促进了我国安宁疗护的发展。在安宁疗护团队人员建设方面,自2009年起我国将姑息照护包含安宁疗护的内容纳入肿瘤专科护士培训教程中,在全国进行推广普及,各地护理学会也相继开展疼痛护理等专科护士的培训和认证,各大医院开展对安宁疗护团队的人员培训。同时,国家的政策支持及医院的宣传也吸引了大批志愿者加入安宁疗护团队,让安宁疗护更加全面的覆盖患者及其家属的照护需求。

主要参考文献

陈静,王笑蕾.安宁疗护的发展现状与思考[J].护理研究,2018,32(7):1004-1007.

谌永毅,吴欣娟,李旭英,等.健康中国建设背景下安宁疗护事业的发展[J].中国护理管理,2019,19(6):801-805.

国家卫生计生委办公厅.国家卫生计生委办公厅关于印发安宁疗护实践指南(试行)的通知.2017-02-09.

李梦奇,王颖,谢海燕,等.癌症患者灵性护理需求的现状及其影响因素研究[J].中华护理杂志,2017,52(8):930-934.

李亚玲,王耕,冯晓敏,等.康复期乳腺癌患者癌因性疲乏的家庭干预[J].护理学杂志,2010,25(4):81-84.

梁后杰,邹岚.复发转移性乳腺癌内科治疗原则[J].中华乳腺病杂志(电子版),2007,1(4):74-77.

马娜,秦苑,张泽涛,等.三级综合医院建立安宁疗护病房的实践[J].中国护理管理,2018,18(3):325-329.

彭翠娥,谌永毅,王卫红.全人护理模式在老年乳腺癌术后患者中的应用实践[J].中国护理管理,2014,14(2):198-201.

沈颖,张静.乳腺癌康复期症状管理研究进展[J].护理研究,2017,31(23):2840-2842.

唐丽丽.中国肿瘤心理治疗指南[M].北京:人民卫生出版社,2016.

王燊霏,贾会英,吴珂,等.多学科协作模式在安宁疗护中的应用研究进展[J].中华护理杂志,2018,53(7):866-870.

王英,成琴琴,魏涛.肿瘤专科安宁疗护病房的建设与实践[J].中国护理管理,2019,19(6):806-810.

王宇,关山,张冰,等.乳腺癌全程管理与患者健康教育[J].中华临床医师杂志(电子版),2020,14(5):355-358.

熊秀英,翟晓蓉,李华玉,等.耳穴埋豆法在乳腺癌康复中的应用[J].中国医学创新,2015,12(24):85-87.

张雪,陈华英,吴绍勇.多学科团队全程管理模式建立门诊乳腺癌绿色通道的实践[J].西南国防医药,2020,30(5):479-482.

中国抗癌协会乳腺癌专业委员会.中国抗癌协会乳腺癌诊治指南与规范(2019年版)[J].中国癌症杂志,2019,29(8):609-680.

钟颖,孙强,张晓辉.进展的复发转移性乳腺癌中曲妥珠单抗的再使用[J].中华临床医师杂志(电子版),2012,6(13):164-165.

Erlyn C Smith, Argyrios Ziogas, Hoda Anton-Culver. Delay in surgical treatment and survival after breast cancer diagnosis in young women by race/ethnicity[J]. JAMA Surg, 2013, 148(6):516-523.

Health Quality Ontario. Palliative care: care for adults with a progressive, life-limiting illness. 2019-05-13.

第八章 年轻乳腺癌管理及护理

第一节 年轻乳腺癌概述

目前国际对年轻乳腺癌的年龄定义并没有明确规定,文献中报道的年轻乳腺癌的年龄分界从30~50岁不等,一般多指35岁或40岁以下。

乳腺癌的发病原因和疾病机制极其复杂,是内在因素(遗传因素)与外在因素(环境因素)共同作用的结果。包括患者的年龄、性别、肿瘤家族史、基因突变情况、月经初潮年龄、生育状况、雌激素使用情况及生活方式等因素。但这些已获知的影响乳腺癌发生的因素大多是通过病例对照研究或横断面研究等回顾性研究设计而得出,缺乏大型的前瞻性临床研究,未来仍需深入研究。

一、病因

(一)年龄与种族

众多研究表明,随着女性的年龄增长,其患乳腺癌的风险逐渐增加,70岁女性患乳腺癌的短期风险是30岁女性风险的10倍左右。虽然年轻乳腺癌的整体发病率并不高,但大部分患者在诊断时已经出现更晚的临床分期、更高的恶性程度及更大的肿瘤尺寸,因此导致其预后较差,死亡率更高,患者的医疗支出也较多。

2004~2013年美国的国家癌症数据分析显示,美国年轻女性乳腺癌的高发年龄位于45~49岁,且发病风险是年龄<35岁人群的10余倍。对于小于45岁的不同年龄段人群,非洲裔美国人比白人有更高的发病风险。

在我国,年龄>30岁的人群乳腺癌发病率正逐渐增加,在45~55岁年龄组和70~74岁年龄组达到两个高峰,以后稍有降低且维持平稳。而30岁以前乳腺癌发病率处于较低水平。

(二)基因突变与肿瘤家族史

5%~10%的乳腺癌是由基因突变所致。最常见的导致乳腺癌基因突变的基因就是 BRCA1/2,它是抑癌基因,在 DNA 的损伤修复中发挥重要作用。当其突变,会导致女性患乳腺癌及卵巢癌的风险显著增加。英国一项大型的前瞻性队列研究共纳入了 6 036 例携带 BRCA1 突变的和 3 820 例携带 BRCA2 突变的女性,其中包含 5 046 例健康人和 4 810 例乳腺癌患者、卵巢癌患者和两者均有的患者,以随访其乳腺癌或卵巢癌发生率,中位随访时间为 5 年。结果显示,对于 BRCA1 突变的人群,在 30~40 岁之前乳腺癌的发病率显著增加,而对于 BRCA2 突变的人群,在 40~50 岁之前其乳腺癌发病率增加。而对于对侧乳腺癌,BRCA1 突变人群在一侧乳腺癌术后 20 年时发生对侧乳腺癌的累计风险是 40%;BRCA2 突变人群则为 26%。在 BRCA1/2 不同位点上的基因突变,也会导致乳腺癌的发生风险有所不同。具有乳腺癌或卵巢癌或者其他恶性肿瘤家族史的患者,尤其是一级亲属,其乳腺癌发生风险也显著高于他人。

(三) 初潮年龄与绝经年龄

不少回顾性研究分析得出月经初潮年龄早也是乳腺癌发生的风险因素。但不同研究中划分的月经初潮年龄不一致。如有的研究得出初潮年龄为 12.5 岁比初潮为 13.5 岁的女性乳腺癌风险高,另有的研究分析得出初潮年龄<14 岁和≥14 岁的相比具有更高的患乳腺癌风险。绝经年龄晚也是乳腺癌发生的危险因素。停经年龄每推迟 1 岁,患者的乳腺癌发生风险将增加 3%。

(四) 生育状况

未生育女性与生育的女性相比具有更高的乳腺癌发生风险,且生育次数越多,乳腺癌患病风险会降低。而有研究显示初产年龄与乳腺癌发生有关,<25 岁初产与≥25 岁初产的女性相比具有更高的发病风险。此外,活产胎次及母乳喂养情况也与发生风险有关。母乳喂养时长越长,其乳腺癌风险越低。

(五) 雌激素使用情况

人体会产生内源性雌激素,而当人体额外摄取外源性雌激素时会导致激素失衡,增加乳腺癌患病风险。研究表明联合使用雌激素与孕激素会使乳腺癌的发生率增加 26%。另有体外研究证实,当雌激素水平持续≥103pmol/L 时,会刺激正常乳腺组织和乳腺上皮细胞增殖,增加乳腺患癌风险。人生活的外界环境中某些类雌激素化合物在人体内也会转变为增加乳腺癌风险的生物因子。

(六) 生活方式因素

越来越多的研究开始关注生活方式这一因素与乳腺癌发生的关系。张雷等分析了2008年我国北京的3 460例新发乳腺癌患者的发病与其体重指数(BMI)之间的关系,结果显示患者的平均BMI为25.7 kg/m^2,处于超重范围(根据《中国成人超重和肥胖症预防控制指南》),但超重主要与绝经前乳腺癌相关。一项病例对照研究显示饮酒与乳腺癌的发生呈正相关,饮酒时间越长、饮酒量越多、饮酒频率越高乳腺癌发生风险越高。饮酒频率每周1次、每周2～3次和≥4次的乳腺癌发生风险分别是不饮酒者的1.75倍、1.77倍和1.78倍。饮酒量每次1两、每次2～3两和≥4两的乳腺癌发生风险分别是不饮酒者的1.53倍、2.16倍和2.28倍。而与不饮酒者相比,不同饮酒类型也与乳腺癌的发生有关,即白酒、啤酒、葡萄酒和洋酒所致的乳腺癌发生风险各有不同。一项包含139项研究的系统评价显示体育锻炼是乳腺癌发生的保护因素,即运动锻炼可以降低乳腺癌的发生率。

二、临床特征及预后

年龄是乳腺癌独立的预后因素。因此,年轻乳腺癌患者本身具有预后差、恶性程度高的特性,但由于早期筛查和治疗,其生存率越来越高。中国年轻乳腺癌(≤40岁)生存率达到83.5%,且在逐渐上升。但多项研究表明,年轻乳腺癌患者的组织学分级更高,且HER2阳性比率高,而ER\PR阳性率低,且三阴性乳腺癌比例更高。年轻乳腺癌患者中出现BRCA1/2突变的概率更大,这显著增加患者患对侧乳腺癌及卵巢癌的风险。

三、年轻乳腺癌患者的心理特点

手术、放疗、化疗、内分泌治疗及靶向治疗在治疗乳腺癌的同时,给患者的身体带来一定改变,这样的改变直观的表现为外在形象改变。多项研究证实年轻患者更在意自己的外在形象,因此在选择手术方式时倾向保乳手术或重建手术,以保持外形。而化疗会引起脱发,很多女性无法接受脱发所暴露的癌症诊断,甚至拒绝化疗。形象改变所致的身体满意度下降还会导致患者出现焦虑、抑郁、困扰、社交回避等身心问题,严重影响其生活质量。

年轻乳腺癌患者的年龄≤40岁,这样的年龄段,既需要承担家庭经济重任,又需要照护孩子及父母,罹患乳腺癌,不仅会出现角色适宜障碍,还会导致其家属出现照顾者负担,而这进一步增加了其焦虑、困扰心理,因此急需社会支持与关爱。医务人员应充分调动社会资源和社区服务以帮助患者渡过治疗期。

而年轻乳腺癌患者还存在性需求,尤其对于未婚未育的女性,她们还存在婚姻需求及生育需求。研究表明未生育的年轻乳腺癌患者更担心自己的生育问题,她们有强烈的生育意愿,但又存在生育恐惧。因此她们需要更多的关于生育、生产方面的信息支持。而对于性生活方面,年轻患者会出现疾病不确定感、迷茫及认知错误的状况,部分患者认为性生活会导致乳腺癌复发风险增高,因此出现惧怕、萎缩、拒绝心理。而由于化疗、内分泌等全身治疗会导致患者的阴道干涩等类更年期症状,因此患者在行性生活后会出现满意度下降,甚至出现躯体疼痛,而这会导致部分患者刻意回避性生活,甚至诱发夫妻矛盾及婚姻问题等。医务人员应提前告知年轻患者如何正确面对性生活,及采取一定措施以提高满意度,同时注意夫妻间交流,增进感情。

另有一些年轻患者在患乳腺癌后身心经历变得更加丰满,对未来的期望感更高,转变为更积极、乐观、自信的态度。甚至会主动为其他病友提供同辈支持,可称为创伤后成长。她们会以更加阳光的心态面对生活,不畏惧、不胆怯,树立榜样的力量。这时医务人员应帮助这样的患者一起传播正能量,如邀请或推荐其参加医院或社会组织的志愿服务活动,帮助其成长。不同年龄段患者具有不同心理特点,总体而言,年轻乳腺癌患者的心理问题表现更为复杂、多面性及隐匿性。医务人员应充分掌握患者的心理特点,不断增加自身心理学知识,能及时识别患者的心理问题,给予有针对性的干预措施。

第二节 年轻乳腺癌性相关问题及护理

正常的性生活是能够给生活带来快乐,但每个人对性的态度和要求都不一样。在特殊阶段对性生活失去兴趣(无性欲)是正常现象,对生命的恐惧和对治疗的担心会使性欲锐减。当进入康复期后,随着正常生活的慢慢恢复,对性生活的渴望也会逐步恢复。

许多人认为,卵巢所产生的女性性激素——雌激素和孕激素,是引起性欲的根源,其实这种观点并不正确的,帮助女性产生性欲的性激素是雄激素,女性约一半的雄激素是由位于肾脏上方的肾上腺产生的,而卵巢产生另一半的雄激素。虽然女性绝经后卵巢不再分泌雄激素,但是肾上腺仍然在继续产生雄激素,而女性只需要很少量的雄激素就能维持性欲所需要的正常水平。

一、癌症和治疗对性生活的影响

(一)缺乏性欲

许多女性在乳腺癌治疗期间失去了对性的兴趣。原因显而易见,当时的首要之急是生存,所以性在一段时期不是重要的考虑,这是很正常的。痛苦、焦虑、沮丧、关系、金钱和事业等问题,都可能对性有打击作用。同时乳腺癌的综合治疗也可能造成疲劳,这也会导致在一定程度上失去性欲。

每个人对乳腺癌治疗副作用的反应可能不同,性经验以及彼此的态度等,都会影响到性生活情况。但是无论治疗的副作用有多严重,和伴侣之间都应真诚的沟通,即使目前的性活动可能与前不同,但是仍然可以寻找其他的方式,得到性的满足。

(二)提前绝经

乳腺癌治疗影响女性性生活的另一种常见情况是提前绝经。提前绝经的女性有时雄激素水平也较低,使性欲降低。

(三)化疗对性器官的影响

许多化疗药物都会损伤卵巢,减少性激素的分泌,而且会影响到女性的生育能力。化疗可能使绝经提早到来,也容易引起泌尿生殖系统的感染。当然化疗过程中出现的恶心、呕吐、虚弱、沮丧、疲惫和缺乏精力都很难使人产生性欲。

(四)内分泌治疗对性生活的影响

内分泌治疗的目的是耗尽肿瘤生长所需要的激素。但这可能提早出现更年期症状,包括潮热、月经紊乱或停经和阴道干燥,从而影响性生活。

(五)手术治疗对性生活的影响

手术对性生活最常见的影响是失去乳房,损害了女性自身性吸引力的感觉,使其缺乏自信。乳房是美丽和母性的基本要素,失去乳房,会使女性感到不安,担心伴侣是否还会接受,以及是否还能激起性愉悦。

此外,乳腺癌的手术治疗可以影响由乳房爱抚带来的性愉悦。一些全乳切除的女性在性活动中感到不自然。少数女性在手术切除乳房后,胸部和肩部会有慢性疼痛感觉,从而影响性生活。

二、影响正常性生活相关问题的管理

(一)阴道干涩的管理

由于乳腺癌治疗常常会降低性兴奋时阴道的润滑程度,可以选择润滑剂使性交更舒服,在阴道内直接使用一些乳液和啫喱都能帮助缓解症状,注意要选择不加香料和颜料的润滑剂。任何不能进入眼睛的物质不能接触阴道。另外加强盆底肌练习也很重要,这可以使肌肉紧张,增加阴道血流量,从而达到更强的高潮。

(二)绝经期症状的管理

如果绝经期提前,则会出现一些相关症状,特别是潮热会频繁出现,尤其在夜间更为严重。改变生活习惯可能会起到一些正面的作用,例如调整饮食和加强锻炼都会有帮助。可以减少酒精、咖啡因、辛辣食物的摄入,不要在温度较高的地方待很久,手上可以拿一杯冰水,穿全棉的衣服,不要穿高领的毛衣,用全棉的床单等。有些女性会出现性情暴躁且对性缺乏兴趣,出现这些症状的更多原因是紧张和睡眠不足而非只是激素减少。所以要学会放松,这有助于减轻潮热。

(三)疼痛的管理

性生活过程中的疼痛是女性最常见的问题,可以是生殖器区域的疼痛,也可以是其他部位的疼痛。疼痛会干扰性生活的质量,同时疼痛可能会使患者改变喜欢的性交姿势。

(1)如果是非生殖器区域的疼痛,可以尝试采用以下的措施:① 性活动选在白天,这时可能疼痛最轻。② 选择一个对疼痛部位压迫最小的体位。如果有效,用枕头撑起疼痛区域并限制活动。③ 集中精力感觉性兴奋和愉悦。

(2)如果是生殖器区域的疼痛,可以采取以下措施:① 在性兴奋非常强烈后再开始性交。② 性交之前,可以选用润滑剂。③ 让伴侣知道哪种触摸会引起疼痛,告诉他不会疼痛的体位。

(四)乳房缺失的应对

由于乳房缺失,也就失去了在性活动中感知这一区域的愉悦。这时,需要鼓励对方爱抚身体的其他部位,如亲吻颈部、触摸大腿内侧和生殖器区域等,可以尝试发现新的性敏感区。

三、如何保持良好的性生活

在乳腺癌治疗过程中及治疗后保持性健康应该注意以下几点:了解乳腺癌及其治疗对性生活可能产生影响的全部信息,解除顾虑。无论将采用何种治疗手段,经爱抚获得愉悦的能力不会改变。试着享受其他感觉性愉悦的方式,伴侣间应该互相帮助,通过触摸和爱抚来达到性高潮。与伴侣进行关于性问题的交流,沉默是性健康最大的敌人。

（一）应对手术、治疗带来的形体变化

通过掩饰癌症治疗后的变化和注意力的趋美转移，可以感觉更具吸引力。一些化疗引起的形体变化也可以通过修饰变得不明显。例如假发、头巾、帽子等。在性生活时，佩戴哪种饰物感觉最好应该双方充分交流。治疗期间略施淡妆也可以看上去更自然。

（二）抑郁的克服

身体保持活力是减轻抑郁的好方法。只要不活动过度，锻炼会感觉到活力和健康。学会放松能减轻治疗带来的副作用。

（三）焦虑的克服

癌症治疗后的性生活让很多人感觉焦虑，部分原因是担心不能使对方满足。自我刺激和触摸都是探知自身享受性爱能力的放松方式。可以通过触摸和爱抚来感受不同的体验。

（四）加强交流

与伴侣恢复性生活最关键在于加强交流。许多人面对癌症的反应是退缩，害怕伴侣会由于分担恐惧或沮丧而加重思想负担，这样做的结果反而使每个人都更加痛苦。在疾病的压力下分享性快乐是伴侣间亲密表达的一种方式。伴侣间可以以一种健康、明确的方式谈起性的话题。可以试着说出自己的感受，使伴侣理解自己的心情。

第三节　年轻乳腺癌患者的生育管理

随着抗肿瘤治疗的进步，乳腺癌患者长期生存率得到改善。手术、化疗和内分泌治疗等综合治疗手段相结合，可以显著改善年轻乳腺癌患者的无病生存时间和总生存时间，但同时也带来包括卵巢功能损伤等近期及远期不良反应。

2017年欧洲肿瘤内科学会制定的《年轻女性乳腺癌诊治指南》中提到，对于年轻乳腺癌患者，在确诊时就应该立即得到医师关于生育力保护的咨询与建议。2018年美国临床肿瘤学会及英国生育协会先后更新了恶性肿瘤患者生育能力保护指南,从辅助生殖技术角度为患者提供可选的技术方案。

一、乳腺癌治疗对卵巢功能的影响

年轻乳腺癌患者的生育能力可能受到很多方面的影响。乳腺癌的综合治疗,例如化疗可能会持续数月,生物靶向治疗或者内分泌治疗甚至可能持续数年,而在治疗期间,卵巢功能下降,且有致畸的危险,所以在此期间怀孕是禁忌证。

(一)化疗对卵巢功能的影响

化疗会直接损伤卵巢,导致闭经,卵巢损伤的程度决定了闭经是暂时性的还是永久性的。化疗引起卵巢的损伤程度与患者的年龄和化疗药物的累积剂量有关。

可能由于年轻女性卵巢组织中存有较多的卵母细胞,储备能力较强,对化疗的耐受性较强,因而化疗后的月经恢复率也较高,年轻女性化疗后闭经率明显低于年长者。烷化剂,例如环磷酰胺,可能会直接杀伤卵母细胞和原始卵泡细胞,比较容易引起闭经,而在月经周期的卵泡期中给予化疗可能对卵巢功能损伤更大。有研究表明,环磷酰胺对卵巢功能的损害基于以下机制的过程,损害首先表现为大卵泡的丢失,垂体在反馈机制作用下增加促性腺激素分泌激素的分泌,从而促进小卵泡补充到卵泡池中又受到破坏。使用环磷酰胺的长期后果是小卵泡的数量减少,最终导致卵巢功能衰竭。证据表明蒽环类辅助化疗加上紫杉醇类药物,例如紫杉醇,并不增加化疗引起闭经的风险。

即便化疗后某些女性仍然有正常的月经,其之后出现绝经的时间也可能会比预期的要早。IBCSG试验的结果显示:227名乳腺癌患者接受6～7个疗程CMF的化疗,与对照组相比,试验组绝经较早。对于乳腺癌患者来说,虽然化疗后仍然有正常的月经,但卵巢功能依然在下降,即使是在年轻患者中也是如此。

(二)内分泌治疗对卵巢功能的影响

内分泌治疗的目的是通过降低体内雌激素的水平或阻断雌激素受体,从而抑制乳腺癌细胞的生长,所以它仅作用于对雌激素或孕激素有反应的肿瘤。

他莫昔芬是绝经前女性使用的主要的内分泌药物之一,属于非固醇类抗雌激素药物。他莫昔芬长期使用会出现潮热、盗汗、外阴瘙痒、阴道出血等不良反应,还会抑制排卵,引起月经失调,甚至增加子宫内膜癌的发病率。与一些化疗药物相比,其卵巢毒性较小,停药后,大多数患者的月经和排卵功能可恢复正常。不过,由于其未知的致畸作用,建议患者在治疗期间不能怀孕。

促黄体素释放激素类似物可抑制卵巢雌激素的产生,但是当治疗结束后,卵巢功能又恢复正常,因而可避免长期卵巢抑制而引发的疾病。戈舍瑞林(goserelin)是一种使用最广泛的促黄体素释放激素(luteinizing hormone-releasing hormone,LHRH),其不良反应主要为闭经和绝经综合征,包括潮热、盗汗、阴道干燥和骨质疏松。研究表明,生育期雌激素受体阳性的乳腺癌患者单用戈舍瑞林治疗2年或用他莫昔芬联合戈舍瑞林治疗5年的疗效较好。

(三)症状处理

化疗后闭经和内分泌治疗所带来的围绝经期症状往往给乳腺癌患者带来生理及精神上的双重压力,尤其是年轻的尚未生育的患者。这些症状与自然绝经的症状类似,例如潮热、阴道干燥、睡眠紊乱等。严重的潮热常常让人很困扰,一些双盲的随机对照研究针对潮热的治疗方法做了一些研究。试验表明可乐定和维生素E并没有太大效果,而孕激素醋酸甲地孕酮可以使潮热的发生率降低80%,但是要考虑其安全性,有可能会导致疾病的复发。抗抑郁药氟西汀和万拉法新也可以降低潮热发生的频率和严重程度。抗抑郁药可能会导致性欲下降,且与剂量有关。大豆产品(植物雌激素)在减轻潮热方面似乎没有什么效果,在乳腺癌患者使用的安全性也不确定。

有关乳腺癌患者阴道干燥和性交痛治疗方法的研究比较少。有研究表明水溶性局部润滑剂可能对治疗阴道干燥是有效的,含激素的阴道药膏和药片也可能有效,但它们的安全性也不确定。所以指南推荐年轻女性应该知晓有关化疗或内分泌治疗引起的绝经症状的不同治疗方法的有效性和安全性。

二、卵巢功能/生育能力的评估

乳腺癌患者治疗后生育能力甚至月经状态的评估是非常复杂的。即使在月经功能正常的女性中,化疗后暂时的月经不调也很常见。一项前瞻性队列研究调查了595例20~40岁的绝经前早期乳腺癌女性患者,在首次化疗后每月行经的女性从90%降至40%。在随后的15个月中,这个比例涨到55%,但在确诊后5年逐渐降至35%。服用他莫昔芬的女性1年内有15%出现闭经,这可能是因为治疗中暂时的卵巢功能抑制造成的。即使激素水平处于正常范围,激素水平增高也与受孕率降低有关。

卵巢储备减弱的女性常由于卵泡发育加速而出现月经周期缩短。月经第3天的FSH水平高于10 mIU/ml,致雌二醇水平高于75 pg/ml,出现排卵提前,这与不易受孕有关。抑制素水平与抗mullerian激素(anti-Mullerian hormone,AMH)水平也可以明确生育能力的状态。抑制素A主要在黄体期分泌,而抑制素B主要在卵泡期分泌。化疗中两者水平均降低，而月经周期正常者则增加到正常范围。AMH 由早期卵泡分泌，因此可以通过反映剩余的原始卵泡池表现卵巢储备。阴道超声可以在月经第 3 天进行窦卵泡计数（antral follicle counting，AFC）。卵泡数 3～10 个或更多的与生育能力较强有关。激素水平控制可以在这些层面上发挥有效的作用。雌二醇水平可增高 4～6 倍而卵泡激素可被他莫昔芬明显抑制。所以，服用他莫昔芬时的 AFC 不能准确地反映卵巢储备。AMH 是由非常早期的卵泡产生的，而不受月经周期的影响。所以，AMH 可能是预测服用他莫昔芬的女性卵巢储备最好的指标，尽管目前为止这个领域的研究仍处于试验阶段。

三、希望生育的女性需要考虑的问题

对于大多数年轻女性患者来说，罹患癌症并不会改变她们的家庭计划，所以治疗可能导致的不孕不育会使她们非常沮丧。年轻女性普遍对乳腺癌治疗后的生育问题很关注，她们非常渴望得到相关方面的信息和资讯。她们在结束治疗后关于怀孕问题总会产生很多顾虑，例如怀孕是否会影响疾病复发和生存率？化疗或放疗是否会对胎儿产生影响？孩子是否会因此罹患恶性肿瘤？证据也显示许多女性并没有得到这方面的讯息，一项回顾性的研究中只有 57% 的患者从医生那里得到有关生育的信息。然而在乳腺癌患者中，有关生育功能仍然缺乏有效而安全的方法。建议乳腺癌患者考虑生育问题的第一步是确定患者是否有生育的意愿。患者应该了解各种治疗和提早绝经、不孕不育之间的关系，这样她们才能权衡保留生育的利弊。如果某些治疗的效果一般但是后续导致不孕不育的危险比较高的话，一些患者会选择放弃这些治疗。对于那些想要生育但是又需要接受会导致提早绝经的系统性治疗的患者，保留生育功能的措施不可或缺。对乳腺癌患者来说，如果治疗前不采取保留生育能力的办法，那么随着抗肿瘤治疗的进展，很可能对卵巢造成不可逆的损伤，导致提前绝经，这时再想怀孕就迟了。

现有保护卵巢功能，保留生育能力的方法有化疗期间的激素疗法、卵子及胚胎冷冻保存、卵巢皮质切片冷存与移植等，但至今为止尚缺乏标准方案。

通过促性腺激素释放激素激动剂（gonadotrophin releasing hormone agonist，GnRH-a）如醋酸亮丙瑞林，进行卵巢抑制已经广泛应用，而且可以在化疗期间使用。GnRH 的类似物作用于下丘脑-垂体轴，使促性腺激素水平降低，抑制卵巢功能。研究表明，乳腺癌患者在化疗期间使用 LHRH 的类似物，结果显示化疗结束后有 59%～86% 的患者月经恢复正常。

低温冷冻卵巢组织或卵母细胞也是一种选择，但后者治疗前需要卵巢刺激。低温冷冻保存卵母细胞可能特别适合那些没有男性伴侣或是不希望用捐赠精子的

女性患者。目前为止,使用冷冻卵母细胞的成功率比低温冷冻胚胎低3~4倍。从理论上来说冷冻卵巢组织可以在化疗前保存成百上千的原始卵泡(包括未成熟的卵子),不需要卵巢刺激也不必担心其相关的高激素水平和延误治疗,只需移除卵巢组织。但这项技术理论上也存在将卵巢组织重新植入时造成癌细胞种植的顾虑。胚胎冷冻方法相对成熟,它的基本步骤包括摘除卵母细胞、体外受精、胚胎冷冻贮藏。据报道,解冻胚胎的成活率是35%~90%,移植成功率是8%~30%,怀孕的累积成功率可高达60%。这一方法的缺点是至少需要4个星期(1个月经周期),可能延误乳腺癌的治疗,而且需要有一个合适的精子捐赠者。因为使用促排卵药物可使体内雌激素水平降低,因此该方法较适用于雌激素受体阳性的乳腺癌患者。在乳腺癌患者中,冷冻卵母细胞或胚胎可能会刺激卵巢,导致雌二醇和其他激素水平的改变,这可能会增加复发的风险,特别是在激素受体阳性的患者当中。

未成熟卵母细胞体外成熟技术(in vitro maturation,IVM)是辅助生殖技术中用于治疗多囊卵巢综合征、卵巢反应不良和激素依赖性肿瘤不适宜行常规促排卵治疗的新技术。由于IVM复杂仅在部分辅助生殖技术中心开展,在肿瘤保留生育功能中主要用于无法延迟肿瘤治疗的患者。未成熟卵母细胞可在月经周期任何时间取卵,减少患者进行超促排卵方案的经济与时间花费,避免卵巢过度刺激综合征的发生。但经体外培养后成熟的卵母细胞与成熟卵母细胞相比,着床率更低,可将IVM与卵巢组织冻存联合应用。目前国内IVM已应用于临床。

卵巢皮质切片的冷存与移植是在癌症患者化疗前冷冻其卵巢组织,一旦患者恢复健康,即将卵巢组织移植回去,目前仍处于实验阶段,其特点是使用腹腔镜手术,简单易行,避免了体外受精治疗使用激素的不良反应,但临床证实这种组织移植易诱发癌症复发,应慎用。

许多罹患乳腺癌的年轻女性,和普通女性一样,也非常希望拥有自己的孩子,并以此来乐观的面对生活。因此不孕不育对她们来说也是灾难性的打击。年轻乳腺癌患者常常会在决定生存的最佳个体治疗和想要孩子的欲望中犹豫不决。对于某些女性患者来说,针对保留生育功能而对治疗方式进行一些修改或是结合,可能是可行的。而对于那些选择个体最佳治疗的女性患者和伴侣来说,他们会改变要生育孩子的想法,而采用其他的方式例如领养一个孩子等。

四、妊娠问题及计划生育

(一)乳腺癌患者的妊娠安全

妊娠是否会使乳腺癌患者预后变差,尤其是对于激素受体阳性的女性,目前尚无妊娠对乳腺癌复发和生存率影响的前瞻性研究。几项回顾性研究表明，乳腺癌患者妊娠并无生存率降低和复发率升高，但这些研究都存在明显的偏倚。Ives 等对西澳大利亚 2 539 例 45 岁以下确诊为乳腺癌女性进行了研究，探讨了妊娠与转移的关系。在此项研究中，2 539 例女性中 123 例(5%)患乳腺癌后怀孕，这些女性中只有 50 例(41%)接受了化疗。与以前的研究结果一致，在随访中患乳腺癌后妊娠者的生存率更高，而且如果能在确诊至 2 年后再妊娠这种效应会更强。尽管这些数据是可靠的，但所有研究都受到"健康母亲"效应的影响，即患乳腺癌后怀孕的女性都比较健康，在基线上比那些未怀孕的女性复发率要低。怀孕后的高激素水平可能带来有益的生物学效应。高剂量的雌激素和孕激素对乳腺癌的治疗是有效的，在体外实验和动物模型中都可以见到抗癌效应，可能与经胰岛素生长因子通路转导的信号有关。

通常推荐乳腺癌患者至少等到治疗后 2 年再考虑怀孕，以避开复发风险高峰。但是目前并没有提前怀孕对疾病转归不利的数据。一些非常年轻的患者和淋巴结阳性的患者可能会延迟怀孕来降低复发的风险。虽然患乳腺癌的女性诊断后的最初几年里复发风险较高，但生育能力也随年龄逐渐衰退，有些女性选择不等待漫长的时间再受孕。激素受体阳性的女性患者，通常推荐服用他莫昔芬 5 年的治疗，这段时间内禁忌妊娠。这对有些女性来说存在问题，因为生育能力随年龄而衰退，有些人可能放弃他莫昔芬 5 年的疗程而早些怀孕。

（二）乳腺癌患者的妊娠和哺乳

有乳腺癌病史的女性生育能力和妊娠转归的相关数据都比较少。据表明，约 5%～15% 的年轻乳腺癌患者在确诊后至少怀孕过 1 次。无证据表明乳腺癌会影响胎儿的发育甚至遗传给胎儿。也尚未发现后代中有出生缺陷。3 项对接近约 4 000 例早年患有癌症的患者后代的研究显示，在癌症和畸形的发生率上的差异无统计学意义。尽管尚无明确数据，过去接受细胞毒化疗的女性可能存在围产期并发症的风险（如由于之前接受蒽环类药物和曲妥珠单抗造成的心肌病）。未来这一领域的研究要保障有乳腺癌治疗史的女性在孕期内接受高危产科监护。

有孩子的乳腺癌女性可能希望能亲自哺乳。局部治疗的程度会影响正常的乳腺解剖，从而影响乳腺分泌乳汁的能力。接受一侧乳房切除术的女性可以经对侧哺乳。由于缺少一个乳房，乳汁量可能有限。哺乳期内，哺乳侧的乳房胀满与对侧胸壁或重建的乳房外形上的不对称会更加明显。对于接受保乳手术的女性，切除中心区的肿瘤，尤其是影响到乳头乳晕复合体时更容易影响哺乳。放疗会造成乳腺组织内小叶硬化和萎缩，这也会限制乳汁分泌。治疗后的乳房此时不够充盈可能造成不对称的问题。有些女性反映出乳量较少或婴儿更偏爱健侧乳房,而且只有25%的女性经患侧乳房成功授乳。尽管哺乳无论对绝经前还是绝经后乳腺癌的发病有肯定的保护作用,但尚无研究评价乳腺癌患者从哺乳中的获益。

总的来说,患癌后怀孕的女性生活质量并没有太大的改变。孕育生命可能反而会使她们有"正常人"的感觉,对生命更加抱有希望。

(三) 计划生育

治疗后女性如果想避孕可以采取不同的避孕方式,但出于对乳腺癌预后考虑,通常不推荐乳腺癌患者改变激素水平来避孕。避孕套或宫内节育器(intrauterine device,IUD)可以用于避免意外妊娠。尚无明确证据表明诱发排卵和体外受精(IVF)可能会增加乳腺癌的发病风险,但已有IVF可能会增加有个人史或家族史者的发病风险的报道。IVF已经用于乳腺癌患者,但对刺激的反应和随后的受孕率并不是最理想的。

年轻乳腺癌患者面临特有的身体、社会和心理问题,其诊治方案及生育管理计划应该由多学科会诊、跨学科讨论协商制定,包括乳腺内科、外科、放疗科、妇产科、生殖科、肿瘤心理学科和乳腺癌专科护士等。在确诊乳腺癌之后、制定抗肿瘤方案(包括手术、化疗和内分泌等)之前,所有年轻女性患者均应该明确是否有生育要求,并进行卵巢功能评估。所有想保留生育能力的女性,在开始任何治疗前,均应向相关专家咨询。患者应被告知生育管理的可行性及其对乳腺癌治疗的影响,治疗相关闭经和过早绝经的风险、相关症状和结局,可替代治疗方案,以及抗肿瘤治疗后的生育管理随访及助孕指导。

主要参考文献

郭萍利,葛冠群,付秋玲,等.年轻乳腺癌患者的依恋现状及其对生育忧虑的影响[J].职业与健康,2019,35(4):501-505.

何明艳,朱碧琪,钟媛,等.2005-2013年中国女性乳腺癌发病及死亡趋势分析[J].中华疾病控制杂志,2019,23(1):10-14.

李贺,郑荣寿,张思维,等.2014年中国女性乳腺癌发病与死亡分析[J].中华肿瘤杂志,2018,40(3):166-171.

李金锋.如何应对乳腺癌[M].北京:科学技术文献出版社,机械工业出版社,2016.

廖晓妹.极年轻乳腺癌生育相关问题关注度和预后的影响因素[D].石家庄:河北医科大学,2019.

刘敬,万琪,李卉,等.年轻乳腺癌患者生育愿望和生育力保存认知调查[J].生殖医学杂志,2020,29(8):1085-1089.

马飞.年轻乳腺癌诊疗与生育管理专家共识[J].中华肿瘤杂志,2019,41(7):486-495.

沈方媛.年轻乳腺癌患者治疗及生育相关问题研究进展[D].重庆：重庆医科大学,2018.
王本忠,骆广涛.乳腺癌伴随疾病全方位管理之乳腺癌患者的生育保护[J].中国临床新医学，2019,12(2)：117－119.
张雷,元宵梅,王宁,等.2008年北京市新发现乳腺癌病例超重和肥胖与乳腺癌的关系.中国慢性病预防与控制,2013,21(2)：146－149.
中国抗癌协会乳腺癌专业委员会.中国早期乳腺癌卵巢功能抑制临床应用专家共识(2018年版)[J].中国癌症杂志,2018,28(11)：871－880.
Hardefeldt，P. J.，Penninkilampi，R. and Edirimanne，S.，et al. Physical Activity and Weight Loss Reduce the Risk of Breast Cancer：A Meta-analysis of 139 Prospective and Retrospective Studies[J]. Clin Breast Cancer，2018，18(4)：601－612.
Kopeika J，Bhaduri M，Kugadas A，et al. Planned and unplanned pregnancies in breast cancer survivors[J]. Breast，2019，46：75－80.
Kuchenbaecker KB, Hopper JL, Barnes, DR, et al. Risks of Breast, Ovarian, and Contralateral Breast Cancer for BRCA1 and BRCA2 Mutation Carriers[J]. JAMA，2017，317(23)：2402－2416.
Paluch-Shimon S，Pagani O，Partridge AH，et al. ESO-ESMO 3rd international consensus guidelines for breast cancer in young women（BCY3）[J]. Breast，2017，35：203－217.
Sexuality and Cancer. A guide for people with cancer. The Cancer Council.
Shoemaker ML，White MC，Wu M，et al. Differences in breast cancer incidence among young women aged 20－49 years by stage and tumor characteristics，age，race，and ethnicity，2004－2013[J]. Breast Cancer Res Treat，2018，169(3)：595－606.
Siegel RL，Miller KD，Jemal A. Cancer statistics，2018[J]. CA Cancer J Clin，2018，68(1)：7－30.
Torre LA，Islami F，Siegel RL，et al. Global Cancer in Women：Burden and Trends[J]. Cancer Epidemiol Biomarkers Prev，2017，26(4)：444－457.

第九章　老年乳腺癌管理及护理

第一节　老年乳腺癌概述

年龄增长是乳腺癌发生的主要危险因素之一,美国癌症学会2012~2016年的统计结果显示:随着年龄的增长,乳腺癌的发病率逐渐增加,在75~79岁年龄段达到高峰,在80岁以后则逐步下降;60岁及以上的患者占到了所有乳腺癌患者的58%,70岁及以上的患者则占到了31%。随着乳腺癌治疗手段的进步,乳腺癌相关生存已大大改善,但是对老年乳腺癌患者,特别是肿瘤分期较晚、雌激素受体阴性等相对高危的患者,生存的改善不明显。对老年乳腺癌患者治疗模式的研究提示,这部分人群较少能接受到乳腺癌的标准治疗,其与更差的预后相关。老年乳腺癌患者预后较差还可能与接受乳腺筛查的比例低、肿瘤诊断较晚、合并症较多以及社会经济因素等相关。

因此,在为老年乳腺癌患者制定治疗策略及随访原则时,需要充分的了解老年乳腺癌全身情况、并发症以及其生物学行为及临床特点。

一、老年乳腺癌的肿瘤生物学行为

老年乳腺癌的生物学行为及临床特点研究尚不透彻,但总体来说,与年轻乳腺癌相比,老年乳腺癌诊断时肿瘤较大、淋巴结转移更多,但肿瘤细胞分化较好、细胞增殖能力低。既往研究表明,雌激素受体(ER)阳性乳腺癌在30~34岁的乳腺癌患者中约占到60%,而在80~84岁的乳腺癌患者中,这个比例增加到了85%;然而人类表皮生长因子受体2(HER2)在小于40岁的患者中表达比例约22%,在大于70岁的患者中,表达比例仅10%左右。

并且,在老年患者中,一些进展较慢的组织学类型较年轻患者更常见,如黏液癌、乳头状癌等。在绝经前乳腺癌患者中,黏液癌只占1%,但75~85岁的基本患者中黏液癌占4%~5%,超过85岁的患者中达到近6%。乳头状癌在所有年龄阶段中都非常少见:占绝经前患者的0.3%,老年患者为1%。

二、老年乳腺癌患者的预期寿命与合并症

对于老年乳腺癌患者而言,预期寿命的评估及对合并症的综合评估是非常重

要。合并症可能降低患者功能状况,也可能加速患者死亡。许多可手术的老年乳腺癌患者最终死于非乳腺癌相关原因,例如心脑血管疾病、慢性阻塞性肺疾病等。有研究表明,伴有3~7种合并症的乳腺癌患者,死于非乳腺原因的概率较其他患者高约20倍。在这些患者中,针对乳腺癌的治疗的意义值得商榷。然而,如何鉴别出这些患者仍是个挑战,临床中可以借助一些量表及评分工具来量化合并症对生存的影响。

但同时,也应避免因为年龄等因素低估患者的预期寿命。随着年龄的增长,患者的预期寿命下降,但即使在80岁时,女性的平均预期寿命仍为9.4年。且在80岁及以上的老年乳腺癌患者中,仍有40%的患者因乳腺癌死亡。有研究发现,因对年龄及治疗并发症的顾虑而导致的治疗不足也是乳腺癌复发及死亡的独立危险因素。

三、老年乳腺癌的筛查

乳腺癌筛查手段包括乳房X线摄片、乳房超声、临床乳房体检和乳房自我检查,以及某些高危情况下可采用乳房磁共振检查。与年轻妇女相比,绝经后的女性如有新发现的乳房肿块或乳房钙化则更有可能为乳腺癌。大型随机试验表明,50~75岁的女性每年或每两年例行乳房X线检查,可在5~6年内将乳腺癌相关死亡率降低25%~30%。由于这些试验中只有2项包括年龄超过75岁的妇女,因此乳房X线检查的最佳年龄上限仍然存在争议。目前,推荐老年女性每年接受一次乳腺影像学检查,每月一次乳腺自我检查。对于75岁及以上的女性,建议与医生共同制定筛查方案。

第二节 老年乳腺癌的治疗

一、老年乳腺癌的局部治疗

(一)手术治疗

目前,外科治疗仍然是老年乳腺癌患者最为重要的治疗方式。既往研究提示:相较于仅接受他莫昔芬治疗的老年患者,手术联合他莫昔芬组的患者具有更高的总生存率。同时,伴随着麻醉药物与技术的发展,现有外科治疗下老年乳腺癌患者的手术死亡率<0.3%,具有较好的手术安全性。因此,在临床实践中,如老年患者具备手术条件,则应首先推荐接受标准的乳腺癌外科治疗。

对于可手术的老年乳腺癌患者，全乳切除术与保乳手术均是可选择的手术方案。对于肿块较小、能够取得阴性切缘、具有保乳意愿，或身体状况较差、难以耐受较大手术创伤的患者可以优先考虑保乳手术；而对于肿瘤较大、难以取得阴性切缘，或保乳手术后美容效果较差的患者，则需行全乳切除。此外，腋窝淋巴结的手术治疗可参照非老年乳腺癌患者的处理规范。已知腋窝淋巴结阳性的患者，需行腋窝淋巴结清扫术。如临床评估淋巴结阴性，则推荐首先行前哨淋巴结活检术，前哨淋巴结若为阳性，则行进一步腋窝淋巴结清扫术。然而，近年来部分研究也提示：在临床淋巴结阴性的老年乳腺癌患者中，腋窝淋巴结的外科评估并不改善患者预后。因此，对于肿瘤类型预后较好、不影响术后辅助治疗方案，或伴有严重合并症的老年乳腺癌患者，可考虑免除腋窝淋巴结的手术治疗。

（二）放射治疗

在老年乳腺癌中，保乳术后是否可以免除全乳放疗一直存在争议。Clarke 及其同事的一项荟萃分析发现，对于淋巴结阴性的接受保乳术的患者，放疗可减少其 16% 的局部区域复发，并可降低 5% 的乳腺癌死亡率，但其入组的患者中仅 9% 的患者年龄超过 70 岁。CALGB 9343 研究纳入了接受保乳术及他莫昔芬内分泌治疗的 ER 阳性、70 岁以上老年乳腺癌患者，随机接受或不接受术后全乳放疗。研究的 12.6 年中位随访分析提示，接受全乳放疗患者及未接受全乳放疗患者的局部区域复发分别为 2% 及 10%，但两组患者乳腺癌相关生存及总生存期均未见统计学差异。同样，PRIME Ⅱ研究将 1 326 名保乳术后接受内分泌治疗的低危、65 岁以上老年乳腺癌患者随机分组接受或不接受辅助全乳放疗，其 5 年中位随访分析发现，接受或不接受全乳放疗患者的同侧乳腺癌复发的概率分别为 1.3% 及 4.1%，然而两组患者的区域复发、远处转移、对侧乳腺癌或新发乳腺癌、总生存期均未见显著差异。上述两项研究提示，对于部分 ER 阳性老年性乳腺癌患者，保乳术后可豁免全乳放疗。

二、老年乳腺癌的全身治疗

（一）新辅助治疗

当患者为局部晚期乳腺癌时，可建议患者接受新辅助治疗。大部分老年乳腺癌患者为 ER 阳性、HER2 阴性乳腺癌，因此可接受新辅助内分泌治疗。对于三阴性及 HER2 阳性型乳腺癌，可接受新辅助化疗或新辅助化疗联合靶向治疗。然而，仅针对老年乳腺癌患者新辅助治疗的证据尚比较缺乏。

（二）辅助内分泌治疗

激素受体阳性的老年乳腺癌患者术后需接受辅助内分泌治疗，药物可选择他莫昔芬或芳香化酶抑制剂。若患者合并子宫内膜癌、或有深静脉血栓等既往史，则可考虑初始使用芳香化酶抑制剂。而在使用芳香化酶抑制剂期间，需注意监测骨密度及血脂变化，推荐同时补充钙及维生素 D。

（三）辅助化疗及靶向治疗

老年乳腺癌患者是否需辅助化疗，目前尚缺乏高级别的循证医学证据。临床实践中，老年患者的辅助化疗决策需要考虑患者的年龄、身体状况、预期寿命、肿瘤分期和分子分型等多种因素。对于身体状况差、预期寿命较短、淋巴结阴性且激素受体阳性的老年患者，大多不考虑推荐辅助化疗；而对于身体状况佳、预期寿命长、淋巴结阳性、激素受体阴性的老年患者可考虑辅助化疗。同时，考虑到老年患者多合并全身系统性疾病，需要关注化疗的毒副作用和监测、降低严重不良反应的发生率。

对于 HER2 阳性的老年乳腺癌患者，曲妥珠单抗是目前应用最多、循证医学证据最为充足的靶向药物。除外曲妥珠单抗的治疗作用，其对于老年患者心功能的影响尤其需要关注，建议用药期间定期检测心功能。此外，帕妥珠单抗、拉帕替尼、依维莫司以及 CDK4/6 抑制剂等均可应用于老年乳腺癌患者，但尚缺乏针对老年乳腺癌患者的临床研究，临床需根据具体的药物代谢、毒副作用进行药物剂量和方案的调整。

第三节　老年患者护理评估

老年患者机体功能水平出现退行性改变，易出现躯体功能障碍、认知功能障碍等一系列问题，但这并不意味着患者年龄越大，机体状况就越差，其是否能够在保证安全的前提下，减少治疗期间并发症的发生，保障生活质量，护士应针对老年患者特征实施全面有效的护理评估，准确判断老年患者实际状况，识别治疗风险。

一、疾病特点

1. 躯体功能

表现为感官功能减弱（视力下降、感觉不灵敏）、平衡功能障碍、肌肉关节功能减弱、行动迟缓等。

2. 合并症多

多患有如糖尿病、慢性阻塞性肺疾病、充血性心衰等慢性疾病，合并症的数量及多种药物的联合使用影响治疗用药及康复。

3. 认知功能

10%～40%的老年患者具有认知功能障碍，治疗期间心理状态的变化、治疗及麻醉药物的使用、手术应激反应等激化患者出现记忆力、抽象思维及定向力方面的障碍。

4. 社会支持及心理状态

老年更易采取消极方式应对癌症等疾病，主要表现为焦虑、抑郁等负性心理情绪，在社会支持及对社会支持的利用度方面也远远不及年轻患者，从而导致睡眠障碍、生活质量下降等不良后果。

二、护理评估

将老年综合评估这一理念应用于老年癌症患者的评估，有助于护士把握患者合并症、肿瘤信息需求、跌倒风险等，评估系统中主要包括患者功能、疼痛、疲乏、睡眠、情感、认知、营养、社会支持、伴随疾病等多方面水平的测定，以下为主要护理评估方向及常用评估工具或内容。

（1）躯体功能状态：功能/体力状态简短筛查试验进行简单评估，若答案均为否定，则选用日常生活能力量表（activity of daily living，ADL）、工具性日常生活活动能力量表（instrumental activities of daily living，IADL）进行深层次评估。

（2）虚弱情况：衰弱筛查量表。

（3）营养状况：记录身高、体重，计算体重指数，了解血清白蛋白及前白蛋白水平。

（4）感知觉水平：对视听等感觉功能进行评估。

（5）合并症：老年患者疾病累积评分（cumulative illness rating scale for geriatrics，CIRS‐G）或查尔森合并症指数（Charlson comorbidity index，CCI）。

（6）认知功能：没有确诊为认知障碍或痴呆的患者可使用简易智力状态评估量表（mini cognitive assessment test，MINI‐COG）工具，向其配偶或家属了解认知功能下降的趋势。

（7）用药情况：了解详细用药情况，包括非处方药及中草药的使用，Beers原则评估是否存在过多给药等药物不恰当使用情况。

（8）酒精或药物依赖：CAGE（cutoff，annoyance，guilt，morning eye opener）量表评估是否存在相关依赖或滥用情况，在临床上较为常用。

（9）心理状态：采用焦虑自评量表、老年抑郁量表等评估患者焦虑、抑郁状态。

（10）家庭及社会支持：评估患者家庭及社会支持系统，包括生活环境、照护者、经济状况等。

（11）跌倒风险：Tinetti 平衡与步态量表（Tinetti performance oriented mobility assessment，Tinetti POMA）及步态速度等对步态及运动受限情况进行评估，询问过去的一年内是否有跌倒发生。

第四节　老年乳腺癌患者常见护理问题及管理

老年患者由于合并症发生发展而引发的并发症较多，对于此类并发症，需强调对其原发疾病进行有效控制，如饮食控制、加强血压血糖的监测等。除此之外，老年患者的生理心理特点也促使该类患者在切口愈合不良、跌倒、深静脉血栓、皮下积液及肺部感染等问题的发生率均明显高于非老年患者。

一、术后切口愈合不良

老年患者保乳比例远远不及非老年患者，单纯乳房切除术依旧为老年患者手术方式首选，该术式能够切除尽可能多的癌变组织，但由于游离范围广，手术创面大，术后皮下积液、切口感染、皮瓣坏死等状况发生率显著增高。手术切口愈合不良主要与年龄、肥胖、高血压、糖尿病、术前放化疗、负压引流情况、皮瓣的固定及血运、营养状况、抗生素使用等多种因素有关。

护士应加强围手术期营养支持，保证充足能量供应，提高手术耐受性，增强抗感染能力。围手术期应积极调整高血糖患者饮食，监测血糖变化。遵医嘱合理使用抗生素。拆线前保持伤口清洁、敷料干燥，指导患者内衣勤换洗。保持引流管的有效引流，记录引流的量、色，避免堵塞及引流液倒流，及时处理伤口积血积液，符合拔管指征者及时给予拔管。定期更换切口敷料，换药时注意无菌操作并密切观察伤口情况，若出现切口疼痛加重或切口周围颜色温度改变，结合体温及白细胞变化判断是否发生感染或皮瓣坏死，及时进行处理。选择合适的皮瓣固定方式，加压包扎应力量适中，均匀牢靠，根据患者伤口愈合情况，尽早解除加压包扎带。

二、跌倒

老年跌倒事件的发生不仅会严重影响治疗及预后，延长住院时间，加大经济负担，更会造成其对陪护人员的依赖加强，降低生活质量。护士可根据5E原则即教育(education)预防策略、环境改善(enviromental modification)策略、工程策略(engineering)、强化执法(enforcement)策略及评估(evaluation)策略来制定预防跌倒措施。

对跌倒进行风险性评估，了解患者跌倒历史及患者和陪护人员对安全问题的重视程度，针对高危跌倒人群采取相关预见性护理措施。根据评估结果，分析患者跌倒的危险因素，指导患者纠正不健康的生活方式及行为，改善对跌倒相关知识的认知和理解，规避和消除环境中的危险因素。增强老年患者围手术期的防跌倒意识，强调跌倒的危害性，加强防跌倒相关知识和技能的宣教和指导，如辅助工具的摆放及使用方式、床栏的使用方式、麻醉术后上下床动作宜缓慢等。可通过宣传资料、多媒体视频等可视性教育形式，结合模拟跌倒的危险情境向患者和陪护者讲解注意事项及预防知识。培养老年患者正确评估自身能力，强调寻求医护人员或陪护人帮助的重要性，鼓励患者及陪护参与护理活动，共同关注跌倒风险，提高防范积极性。改善病房环境，保持走廊、病房地面的干燥整洁，清除障碍物，于走廊、卫生间处安装扶手，配合老年患者夜间多尿易醒的特点，加强夜间巡视，设置夜间照明设施。加强护理人员对跌倒危险的意识程度，采取预防跌倒安全管理模式，尽早识别并纠正危险因素，减少跌倒意外的发生。

三、血栓

老年患者活动能力差、治疗期间卧床时间长、血栓史、导管穿刺等均为血栓发生的危险因素，老年乳腺癌患者主要表现为出现PICC相关性血栓或深静脉血栓，识别患者是否存在血液高凝状态、静脉血流停滞、血管内皮损伤等，如有贫血、凝血功能障碍应提示医生及时进行纠正。给予富含蛋白质、纤维素的低脂清淡饮食，协助患者保持舒适体位，缩短制动卧床时间，鼓励尽早下床活动，指导并协助患者进行肢体功能锻炼，以利于恢复身体机能。对于存在血栓史患者，卧床期间按摩肢体肌肉，促进血液流动。PICC置入侧肢体应进行适度活动，避免做提拎重物、上举、旋转等活动，采取正确导管护理及封管方法，定期测量两侧上肢臂围、皮温差异。常用Wells评分或改良Caprini量表，协助使用CT、X线、彩色多普勒超声及血液中D-二聚体水平的测定，可以对患者深静脉血栓的风险进一步评估并给予有效诊断。遵医嘱使用抗凝药物，密切观察抗凝效果及出血征象。

相较于年轻人群来说，老年患者更容易发生围手术期并发症，并发症的发生发展又会反向影响手术结局，给伤口愈合、疾病康复设置了巨大的障碍。护理人员可通过实施全面的术前评估，采取系统有效的并发症预防措施，从而降低或避免并发症的发生，维系手术结果，使患者尽早恢复至术前功能状态。

主要参考文献

陈允允,甘露,方琼.肥胖对老年乳腺癌特征及预后的影响[J].外科理论与实践,2017,22(5):423-427.

奚凯雯,刘新义,沈逸潇,等.老年乳腺癌患者围术期信息需求特点的调查与分析[J].护理学杂志,2020,35(30):10-13.

Clarke M, Collins R, Darby S, et al. Effects of radiotherapy and of differences in the extent of surgery for early breast cancer on local recurrence and 15-year survival: an overview of the randomised trials[J]. Lancet, 2005, 366: 2087-2106.

DeSantis CE, Ma J, Gaudet MM, et al. Breast cancer statistics, 2019[J]. CA Cancer J Clin, 2019, 69: 438-451.

Hughes KS, Schnaper LA, Bellon JR, et al. Lumpectomy plus tamoxifen with or without irradiation in women age 70 years or older with early breast cancer: long-term follow-up of CALGB 9343[J]. J Clin Oncol, 2013, 31: 2382-7.

Kunkler IH, Williams LJ, Jack WJ, et al; Breast-conserving surgery with or without irradiation in women aged 65 years or older with early breast cancer (PRIME II): a randomised controlled trial[J]. Lancet Oncol, 2015, 16: 266-73.

Raleigh M, Allan H. A qualitative study of advanced nurse practitioners' use of physical assessment skills in the community: shifting skills across professional boundaries[J]. Journal of Clinical Nursing, 2017, 26(13): 2025-2035.

第十章 乳腺癌专科护理研究热点

第一节 乳腺癌专科护理研究现状及展望

乳腺癌是全世界女性最常见的恶性肿瘤之一,随着乳腺癌诊断、分期及管理的演变和完善,其治疗方案变得越来越复杂,需要关注的问题也越来越多。现今乳腺癌专科护理方面的发展主要集中在决策辅助研究、全程管理理念、药物治疗相关的健康教育、心理护理、乳腺癌患者治疗相关症状、乳腺癌发病相关危险因素等。

一、决策辅助研究

由于乳腺癌存在多种有效治疗方案,有学者认为在遵循法律和道德的原则下,尊重患者的自主权至关重要,因此,乳腺癌患者参与治疗决策中的意义越来越重大,这也是当今研究较多的原因所在。患者及医护的决策问题是近来极为关注的热点问题,而乳腺外科、乳腺康复科或相关肿瘤内科护士的参与会给患者的自主决策带来重大的指导意义。

决策辅助(decision aids,DAs)是通过向乳腺癌患者提供疾病相关信息、具体的决策方案及每种方案的利弊与价值,能够促进患者参与决策的过程,提高患者对疾病本身的认知水平,增强患者的决策依从性及决策满意度,同时减少医护人员与患者之间的决策冲突,高质量的DAs会对患者产生积极的促进力量。DAs复杂且耗时,由融合多种专业知识的多学科乳腺癌团队(multidisciplinary breast cancer team,MBCT)为乳腺癌患者提供最优的DAs,有助于实现对患者的优化管理。MBCT由核心成员和非核心成员组成,其中核心成员包括影像科医生、病理科医生、乳腺外科医生、乳腺内科医生、放射科医生及乳腺癌专科护士。研究表明,来自其他领域的专业知识也可以加强和改善对乳腺癌患者的护理,因此,根据患者的需要,MBCT也会纳入非核心成员,包括妇产科医生、整形外科医生、心理医生、精神科医生及临床遗传学专家等。

多学科团队的如何建立是现今乳腺癌医疗界不断探索的问题之一,而专科护士如何在该团队中发挥更大的价值同样也是研究的问题所在,而该方面的研究需要更多学者的共同参与。

二、全程管理理念

乳腺癌专科护士的主要职责包括全程、全方位地了解乳腺癌患者的一般状况、沟通程度及心理健康,全面评估患者的整体需求(包括身体、心理、社会、文化、精神、性等),为患者提供个性化的信息支持、心理支持及身体照护。

作为 MBCT 中的核心成员,乳腺癌专科护士在 MBCT 的 DAs 中具有多重作用,他们是资料完善者、协调沟通者、患者的代言人、专业意见的提供者、决策结果的执行者和反馈者,能够提高多学科团队的工作效能,同时与 MBCT 的其他成员共同处理与患者相关的问题,通过 MBCT 途径协调管理模式,促进延续性护理及心理支持更好的落实,使团队中每位成员的能力和资源得到充分利用,在患者诊断、治疗、随访及管理中占据重要地位。

因此,乳腺癌专科护士在全程管理的理念下才会高效系统的为乳腺癌患者提高更为专业的帮助。正由于乳腺癌全程管理对患者的整体服务有着非常重要的作用,乳腺癌专科护士或个案的管理师才会在这个平台上有所发展。

三、药物治疗相关的健康教育

乳腺癌主要的治疗方法为手术、化疗、放疗及免疫治疗或多种药物的联合使用。传统中医药在内的补充替代医学(complementary and alternative medicine, CAM)是西方国家对全球不同地区和国家多种传统医疗保健体系、方法和产品的一个统称,包括替代医疗体系(印度吠陀医学、顺势医学、传统中医药等)、心身医学(音乐疗法、减压冥想、瑜伽、生物反馈、太极拳、气功等)、功能性食品和能量疗法。

开展补充替代医学研究的国家和地区范围日益广泛,开展生物反馈、冥想、催眠、放松、音乐以及瑜伽、太极、针刺和电针镇痛等非药物 CAM 治疗慢性病和肿瘤的前瞻性研究。常见高频使用的非药物补充替代疗法,包括按摩疗法、针刺、正念减压疗法等,能温和改善缓解乳腺癌患者术后副作用和不良反应。尤其在缓解负性情绪和心身症状方面,对改善患者生活质量方面的作用优于其他常规康复疗法。在拮抗心身疾病应激反应提升患者整体生活质量方面颇受患者青睐,显示出良好的临床治疗优势和巨大潜力,患者的依从性普遍较高,不良反应报告率极低。而这些方法越来越多的由护士进行承担,其是否经过系统的培训及学习或其专业程度是否达到可控标准可能是未来继续进行拓展的问题之一。如一些正念减压法等急需护理人员配合心理治疗师一起共同参与。

四、心理护理

乳腺癌患者在疾病的诊断、治疗及康复过程中,不但承受着生命和女性美的双重威胁，同时也遭受着巨大的心理压力。目前，国内外对于乳腺癌患者心理研究的报道主要聚焦于乳腺癌患者的负性心理反应，如焦虑、抑郁等的研究，侧重关注乳腺癌患者心理异常和精神障碍等消极结果。近年来，随着积极心理学理念的兴起，乳腺癌患者心理的研究范式开始转向患病后可能出现的积极心理反应，这成了积极心理学领域研究的热点问题。积极心理学是由美国心理学家 Seligman 在 2000 年提出，其旨在探讨经历生活不良事件的个体的心理变化、获益过程及生活质量的保持与重建。它倡导人类要用一种积极的心态来对人的许多心理现象和心理问题作出新的解读，并以此来激发每个人自身固有的某些实际的或潜在的积极品质和积极力量。其中希望水平是决定乳腺癌患者病理变化、治疗效果、治疗顺应性和预后的关键性因素，也是决定患者能否最终康复和生活质量高低的主导力量。有学者采用混合研究方法对年轻乳腺癌患者进行研究发现，希望可以作为年轻乳腺癌患者生活质量的重要前置因子，能够促进生活质量的改善；心理弹性也是常见的积极心理因素之一，心理弹性水平高的乳腺癌患者往往拥有良好的心理调适能力，能够更成功地应对各种困难，延长其生存期限，提高生活质量状况。除上述干预措施外，乳腺癌患者积极心理干预方法还包括共情护理模式、补充替代疗法、支持性干预疗法、配偶同步健康教育等，但多见于国外乳腺癌患者的研究中。

我国目前对于乳腺癌患者积极心理干预措施的研究尚处于起步阶段，国内学者今后可以多借鉴国外成熟先进的干预手段，根据我国国情，构建出本土化、最为有效的乳腺癌患者积极心理干预模式，比如乳腺癌患者的团体心理干预、正念减压疗法、积极情绪、自主的书写表达来抒发情绪、积极认知行为疗法等，这同时也是未来需要进一步研究的方向所在。另外，也有乳腺癌化疗患者的认知功能障碍方面的研究以及患者患病过程中是如何应对的，即应对方式方面的研究。

五、乳腺癌患者治疗相关症状

国内有研究统计，乳腺癌文献类型以描述性研究为主。当前的研究热点包括癌症患者症状群的症状管理，而乳腺癌患者多集中在化疗期间症状群的探讨及与生活质量相关性的分析、疲乏相关症状群及其非药物干预等。而化疗或免疫治疗相关的症状管理更为广泛。诸如乳腺癌患肢淋巴水肿的治疗护理与康复、化疗所致的一系列不良反应的预防与处理，当然这方面的研究包含于其他恶性肿瘤患者的护理内容，而淋巴水肿方面可能更具研究乳腺癌患者的特异性。

对于接受手术治疗的患者，护理研究关注点除了包括患者术后经历的一些生理不适和心理困扰，相对应的护理干预以及干预效果的评价以外，患者术后的功能锻炼和康复指导也是关注的问题之一。患者术后的不适症状以疼痛为主，有关患者术后疼痛评估、疼痛相关因素、相应护理干预的研究较多,护理干预以社会心理干预为主,如有研究表明音乐疗法对术后疼痛的干预具有良好的效果。此外患者术后常见的不适症状还有淋巴水肿,此类研究以探究术后淋巴水肿的相关因素及相应护理干预为主,如探讨术后活动对患者淋巴水肿和关节活动度的影响以及患者进行活动锻炼的影响因素等。

患者术后心理方面的困扰主要表现在乳房切除术后患者的无望感、照镜子体验,术后患者对自我身体形象改变的体验,对性身份、性认同变化的体验,婚姻调适及社会心理的调适等。对于接受放化疗治疗的患者,护理研究的关注点在于患者放化疗后的不适症状。这些不适症状主要包括疲乏、疼痛、恶心、呕吐、焦虑、抑郁、味觉改变、食欲下降等。

心理社会支持干预如音乐疗法、松弛疗法,在医生护士等医疗工作者的指导下制定合理的饮食计划,制定个性化的活动锻炼方案包括科学的锻炼频率、持续时间、强度等对于减轻不适症状、提高患者的生活质量有效。此外还有部分研究涉及放化疗副作用,这些副作用主要包括化疗导致关节疼痛、骨质疏松、骨折风险、认知能力的改变等,此类研究关注副作用对患者生活质量的影响,患者对副作用的感知以及相应的护理干预。

六、乳腺癌发病相关危险因素的关注

乳腺癌发生的危险因素一直是研究的热点,近年来有关乳腺癌发生相关危险因素研究主要涉及以下5类:夜班、倒班、轮班制;睡眠类型、时型;饮食因素(包括饮酒、豆制品摄入、饮食习惯等);药物因素(包括口服避孕药、非甾体类抗炎药、外源性雌激素的应用等);体重指数等。而这些危险因素的关注对健康女性的影响将起到很大的积极引导的作用。另外,也有研究患者患病后体重、脂肪含量、骨密度等与患者预后之间的关系,这为乳腺癌患者的康复提供了参考指南。

综上所述,乳腺癌专科护理有很大的发展空间,在以上每个领域仍然需要更为深入的探索,需要多学科专家的共同努力。

第二节 乳腺癌导航员项目

一、项目概述

患者导航是用来引导患者度过整个癌症诊疗和康复护理全过程。在诊疗康复

期间,患者在导航员的一路陪伴和护理下变成积极参与者,能够识别和克服障碍,吸收医疗信息以做出明智的治疗决定,并在关键时刻获得情感支持。

1990年Freeman与美国癌症学会合作,在纽约市哈莱姆社区创建了第一个患者导航项目。在他的导航理念中,基本目标是通过医院和服务机构,减少癌症筛查、诊断和治疗的障碍,协助有异常结果的患者进行癌症筛检或诊断。导航员要积极参与他们服务的社区,熟悉医疗保健系统,这样他们才能与患者建立联系。随后,导航已经扩展到从外展服务和预防到生存和生命终止的整个诊疗护理全过程。随着对心理社会问题的关注,导航已经发展到包括筛查、诊断、治疗、康复、依从性和生活质量。起初,非医学专业导航员被用于帮助患者获得护理资源,但在认识到患者教育、心理社会支持和障碍评估方面的不足后,便在诊断时实施了护士导航员的角色。随后,经过认证的志愿者导航员和幸存者导航员继续与护士导航员合作,不断优化乳腺护理服务。

在美国,导航员可以由国家乳腺中心和癌症委员会进行认证。美国国家乳腺中心认证项目的构想是为乳腺癌或良性乳腺病患者的管理建立基于证据的标准。标准规定"患者导航过程是有用的,通过提供服务和转诊服务来指导乳腺疾病患者"。该标准认为,乳腺导航将根据社区的需要而有所不同,但这一过程必须包括"在整个连续的过程中协调一致,并评估患者的生理、心理和社会需求,提高预后,增加满意度,降低护理成本"。美国外科医生学会癌症委员会标准中对患者导航过程进行了阐述"在每三年进行一次社区需求评估,建立一个患者导航过程,以解决卫生保健方面的差异和癌症护理方面的缺陷。"

二、导航员在乳腺导航项目中的角色及服务内容

(一)角色

美国国家乳腺中心认证项目规定导航应由专业人员(护士或社会工作者)或受过培训的非专业人员提供,由专业人员负责患者评估、项目管理和患者教育。管理咨询委员会将任务其角色定义由项目目标、服务范围和个人导航员资格决定。乔治华盛顿大学癌症研究所与国家患者导航利益相关方和专家共同描述了导航的角色,其包括三个不同的角色:社区(社区卫生工作者)、社区/医疗机构(患者导航员)和医疗机构(护士和社会工作者)。其中患者导航员是接受过医疗机构专业培训的非医学专业导航员。

(二)导航服务内容

根据项目目标的不同,导航模型可以反映整个连续照护过程中针对乳腺疾病

的特定护理,也可以单独用于拓展服务、诊断和治疗服务、生存期服务。

1. 拓展服务

导航员必须了解乳腺筛查、体征和症状、筛查指南、筛查和诊断随访的资源,以及如何与社区伙伴合作。乔治华盛顿大学癌症研究所是患者导航员研究项目(patient navigation research program,PNRP)基金为拓展导航项目选择的9个现场示范场所之一。该项目聚焦于乳腺癌,在2006~2010年间,在哥伦比亚特区的9家医院或诊所对1047名女性进行了导航。被导航的女性比没有被导航的女性早17天达到诊断分辨率。对于那些需要乳腺活检的患者,导航女性的诊断时间要缩短31天。这个拓展过程涉及一名患者导航员和一名护士导航员,他们共同努力来确保为社区中的高危妇女提供快速跟踪服务,减少额外检测的时间,并改进跟踪方式,以减少失访妇女数量。

2. 治疗服务

治疗导航包括从异常结果到诊断和治疗的过程。治疗导航包括与专家进行诊断检查和治疗计划的跨专业护理。护士领航员在这一过程中需要有乳腺癌护理方面的经验,了解乳腺癌治疗指南,熟悉临床试验和研究,了解基因检测,了解乳腺护理资源和同步辅助服务,全面了解跨专业团队的角色,以促进转诊和护理的协调。诺瓦特医疗大温斯顿乳腺护理导航员治疗模型被认为可以减少门诊患者的迁移。该模型是由乳腺成像中心的放射科医生与在场的乳腺护士导航员共同完成的。影像中心的乳腺护士导航员负责对所有乳腺活检诊断患者进行随访。护士导航员是建立信任关系的关键,他们对患者进行电话随访和症状管理,减少急诊部门的使用,提供饮食咨询,提高生存率。

3. 生存期服务

生存导航是一个新的领域,护士导航员可以在生存期护理中发挥作用,因为他们了解与不同治疗模式相关的特定风险,能够将患者与关键资源和专业护理联系起来,并促进以患者为中心的沟通和护理。护士导航员可以在患者从积极治疗过渡到康复和康复后的过程中给予支持和指导,提高患者满意度和健康结果,促进各级医师之间的沟通,教导患者相关生存计划,确保患者的心理、生理、精神、社会需求继续得到满足。

三、乳腺导航的作用

自20世纪90年代以来,导航在乳腺癌护理方面已经产生了许多积极的结果,涵盖了整个诊疗康复的连续体,并在不同人群的护理中发挥不同的作用。患者导航员可以更好地解决内部层面的障碍,如财务、交通等,但可能无法消除机构层面的障碍,如安排护理中的系统问题。社区导航员关注与进入医疗保健系统和解决一般健康差异相关的障碍,而医疗机构导航员,如护士和社会工作者,则在制度或系统层面解决临床和服务障碍。

（一）增加乳腺癌筛查的参与度

从 1990 年 Freeman 的初步研究来看,乳腺导航提高了癌症筛查的参与度。一项研究调查了在 2007~2008 年中没有完成乳房 X 线检查的美籍韩裔妇女,发现使用本土的非专业导航员提高了乳腺癌筛查率。另一项研究利用训练有素的患者导航员直接与患者互动,帮助克服筛查障碍,并协调乳腺 X 线检查的护理安排。9 个月后,在被导航的人群中,乳房 X 线检查的依从性更强。另一项随机对照试验的研究人群是医疗服务不足的亚太岛屿居民,研究使用社区导航员为这些居民医疗保险受益人提供额外教育和增加癌症筛查日程安排,结果显示乳房 X 线筛查增加了 20%。

（二）提高乳腺异常检查的完成率和及时性

由女性作为提供者提供信息并创造一个支持性环境时,患者对医疗保健体验的满意度更高。Harding 提出"支持项目的一个关键组成部分是在整个诊断阶段为妇女配备一名护士,以履行提供信息、促进与卫生保健提供者的沟通和提供心理社会支持等关键角色。"

研究显示患者导航可以评估患者的实际障碍、社会支持以及患者完成建议治疗的意愿,如果发现语言不畅、恐惧心理或缺乏社会支持,则提供教育、日程安排和预约时一对一的个人支持。一项针对西班牙裔贫困妇女的研究与患者导航员（公共卫生注册护士、牙科保健员、社会工作者或商业管理人员）合作,为社区提供基本的健康教育。在该研究中利用了导航员在克服文化和社会经济障碍方面的技能,并允许患者导航员制定护理计划,并将重点放在医疗相关障碍的干预措施上。

（三）提高乳腺癌治疗的及时性

导航员需要先进的临床技能来支持接受癌症治疗的患者。护士导航员了解医疗保健系统和社区,具有根据患者的教育水平进行教育、宣传和咨询的沟通技能,并作为跨专业团队的一员,具有促进及时、全面护理的洞察力。护士导航方面的临床决策有助于安排其他必要的预约,如遗传学、整形外科医生,以及在适合进行综合评估和护理的情况下进行额外的测试。患者导航员继续评估和解决护理的后勤障碍,如交通、儿童护理、财务困难和预约安排。

（四）改善获得姑息性和支持性护理的机会

导航可以在姑息治疗过程中，评估导致患者困扰的症状，并作为与跨专业团队一起采取行动的渠道，以减轻无法控制的症状。导航员可以让患者及其家人通过积极的对话来讨论患者的目标，并将她们转诊到姑息治疗诊所。

（五）提升患者治疗依从性

护士导航员的作用是帮助患者坚持并完成他们的治疗，包括完成多年的内分泌治疗。导航员提供有价值的教育，并从多个来源重复、澄清、强化和验证给患者的信息。在治疗过程中，导航员被视为帮助评估症状和提供管理建议的主要来源。在整个护理过程中，护士在获得预约和医疗及社会支持服务方面起着至关重要的作用，但最重要的是在及时协调治疗。导航员在帮助老年妇女获得乳腺癌治疗方面可能非常有帮助，特别是在知识匮乏、并发症的患者中，以及与医疗保健专业人员的多次预约方面。

（六）提高患者临床试验参与度

导航员可以通过宣传试验知识，主张治疗决策进行试验以及成为研究团队与患者之间的联络人，积极改变患者对临床试验的态度并使他们能够积极参与治疗决策，从而增加了临床试验参与度。并且，导航员消除了医疗服务不足人群的临床试验登记的障碍。

（七）增强患者社会心理支持

导航可以减少焦虑，提供情感支持，提升积极正性的理解力。社区或患者导航员的社会心理支持围绕着导航员提供后勤支持的能力展开，例如完成保险、账单等文书工作，提供情感支持。

经验丰富的导航员具有很强的沟通能力，可以通过在所有就诊的环节中一直陪伴来减少乳腺诊断的情绪困扰。导航为患者提供了社会支持的实体存在，将他们与社区资源联系在一起，并在个人层面上了解了患者，这使患者感觉自己在团队中拥有"内线"。由于导航员在护理过程中是一个中立的一方，所以非专业导航帮助患者更多地参与到他们的治疗中。即使在那些有家庭支持的人中，患者也可以分享自己的感受，而不必担心让家人感到沮丧。护士通过筛查痛苦，评估社会心理需求，并作为其职责的一部分提供咨询服务，带来了另一个层次的导航护理。配备护士导航员的患者可能会在较低的焦虑评分中反映出较低的困扰程度。

（八）获得较高的患者满意度

患者满意度可以衡量乳腺导航员角色的价值，并被描述为"软收入"，因为对其治疗护理感到满意的患者将倾向于留在医疗系统中进行其他方面的治疗护理，而不满的患者将离开该系统。患者对治疗护理的认知在社区中是很有分量的，因为这个关于领航员和机构提供的治疗护理的口碑证明，会影响当地其他人的治疗护理选择。

（九）提高可持续性和成本效益

患者导航计划的可持续性取决于证明其经济价值的能力，以及通过系统性目标建立成本效益的能力。

一项研究表明一个接受导航的患者可能较普通大众更早期的发现乳腺癌，如果这个时间提早6个月，这个成本效益可以为每生命年节省约95 625美元。在低收入人群中，乳腺癌患者导航计划与标准护理相比，成本效益比可达511∶2 080。乳腺护理导航项目可以节省向外迁移的费用为每年43.6万美元。研究也显示患者得到诊断时如果有护士进修过导航，可以为医疗保健系统带来27.25万美元的收入。

四、项目展望

乳腺导航已经从最初的减少护理障碍的目的发展到现在的通过生存指导和临终服务提高服务质量的目的。乳腺导航员存在于护理组织和患者领域。导航员了解护理系统的复杂性，主动与乳腺护理团队合作，以实现无缝护理最佳效果。

在教育过程中，导航员会根据患者的特性在个人层面上澄清价值观，强化和验证相关信息，识别潜在或真正的护理障碍，动员资源以克服障碍，建立紧密的信任关系，并提高患者满意度。乳腺导航可以建立最佳实践，减少诊断和护理的延误，并提高乳腺导航的价值和效率，嵌入在循证导航结果中，提供以患者为中心的支持服务体系和非凡的患者体验，从而创建了更强大的护理系统。

第三节　生存期乳腺癌照护研究

乳腺癌是严重危害女性健康的恶性肿瘤，虽然发病率很高，但乳腺癌患者的生存期很长，早期乳腺癌患者的5年生存率超过90%，这意味着患者需要得到有质量的健康照护。

美国临床肿瘤学学会(American Society of Clinical Oncology,ASCO)联合美国癌症学会(American Cancer Society,ACS)于2015年发布了《乳腺癌患者生存期照护指南》,为治疗后的乳腺癌临床照护提供全面、系统的建议,使专业临床医护人员能更好地掌握长远期症状的照护方式,提供及时、适当的监测随访方法,全面提高患者的健康相关生活质量。该指南强调了乳腺癌患者生存期中的5个部分,包括:① 监测乳腺癌复发;② 筛查第二原发性癌症;③ 评估和管理乳腺癌患者长期生理和心理社会症状;④ 健康促进;⑤ 照护人员沟通协调。下文将此版指南第三和第四部分进行解读。

一、评估和管理乳腺癌患者长期生理和心理社会症状

(一)身体形象

乳房缺失、疤痕、脱发、化疗引起的提前绝经,放疗引起的皮肤改变、体重增加等都会导致患者身体形象的改变从而负性地影响患者的生活质量,特别对于年轻乳腺癌患者。对于接受乳房全部切除手术或对乳房外形不满意的患者,可以推荐乳房重建手术,它可以较好的提升乳房的对称性,提高外形的满意程度。而对于不愿意接受乳房重建手术的患者,医护人员可以建议患者选择合适的义乳来弥补形体缺陷。不同类型的义乳、内衣、乳头都可以帮助患者恢复自信。

如果身体形象的问题不能通过上述方法得到解决,临床医护人员应注意甄别这类患者,了解其影响因素并提供心理社会支持。例如推荐心理治疗、认知行为治疗、以夫妻为基础的干预。研究表明以夫妻为基础的干预措施可以提高患者的应对技巧,从而更好地面对身体形象的问题。

(二)淋巴水肿

乳腺癌治疗相关淋巴水肿发生率为2%～65%,常出现在术后短期或术后几年内。接受腋窝淋巴结清扫的患者存在一定的罹患淋巴水肿的风险,放疗对其也有显著影响。肥胖、感染、年龄、术后腋窝积液等因素也可能导致淋巴水肿。淋巴液聚集导致患肢肿胀,影响手臂的生理功能,严重者会导致蜂窝组织炎。患肢的慢性疼痛性肿胀,最终导致肢体功能减退,同时负性地影响患者的心理社会健康。

临床医护人员应告知患者各种手术方式的优缺点。肥胖也是淋巴水肿的高危因素,所以建议患者要维持正常的体重。建议临床医护人员在患者随访时及时进行淋巴水肿的评估,以便及早管理和转诊。淋巴水肿预防和管理详见第六章第五节。

（三）心脏毒性

化疗、放疗、内分泌治疗、靶向治疗等都有可能增加心脏毒性的风险。同时体重的增加也会导致高血压和胰岛素抵抗，增加心血管疾病的风险。

临床医护人员应该密切监测患者的心血管功能，告知患者调整生活方式，改变不良的生活习惯和行为，例如戒烟、注意饮食结构、加强运动锻炼。建议患者及时向医生汇报相关症状，例如气短、疲乏。

（四）认知障碍

据报道75%的正在接受治疗的乳腺癌患者和35%的治疗后患者会发生认知障碍，包括注意力不集中、记忆力减退等。认知障碍严重影响患者的生活质量，可能与癌症本身和治疗有关。目前药物治疗结果并不一致，而小组认知训练在缓解乳腺癌患者认知障碍中能发挥一定的作用。

临床医护人员应该询问患者是否有此类症状，倾听家庭成员对于患者行为的主诉，如果发现有临床症状时可以将此类患者转诊，并让其接受神经认知的评估和康复。

（五）焦虑、抑郁

癌症的诊断、治疗会导致患者产生持续性的焦虑和抑郁。临床医护人员应了解焦虑、抑郁的表现，熟悉各种评估工具，从而及时有效地为患者提供评估和帮助。年轻、既往有精神疾病史、经济条件差、失业等都是抑郁的高危因素。抑郁患者更容易发生性行为紊乱、自我形象感知差以及不良的人际沟通关系。

对于焦虑、抑郁的治疗包括药物治疗和心理治疗。正性情绪表达、希望疗法、情绪疗法等心理干预也越来越受到重视，多数患者表示在这些治疗过程中体验了正性改变，身心状态得到良好的舒缓。如果在临床上发现焦虑抑郁指数很高的患者，医护人员可以将患者转介至临床肿瘤心理学家。

（六）疲乏

癌因性疲乏是一种常见症状，特别对于接受放化疗的患者。贫血、甲状腺功能障碍、心脏功能障碍等会导致疲乏，情绪障碍、睡眠障碍、疼痛等也是原因之一。

临床医护人员应该了解患者的相关身心症状，从而判别引起疲乏的主要原因并对症处理。规律的运动可以减轻疲乏，帮助患者提高身体机能和心理状态，正确应对疾病。认知行为治疗有可能减轻疲乏，但缺乏药物治疗证据。

(七) 骨健康

影响骨健康的高危因素包括化疗导致的提前绝经、抗雌激素治疗等，与患者的年龄、既往骨折史也有关，而生活方式相关的影响因素包括抽烟、酗酒、缺乏运动、缺钙、维生素 D 缺乏。

临床医护人员应该要了解这些高危因素并准确评估患者的相关症状，指导其建立健康的生活方式，包括规律的运动、控制体重、戒烟、限制酒精的摄入、补充钙剂和维生素 D。除了生活方式和营养干预，对于高危人群还应该建议药物治疗。双磷酸盐或狄诺塞麦可以预防骨质流失，治疗骨质疏松。

(八) 肌肉骨骼症状

乳腺癌患者常常会主诉肢体活动减少、肩关节功能障碍、肢体疼痛。服用芳香化酶抑制剂的患者会出现关节疼痛或是肌肉疼痛，严重者会导致药物治疗中断。所以帮助患者应对这些症状可以有效提高治疗依从性。

运动治疗可以有效改善患者术后肌肉骨骼症状，有研究表明密集运动处方可以有效减少 20% 由芳香化酶抑制剂引起的疼痛。也有研究证实针灸可以减轻芳香化酶抑制剂引起的症状。

(九) 疼痛和神经病变

研究表明 25%~60% 的乳腺癌患者在接受综合治疗后经历慢性疼痛，针灸和运动锻炼都可以作为补充治疗方式缓解疼痛。神经病变包括麻木、烧灼痛等，在乳腺癌患者治疗过程中也很常见，术后患者以及接受紫杉醇或铂类化疗方案的患者都会经历类似的神经病变，运动锻炼可以减轻神经病变引发的症状。某些药物，例如度洛西汀也可以减轻神经痛和麻木感。

(十) 不育

对于年轻患者来说，不育是一个潜在的长期不良反应，一旦发生将会严重影响患者的生理和心理社会健康。化疗会影响卵巢功能，导致提前绝经，降低生育的可能性。但这方面缺乏生物学和药学的研究。

临床医护人员应该联合多学科专家共同讨论乳腺癌治疗结束后的最佳生育时间，对于有强烈生育需求者应转诊至妇产科专家。

(十一) 性健康

性欲缺乏、性唤起障碍、性交困难等都是患者治疗和康复过程中的性问题。化疗会导致疲乏、免疫力下降，芳香化酶抑制剂会造成阴道干燥、缺乏性欲、性交困难等，放疗会导致皮肤纤维化，造成皮肤敏感性下降而影响性欲。

临床医护人员应告知患者相关症状的处理方式，例如不含激素的含水润滑剂可以有效减轻阴道干燥。而对于性交困难，盆底肌放松训练可能会有帮助。对于有性问题主诉的患者应该推荐其接受心理干预项目，例如心理教育支持、小组治疗、性咨询、婚姻家庭咨询等，也可以根据需求转介。

（十二）提前绝经/潮热

化疗和内分泌治疗都会使得患者出现一些围绝经期的症状如潮热，在年轻患者中更为明显。5-羟色胺去甲肾上腺素再摄取抑制剂被证明是有效和安全的。

有研究表明针灸可以减轻围绝经期症状和潮热。生活方式和环境的调整也有可能帮助患者减轻症状，例如运动锻炼，避免辛辣食物、咖啡因和酒精，降低房间的温度，分层式的穿着等。

二、健康促进

健康的生活方式可以减少复发和罹患其他癌症的风险，同时提升疾病的预后。临床医护人员可以为患者提供相关信息，以促进患者维持健康的生活方式。

（一）信息

乳腺癌患者有关治疗、副作用、情绪支持等方面的需求往往没有被满足。特别对于年轻患者来说，由于疾病的特殊性及治疗的密集性，生理和心理社会的需求凸显，但这些方面的信息存在很大的缺失。建议临床医护人员为患者制定生存者照护计划，常规评估患者的各种信息需求，提供个体化的知识，促进患者维持健康的生活方式。

（二）肥胖

肥胖是术后并发症及复发、罹患其他癌症的高危因素，体重降低可能减轻症状和提高生活质量。临床医护人员应该告知患者维持正常的体重，也可建议肥胖患者参与各种体重管理项目。

（三）运动锻炼

运动锻炼可以减轻治疗副作用，提高生理机能和整体生活质量，甚至降低死亡率。临床医护人员应建议患者自明确诊断后就尽快回复日常运动,并坚持规律运动,同时建议患者每周进行一定量的有氧运动和力量训练。

(四)营养

进食以蔬菜、水果、全谷物为主的饮食可能可以降低一定程度的死亡风险。临床医护人员应告知患者理想的饮食形态是低脂、以蔬菜、水果及谷物类饮食为主,同时建议患者减少酒精摄入,饮酒过量会增加疾病复发的风险。

(五)戒烟

研究表明罹患乳腺癌时,吸烟的患者较已戒烟的患者死亡风险增加33%。临床医护人员应该及时发现患者中的吸烟者,告知其戒烟。对于成瘾的患者鼓励其参加戒烟项目,并常规随访。

乳腺癌的诊断和治疗会对患者造成非常大的身心影响,而患者也希望在生存期能得到高质量的康复、随访照护。

临床医护人员应结合每位患者的个体化因素,为患者提供最佳的生理、心理社会照护;评估和了解患者的生理状况及心理状态,包括焦虑抑郁、认知障碍、身体心像;关注患者的性健康、社会关系状态、社会角色的改变、经济状况等;提供健康促进方面的咨询,使患者能维持健康的生活方式,减轻疾病和治疗引起的副反应,提高生存率和生活质量;与多学科团队成员紧密合作,沟通协调,协同照顾者一起,共同为患者提供最佳的照护。

第四节 乳腺癌伴随疾病管理

2015年,在《"健康中国2030"规划纲要》中,将恶性肿瘤列入慢性疾病管理范畴。乳腺癌是治愈率最高、生存时间最长的恶性肿瘤之一,大多数乳腺癌患者以慢性病的状态与癌共存,但是在康复随访阶段,因治疗及自身因素引起的不良反应和伴随疾病问题越来越明显,影响了患者的生活质量。

乳腺癌伴随疾病(concomitant disease of breast cancer,CDBC)是与乳腺癌非直接相关的,由于乳腺癌患者年龄及内在微环境改变、生活方式改变及药物不良反应等多因素导致的疾病。目前被定义为乳腺癌伴随疾病的主要有心血管及血脂异常、骨代谢异常(骨质疏松)及乳腺癌患者精神心理问题等。

一、乳腺癌患者心血管异常的管理

(一)治疗对心血管的影响

研究显示乳腺癌患者较普通人群患心血管疾病的风险显著增加。乳腺癌确诊后的综合治疗可能会不同程度地增加心血管疾病的风险。例如化疗药物对心脏结构和功能有直接损伤,同时也会导致原有心血管疾病的恶化。靶向治疗引起的心血管毒性反应也很常见。放疗期间心脏电离辐射暴露也可导致缺血性心脏病的发生增加。在结束密集治疗后,在康复随访期,内分泌治疗可使雌激素水平下降,这会对雌激素敏感的靶器官造成影响,包括对血脂的影响,而血脂异常又会对心血管疾病产生一定的影响。

(二)心理因素对心血管的影响

有许多心血管疾病的患者存在一定的心理问题,两种疾病相互影响。心血管疾病与心理障碍在临床上常常共存,正确的判断和诊断对疾病的疗效有着重要的作用。有报道显示45%的乳腺癌患者有不同程度的精神心理问题。焦虑、抑郁等心理问题和负性情绪不仅影响患者的机体状态和康复,也会造成患者的行为退化及治疗中断,影响其治疗效果和生活质量,甚至对预后产生不良影响。

(三)心血管异常的管理

1. 心血管异常的筛查

在乳腺癌治疗的各个阶段,临床医生需提高警惕,注意监测和治疗心脏的不良反应。心肌损害的早期识别及治疗过程中的监测对于患者的预后关系重大。目前常用的监测方法主要是影像学(超声心动图、超声心动图衍生的应变成像、血管造影术等)及生物标志物(肌钙蛋白、脑钠肽等)。

2. 鉴别精神心理问题

乳腺癌患者受到心血管疾病和精神心理问题的双重困扰,需要得到临床医务人员的重视。过激的情绪往往也容易引起类似心血管疾病的症状,所以需要关注和鉴别患者是心血管异常还是精神心理问题。

3. 改变生活方式

健康的生活方式,如合理膳食、戒烟、规律锻炼和控制体重,可以保护癌症患者的心功能。有氧运动可以使机体抗氧化物的活性及数量增加,提高机体抗氧化能力,从而使化疗药物的心脏毒性减轻。运动可以改善癌症患者心肺功能、提高免疫力、调节情绪、保护骨骼与肌肉组织、减少胰岛素抵抗和降低住院率等。因此,乳腺癌患者合理、适度的运动对改善病情及心脏保护很有帮助。

二、乳腺癌患者血脂异常的管理

(一)血脂异常的影响因素

1. 年龄

在我国,超过半数的乳腺癌患者在发病时已处于围绝经期或绝经期。绝经后女性乳腺癌患者的雌激素水平同时受到卵巢功能减退和药物治疗的双重影响而明显下降,常见的血脂异常,也会导致心血管疾病的风险增加。

2. 化疗

化学药物对血脂可能有影响。乳腺癌患者在辅助化疗和新辅助化疗期间体重增加,而体重增加会增加患者发生血脂异常的风险。某些化疗方案中需要使用大剂量激素,可能会造成代谢紊乱。

3. 内分泌治疗

雌激素通过维持正常血脂水平而起到抗动脉粥样硬化作用,同时雌激素也改变凝血和纤溶系统、抗氧化系统和血管活性分子的生成。雌激素的缺乏可导致血脂异常。

(二)血脂异常的管理

血脂是一项可控制、可逆转的指标,如及早发现并处理,可明显改善患者的预后。血脂异常治疗的目的是防控动脉粥样硬化性心血管疾病(arteriosclerotic cardiovascular disease,ASCVD)事件发生,降低心肌梗死、缺血性卒中或冠心病死亡等心血管病不良事件发生风险。

1. 筛查动脉粥样硬化性心血管疾病

根据一定的条件筛查 ASCVD 的高危人群,根据不同的危险分层管理。

2. 调节血脂

不同 ASCVD 危险人群的血脂治疗达标值不同,根据不同的达标值调节调脂药物。

3. 改变生活方式

(1)营养调整:根据血脂异常的程度、分型、性别、年龄、劳动强度等制定不同的食谱。

(2)体力活动:增加有规律的体力活动,控制体重。

(3)戒烟,限盐,限酒,禁烈性酒。

三、乳腺癌患者骨代谢异常的管理

(一)骨质疏松症(osteoporosis,OP)的管理

1. 乳腺癌患者发生 OP 的机制

(1) 乳腺癌骨转移：骨转移患者体内钙磷代谢失常，以溶骨性损伤为主。转移部位炎症反应聚集的 T 细胞和巨噬细胞可分泌相应的细胞因子和趋化因子，进一步加速骨转移的进程。

(2) 乳腺癌的直接作用：乳腺癌细胞可以抑制成骨细胞活性，同时导致破骨细胞活性增加，加速溶骨性损伤。

(3) 化疗：化疗后乳腺癌患者的骨矿质含量明显丢失，化疗药物通过一些途径导致性腺机能的损害，致雌激素分泌迅速减少，从而引起 OP。

(4) 内分泌治疗：骨是雌激素发挥作用的重要靶器官之一，乳腺癌患者接受内分泌治疗后其体内雌激素水平明显下降，易引起 OP。

(5) 放疗：骨组织对放疗有耐受性，但这只是相对的，如果照射剂量较高或者反复照射，对骨组织也会有明显损伤。放疗对骨组织破坏的程度与照射时间和剂量有密切关系，大剂量照射除能直接杀伤骨细胞外，还能间接地引起骨内动脉内膜炎。

2. 骨质疏松的管理

(1) 评估：根据骨密度(BMD)检测对患者骨丢失和骨质疏松风险进行评估。

(2) 药物治疗：建议选择对骨安全性影响较小的药物，以减少骨安全问题的发生。甾体类 AI 药物具有独特的雄激素样结构，较非甾体类 AI 药物对骨安全的影响小，建议高危患者可选择甾体类 AI 药物治疗。

(3) 生活方式：应对所有患者进行以下生活方式上的干预。① 建议其每日应进行至少 30 min 中等强度的运动，如步行、慢跑等；进食含钙丰富的食物；② 戒烟、戒酒；③ 特别注意防止跌倒和身体猛烈撞击；④ 若依据 BMD 结果评估为低危者，则应适当补充钙剂和维生素 D；⑤ 坚持每年进行血 25-羟维生素 D 及 BMD 检测并对骨折风险进行评估；⑥ 中高危患者除需改善生活方式外，还应及时给予适当的药物治疗与管理。

(二)骨关节炎(osteoarthritis,OA)的管理

(1) OA 的病因与发病机制

乳腺癌患者伴发 OA 的病因目前尚不明确，其发生除与年龄、性别、肥胖、吸烟和遗传等因素有关外,还可能与乳腺癌内分泌治疗、化疗所致的卵巢功能受损有关。性激素可能参与了 OA 的发生发展机制。

(2) OA 的临床表现

以关节疼痛、关节活动受限为主要表现,仅少数关节受累,最常见于膝关节、髋关节及指间关节。

(3) OA 的治疗

OA 的治疗目标是控制疼痛,减少炎症并保持关节功能。

1) 一般治疗:对病变程度不重、症状较轻的 OA 患者,一般性治疗是首选的治疗方式。包括:① 适当运动以保持关节活动度,尽量避免关节的超负荷运动,如长时间的跑、跳、蹲、爬楼梯和爬山等;② 减轻体重,选用适当的行动辅助器械,以减少受累关节负重以缓解疼痛;③ 配合适当的物理疗法促进局部血液循环,减轻炎症反应,缓解关节疼痛。

2) 药物治疗:非甾体类抗炎药物(non-steroidal anti-inflammatory drugs, NSAIDs)是 OA 药物治疗的核心,常用于减轻炎症、控制疼痛和改善关节功能,包括非选择性 NSAIDs 和选择性 COX-2 抑制剂。

3) 手术治疗:外科手术适用于非手术治疗无效、病情较重、影响患者正常生活者,其目的是减轻或消除患者疼痛症状、改善关节功能和矫正畸形。

(三) 维生素 D 缺乏或不足的管理

乳腺癌患者可因维生素 D 缺乏或不足导致继发性甲状旁腺功能亢进症,促进骨吸收,进一步影响钙磷代谢,加速骨质疏松的发生。维生素 D 缺乏或不足可能会导致乳腺癌患者继发性甲状旁腺功能亢进症,也是乳腺癌发生和不良预后的危险因素。

维生素 D 的判定:检测血清 25-羟维生素 D 是评价维生素 D 状态的最好方法。乳腺癌患者应常规进行血清 25-羟维生素 D 检测,以便为个体补充维生素 D 提供剂量参考。

维生素 D 的补充:维生素 D 主要由食物摄入和皮肤合成。应鼓励患者适当晒太阳和体育锻炼。口服维生素 D3 是维生素 D 缺乏症的首选治疗方法。摄入足量的维生素 D 对于维持 BMD 至关重要。

四、乳腺癌患者精神心理问题的管理

乳腺癌患者在治疗过程中会面临身体形象的改变、不良反应的应对、社会角色的适应,这些都会影响患者的心理状态。心理问题严重影响乳腺癌患者的生活质量及总生存率。乳腺癌患者的精神心理问题在癌症患者中的发生率是最高的。心理因素对乳腺癌有重要的影响,心理社会因素如负性生活事件等可以通过神经内分泌抑制,使免疫系统受损,导致恶性肿瘤的生长并影响病程和转归。

（一）心理障碍的管理

心理障碍是指心理活动不能适应环境发展,缺乏按社会规范的方式思维和行动的能力,产生的后果对个人和社会都是不相适应的。乳腺癌患者心理障碍多由心理反应发展而来,常见的心理反应包括感觉异常、知觉异常、退化、猜疑、易怒等。

1. 常见的心理问题

包括焦虑、抑郁、猜疑、易怒等。

2. 心理障碍的管理

（1）评估：持续关注患者的精神心理状态,通过症状、问卷及其他筛查工具识别可能有心理问题的患者。

（2）治疗：通过评估,针对不同的患者提供不同的心理干预方法,可以改善患者的负性情绪,提高治疗依从性,减轻症状,提高生活质量。常见的心理治疗包括心理教育、认知治疗、心理支持治疗、行为治疗、个体/团体心理治疗、家庭心理治疗、音乐治疗、支持性团体、药物治疗等。

医务人员在对乳腺癌患者的诊疗过程中,应全程全方位关注患者的情绪问题,早期识别,综合干预。

（二）睡眠障碍的管理

睡眠障碍会降低患者的社会功能和生活质量,主要表现为入睡时间长、睡眠效率低、日间功能障碍等。

1. 睡眠障碍的相关因素

（1）年龄：绝经前患者可能有更严重的睡眠障碍,这可能与患者激素水平波动较大有关。

（2）心理因素：心理因素通过神经内分泌系统和免疫系统影响患者的生理、行为和主观反应,影响睡眠质量。

（3）环境因素：环境的改变会改变睡眠觉醒周期,造成周期紊乱。夜间较长时间的灯光会使褪黑素减少,褪黑素的减少会使患者的昼夜节律出现改变,干扰睡眠。

(4) 治疗因素：整个诊疗过程中产生的任何生理、心理、社会的问题都有可能使患者出现不良心理反应，导致睡眠障碍。

(5) 社会支持：研究发现接受较少教育、缺乏社会支持的患者会出现更多的睡眠问题。社会支持水平越高，对社会支持利用度越高的患者睡眠质量越好。

2. 睡眠障碍的治疗

(1) 一般治疗：包括睡眠卫生教育、刺激控制训练。

(2) 心理治疗：心理治疗可以改善睡眠时间和睡眠质量，且有长期持续的作用。包括支持性心理治疗、认知行为治疗、放松治疗和工娱疗法等。

(3) 药物治疗：目前帮助改善睡眠的药物有 4 种，包括苯二氮䓬类、非苯二氮䓬类、抗抑郁药物和抗精神病药物。但长期使用均有一定的依赖性，还可能导致基础疾病的症状更加复杂，因此要慎重选择。

(三) 认知障碍的管理

乳腺癌的诊疗给患者的身心带来较多负面影响，对于患者认知功能的障碍多集中在化疗过程中。化疗相关认知障碍(chemotherapy-related cognitive impairment)是指患者在化疗过程中或结束后出现认知功能改变。主要表现为注意力、记忆、语言能力、处理速度、反应时间、执行能力等受损，其中注意、记忆及处理速度被认为较易受损。

1. 认知障碍的病因

(1) 肿瘤：目前相关机制不明，可能与肿瘤本身有关，或是有肿瘤和认知损伤这两者共同致病因素存在的可能。

(2) 化疗：化学药物可能通过直接细胞毒性作用及各种间接作用影响中枢神经系统。认知功能障碍的程度与化疗次数呈线性关系。

(3) 内分泌治疗：雌激素可以通过血脑屏障，在脑能量代谢、脑内信号传导、神经保护等方面有重要作用。内分泌治疗会降低雌激素，从而影响脑功能。

(4) 其他：麻醉药、年龄、教育水平、情绪障碍等也与乳腺癌患者认知功能损伤的发生有一定的关系。

2. 认知障碍的管理

(1) 评估：通过主观和客观的评价方法进行评估。主要包括主观自评问卷、神经心理测量、脑电生理测量、脑影像测量。

(2) 治疗：主要包括药物治疗和认知行为治疗。目前尚未发现对化疗后认知恢复明确有效的药物。认知行为治疗分为认知疗法和行为疗法。目前国内外的研究认为认知行为训练可以较有效的改善认知功能。

第五节　移动医疗在乳腺癌患者中的应用管理

移动医疗的本质是"互联网＋医疗"，指利用通信手段与网络技术为患者提供各种远程医疗服务。随着信息技术的不断发展，移动医疗已经由早期的短信与电话等通信手段在医疗领域的简单应用发展形成一个以移动医疗 App(Application，应用程序)为主，结合大数据、云计算、物联网等新兴技术的复杂产业链，广泛应用于公共卫生管理、医疗信息查询、医疗服务预约、疾病治疗、药物管理等各个领域。随着国家相关政策的扶持以及信息技术的迅速发展，加之人们健康观念的提升，移动医疗的发展前景十分广阔。

一、我国移动医疗发展现状

1.需求增长迅速，发展前景广阔

在深化医疗改革以及我国医疗水平发展不充分不平衡的背景下，国家十分重视移动医疗的发展，并大力提供政策支持。2009年3月，中共中央、国务院发布《中共中央、国务院关于深化医药卫生体制改革的意见》，明确提出要"大力推进医药卫生信息化建设"。在2015年的政府工作报告中，李克强总理提出了"互联网＋"的概念，移动医疗这一"互联网＋医疗"的产业链模式取得了进一步的发展。截至2015年4月，我国移动医疗用户规模已达0.9亿。另一方面，科技的进步也推动了移动医疗的发展。近年来，大数据、云计算、物联网等新兴技术与通信网络技术的发展使得移动医疗的普及度大大提高，各种移动医疗 App 数量呈井喷式增长，用户体验不断改善。随着5G时代的来临，移动医疗将进一步向偏远地区普及。人民收入水平与健康观念的提高则是移动医疗发展的基础。人们越来越注重对自身健康的管理，这使得传统的医疗服务难以满足患者的需求，移动医疗在一定程度上缓解了我国医疗服务的紧缺情况。

2.发展不平衡，在癌症患者中应用较少

目前，移动医疗在我国尚处于起步阶段，提供的服务主要为医疗服务的预约、医疗信息的查询以及常见病的诊断。移动医疗在癌症的治疗、护理和疾病管理上的应用相对较少。国外的移动医疗 App 则较为先进，已经覆盖了包括癌症病因预防及早期发现、癌症治疗及健康指导、癌症术后康复和随访等各种癌症治疗与护理的相关服务。我国癌症患者人数庞大，癌症治疗与护理服务供不应求，因此，加强移动医疗在癌症治疗与护理上的应用刻不容缓。

3. 缺乏监管,鱼龙混杂

在移动医疗迅猛发展的同时,也存在着一定的野蛮生长问题。主要涉及移动医疗 App 缺乏对医疗执业资格的认定能力、缺少循证支持、泄露消费者隐私三大问题。部分移动医疗 App 的开发商为了提高下载量与用户数量,放松或省略对其所聘用医务人员的审核,导致移动医疗 App 的许多医务人员虚报或谎报执业范围,甚至根本没有执业资格,极大地危害患者的权益。此外,还有的移动医疗 App 提供缺少循证支持的医疗建议,或者泄露了注册用户的隐私,以从中牟取私利。

4. 专业化及针对性有待提高

目前,我国移动医疗行业还存在着过度商业化的问题,市场上的很多 App 所提供的服务大同小异,营利性质明显,缺少专业性与个性化,与患者对医疗护理的需求存在较大脱节,导致用户黏性不高。

二、我国乳腺癌患者现状及特点

1. 患病人数庞大,生存周期长

乳腺癌是威胁我国妇女健康的主要恶性肿瘤之一,相较于发达国家相对稳定的发病率与死亡率,国内乳腺癌的发病率和死亡率正在逐年递增。

随着对肿瘤的研究与医疗技术的不断进步,乳腺癌患者的 5 年生存率有了大幅的提高。但是手术延长了患者的生命周期,患者的术后生活质量却普遍不高。特别是乳腺癌根治术患者,器官缺损、疾病本身与治疗带来的并发症、伤口护理、术后四肢功能锻炼恢复等都会严重影响患者的生理质量与心理健康。因此乳腺癌患者在漫长的康复过程中面临中多种多样的心理和生理问题,如何给乳腺癌患者提供高质量的术后护理是一个很大的挑战。

2. 术后护理需求多样化

乳腺癌患者出于不同的心理反应会选择不同的术式,主要分为保乳术和根治术。保乳术患者虽然一定程度上可以给患者带来较高的生活质量,但是由于手术区域的局限性,复发风险较大,此时患者有较重的思想顾虑;而根治术则给患者带来形体外观上的困扰,使患者自信缺失,心理压力增大。

有研究表明,乳腺癌患者在确诊后的前 6 个月有很强的抑郁倾向;乳腺癌术后病理分期会影响患者的生活质量;术后常见并发症——上肢淋巴水肿也会导致患者出现焦虑、抑郁等负面情绪。因此针对不同患者的不同时期,护士应当注意提供多样化的护理,针对不同的病情进行相应的护理措施与健康教育。

3. 延续护理供不应求

延续护理（transitional care）是指经过一系列的护理设计，使患者在不同照护场所或者不同层次机构之间转移时可以受到协调性和连续性的健康服务，预防或者减少高危患者健康状况的恶化。

我国乳腺癌患者的延续护理开展以医院为主导，目前比较常见的延续护理方式有电话随访、家庭访视、建立乳腺肿瘤护理门诊以及网络信息平台上的延续护理。虽然国内延续护理将医疗服务延伸到社区和家庭，但是依然存在医护人员资质较低、缺乏多团队协作的问题。应当积极整合社区资源和医院资源，鼓励医院和社区积极参与，全面提高延续护理质量。

三、移动医疗在乳腺癌患者治疗中的应用现状及存在问题

（一）对乳腺癌患者的相关知识普及

1. 减轻患者病痛水平，提高患者生活质量

对患者进行关于乳腺癌知识的普及是目前移动医疗 App 在乳腺癌患者治疗中的主要应用之一。通过对患者传达普及关于乳腺癌的日常保健知识、症状应对方法、风险信息提醒等内容，移动医疗 App 在提高乳腺癌患者的生活质量、减少乳腺癌复发风险方面发挥了较为重要的作用。Fu 等通过用手机 App 对乳腺癌患者术后的生活进行干预，为其普及乳腺癌的知识以及日常恢复、保健、锻炼的正确方法，发现患者的淋巴水肿等疾病相关症状明显改善、病痛水平明显减轻、生活质量及自我保健能力显著提高。

然而，这些移动医疗 App 的软件开发者与信息发布者的背景却千差万别。目前市场上共有上百个关于乳腺癌的移动医疗 App，但其开发者却很少有专业医疗团队的参与，且很多开发者的相关信息未知。Bender 等发现癌症相关 App 中有 64.1% 没有提供开发者的相关信息，Mobasheri 等则发现在市场上可获取的 185 个乳腺癌相关 App 中只有 12.8% 有专业医疗团队的参与。软件开发者的信息缺失、与专业医疗团队的脱离，这些因素都使得移动医疗 App 在安全性上存在不小的风险。

2. 促进乳腺癌患病的早期发现

由于移动医疗摆脱了时间与空间的限制，乳腺癌患者可以随时随地的进行疾病的自检，因此移动医疗自检对乳腺癌患者的覆盖相较传统医院体检要更为广泛、更具优势。Heo 等研发了一款基于 Android 的应用程序来鼓励女性的乳房自检。该 App 可以通过播放影像来指导、鼓励母亲与女儿一起进行乳房自检，Heo 等发

现使用该App后女性进行乳房自检的频率有了显著性的提高。

然而乳腺癌患者需要在移动医疗App上提交相关个人信息才能注册并使用自查功能,患者在App上所提交的个人信息面临着被App泄露的风险。患者会因为担心被外人得知自己患有乳腺癌而拒绝使用移动医疗App。因此,加强对这些App的监管、保护乳腺癌患者的信息与隐私安全对于推广移动医疗App在乳腺癌患者中的治疗应用、保护乳腺癌患者正当权益具有重要意义。

(二)对乳腺癌患者的跟踪及反馈

1. 症状跟踪及反馈

除了对患者进行知识与信息的普及外,移动医疗App还可以对乳腺癌患者的症状进行跟踪检测与记录,并及时反馈给相关对接医务人员,医务人员可以立即对患者给出医疗意见。例如,英国护理学者Kearney等研发的"高级症状管理系统"(advanced symptom management system,ASyMS)对化疗期癌症患者(乳腺癌患者是重点对象之一)的相关化疗不良反应进行跟踪检测与记录,将其恶心、疲乏、腹泻等6大症状的发生频率与严重程度画成症状曲线,及时反馈给相关对接医务人员;此外,当患者病情严重时,系统将及时告知患者就医并告知相关对接医护人员与患者取得联系。

虽然目前我国关于乳腺癌治疗的中文移动医疗App已接近百种,这些App所提供的医疗建议也十分丰富,但是却普遍存在着缺乏循证支持的问题。Mobasheri等对市场上可获得的185个乳腺癌相关App进行了调查,发现仅有14.2%的App所提供的内容拥有循证支持。Giunti等则对599个乳腺癌相关App进行了调查,也发现仅有19.7%的App提供了参考文献或信息来源。另外,即使这些App提供的医疗建议有参考文献可循,但刘颖则指出这些治疗建议也仅仅是相关资料的简单堆砌,依然缺少循证医学指南的指导。因此,目前我国移动医疗App在为乳腺癌患者提供医疗建议时仍然存在着专业性与规范性不足的问题。

2. 日常生活的跟踪及反馈

对于乳腺癌患者来说,日常饮食、生活方式、作息规律等对于患者病情的发展情况有着至关重要的影响。因此,医务人员对患者日常生活的长期持续关注对于防止患者病情恶化、促进患者积极恢复等方面有着至关重要的作用。然而,由于我国医务人员的紧缺,要想通过传统医疗途径来维持对乳腺癌患者的长期持续关注是不现实的,移动医疗打破了时间与空间的限制,为医务人员全程参与对乳腺癌患者的日常生活方式的塑造提供了可能。

Pierce等采用对照试验的方式,对2 970名乳腺癌患者进行了为期一年的跟踪调查,发现定期接受医务人员手机干预的试验组患者比空白对照组的患者摄入了更多的高微量元素与高纤维的果蔬食物,饮食习惯更为健康。美国学者 Mccarrdl 等则通过让幸存的超重乳腺癌患者使用体重管理 App"LoseIt",在四周的试验后发现该 App 对乳腺癌患者的饮食习惯与运动时间产生了显著的影响,乳腺癌患者的体重显著下降。以上学者的相关研究表明移动医疗 App 对指导患者的日常饮食及生活方式有着重要影响。

虽然移动医疗 App 相比于传统医疗途径对于乳腺癌患者日常生活的跟踪反馈更具优势,但总体而言,仍然存在着患者对移动医疗 App 参与度不高、护理人员紧缺两大问题。乳腺癌患者人群庞大,不同患者的背景与需求存在很大差异,因此移动医疗 App 应提高服务的个性化。

移动医疗 App 另一个迫切需要提高的方面是用户使用界面的简便性、实用性与交互性。老年群体在乳腺癌患者中占比较大,且由于其居家时间长,最为需要医务人员对其日常生活方式与饮食习惯的专业指导。然而老年乳腺癌患者大多无法熟练使用手机,对移动医疗 App 的参与度极低。因此,要想提高老年乳腺癌患者对移动医疗 App 的参与度,这些 App 就一定要提高其使用的简便性与交互性,方便老年乳腺癌患者与医务人员交流。

移动医疗 App 在乳腺癌患者日常生活跟踪反馈中的另一个问题是缺少与临床一线护理工作者的对接。Ruland 等一项针对乳腺癌术后居家患者的研究显示,患者对于移动医疗 App 最需要也最常用的功能便是与临床护士的日常互动。然而,由于我国临床一线护士人数、精力有限,加之我国社区护士储备不足,"护士互动"这一功能在我国移动医疗 App 上的应用尚需时日。因此,当务之急是深化医改,加强医疗人才尤其是乡村医生和社区医生的队伍建设,加强护士队伍的专业化建设。

(三)对乳腺癌患者的社会支持

1. 搭建医患间的线上交流平台

社会支持是影响乳腺癌患者的生活质量的一个重要因素,有研究表明很大一部分乳腺癌患者无法从医护人员处得到足够的支持。并且随着乳腺癌患病群体不断扩大,医疗资源的缺乏导致传统的面对面交流需求缺口进一步扩大。

传统延续护理模式是出院之前对患者进行简单的后期指导,但是却无法满足患者在家的持续性信息要求。而多数乳腺癌患者希望离开医院后仍然能够获得持续性的长期专业指导,充分了解自身疾病的变化。网络化的信息支持平台应患者的需求而产生。患者基于互联网与手机 App 的交流平台,可突破时间与空间的限制,通过网络即可在线交流健康相关信息。谢朵朵等设计的 App 支持医患的在线沟通交流,可缓解患者的焦虑、逃避的心理,更能够有效的促进医患人员之间的沟通,增强患者的生活质量。李国莲在微信上每周一次给患者发送病期乳房自我检查注意事项,推送饮食、心理、PICC 的护理、病例分享等相关知识,并且安排专门的人员负责在线答疑与指导。在微信干预 6 个月后患者的生活质量明显改善。线上交流平台使患者既可以满足自身的信息需求,也能及时与医护人员取得联系,形成医患之间的良好互动,加强患者的依从性,提高患者的生活质量。

2. 搭建患者间的交流支持平台

由于乳腺癌手术的敏感性,大多数患者都会产生一种孤立感,自卑焦虑、逃避现实、拒绝交流。但是乳腺癌患者之间相似的患病经历与心理历程,她们会更愿意彼此接触倾诉,分享经验,诉说心得,互相支持。对乳腺癌患者社会支持的一个重要部分就是建立长期的病友联系,通过网络来交流互动,同时增强自信心。Lepore 等为乳腺癌患者建立一个网络支持小组,提供一个平台给患者相互交流。结果发现患者可以通过该平台获得小组内的支持。大量研究结果均认为,患者在与病友交流时可以随时获得信息与情感支持,促进患者对整个疾病过程的适应,缓解心理压力。国内目前除了各大移动医疗 App 内设置有患者交流模块,两大社交媒体软件微信和 QQ 也有组建乳腺癌患者群聊,为患者的交流沟通提供平台。

虽然基于网络的社会支持对患者有诸多益处,但是目前还正处于探索时期,首先平台用户的隐私是否能够保障,其次平台提供的支持的持久性与整体性也还有待考证。

四、移动医疗在中国乳腺癌患者治疗应用中的改进方法

(一)促进专业医疗团队与机构的参与

要想增强移动医疗在中国乳腺癌患者治疗中发挥的作用,一个必要的途径就是解决移动医疗 App 与正规医院的脱离问题。目前,正规医院在国家的加强医药卫生信息化建设的政策推动下,已经在预约挂号、网上缴费、报告查询等领域为患者提供了一系列线上服务,然而,其核心的"看病"业务仍然主要在线下进行。究其原因,在于正规医院提供线上医疗服务缺少盈利渠道,导致正规医院提供线上医疗服务的动力不足。反观移动医疗 App,其虽然提供各种各样的医疗咨询服务,但由于国家政策的限制,它们在缺少正规医院参与的情况下尚不能为患者提供完善正规的医疗服务,例如病史情况的了解以及必要的体检等,因此目前大多移动医疗 App 所提供的医疗服务只能起到"轻问诊"的效果,难以从根本上满足患者需求。

对于乳腺癌患者来说尤为如此,因为乳腺癌患者病情往往多样复杂,亟须个性化的医疗服务,"轻问诊"的医疗模式难以满足乳腺癌患者的需求,这已经成为推广移动医疗在乳腺癌患者的治疗应用过程中的一个重大瓶颈。

因此,要解决正规医院在移动医疗 App 的缺失问题,当务之急是加强对移动医疗 App 的监管,保障正规医院的合理盈利,出台相关政策鼓励正规医院与移动医疗 App 的结合,从而改善患者看病难的问题。

另一方面,加强医疗人才队伍建设刻不容缓。只有具备了完善的医疗人才队伍,移动医疗 App 的推广,以及正规医院在移动医疗 App 的参与才能顺利进行。乡村医生、社区医生以及护士队伍的专业化建设对于移动医疗 App 与专业医疗团队的对接至关重要。

(二)提高移动医疗 App 对其所提供内容的循证支持要求

目前移动医疗 App 上所提供的内容普遍存在缺乏循证支持的问题,其专业性与规范性不足。要想解决这一问题,就必须加强政府部门对移动医疗 App 的监管。对于那些医疗建议缺少参考文献与理论支持的或者只是简单的理论堆砌而缺少循证医学指南指导的 App,应予以相应下架处理。

同时,应加强对移动医疗 App 注册医师的监管,对于虚报执业范围以及没有执业资格的医师,予以行业禁入处理。乳腺癌患者的术后恢复是至关重要的,如果乳腺癌患者在居家养病期间接受了来自移动医疗 App 的错误医疗建议,将对术后恢复过程产生灾难性的影响。因此,提高移动医疗 App 对其所提供内容的循证支持要求对于推动移动医疗在乳腺癌患者中的治疗应用,以及帮助乳腺癌患者在居家恢复过程中足不出户就能享受到优质的医疗服务是至关重要的。

(三)加强移动医疗 App 对乳腺癌患者的隐私保护

移动医疗 App 根植于互联网平台,乳腺癌患者可在 App 上获取大量信息。但是由于互联网的高度开放性导致患者的隐私安全存在极大风险。而医疗数据以及电子病历中存在大量涉及乳腺癌患者的敏感信息,导致患者对于信息管理技术的担忧。

首先 App 的技术团队要做好信息技术管理,加强用户信息的保密措施;其次政府部门也应当针对隐私泄露设立相关法律法规,加强法律监管;最后市场监管也应当提高移动医疗行业的准入门槛,对于那些出卖用户信息以牟取私利的 App,应予以市场禁入处理,并追加相关处罚。乳腺癌患者群体具有特殊性,该群体对于隐瞒自身的患病情况有着很高的要求,如果移动医疗 App 不能保障用户隐私,将不利于移动医疗在乳腺癌患者中的治疗应用。

(四)提高服务水平,增加用户黏性

目前移动医疗App商业化严重,虽然表面上看来这些App所提供的服务丰富多样,但是事实上这些App所提供的内容有些大同小异,无外乎知识教育、信息查询以及医疗咨询等几个大类。因而,这些App都难以摆脱"轻问诊"模式的劣势。

乳腺癌患者人群庞大,不同患者的背景与需求存在很大差异,目前市场上的App无法满足不同乳腺癌患者的独特需求。另一方面,移动医疗App的用户体验感也应继续加强。老年患者在乳腺癌患者群体中占比较大,她们往往对移动医疗参与度不高,但由于其长期居家,导致移动医疗对其日常护理至关重要。要想推动老年乳腺癌患者对移动医疗的接受度,App就应努力进行适老化改造,包括提高界面的用户体验感,简化使用流程,提高人机交互,方便老年患者使用。总而言之,移动医疗的过度商业化是需要被控制的,众多App不应该追求看似漂亮的业务体系,而应真正从患者角度出发,提高患者使用满意度。

综上所述,正规医院在移动医疗中的参与是至关重要的,因此保持该行业必要的商业化与盈利性也是十分必要的,政府相关部门应加强行业监管,保障正规医院在移动医疗App中的合法权益,推动正规医疗机构及团队在移动医疗App中的参与,只有这样的商业化才是真正对乳腺癌患者有利的。

主要参考文献

陈坤,高电萨,左中.乳腺癌伴随疾病全方位管理之乳腺癌治疗的心脏毒性管理[J].中国临床新医学,2019,12(2):125-129.

戴威,孔令泉,吴凯南.乳腺癌伴随疾病全方位管理之骨健康管理[J].中国临床新医学,2019,12(2):145-149.

龚凤球,陈小俊,姚典业,等.乳腺癌患者对乳房重建手术认同度及其相关因素的调查研究[J].中华普通外科学文献(电子版),2017,11(03):213-216.

孔令泉,李浩,厉红元,等.关注乳腺癌伴随疾病的诊治[J].中华内分泌外科杂志,2018,12(5):353-356.

孔令泉,吴凯南,果磊.乳腺癌伴随疾病学[M].北京:科学出版社,2019.

孔令泉,吴凯南.乳腺肿瘤心理学[M].北京:科学出版社,2017.

李国莲.基于微信平台的延续性护理在乳腺癌术后患者康复的应用效果[J].中国数字医学,2017,12(7):116-118.

李浩,罗欢,孔令泉,等.乳腺癌伴随疾病全方位管理之内分泌代谢性疾病管理[J].中国临床新医学,2019,12(2):111-116.

李威,王培忠.乳腺癌患者生存质量的测量量表及其研究进展[J].中国肿瘤临床,2006,33(19):

1132-1135.

马飞,徐兵河,邵志敏.乳腺癌随访及伴随疾病全方位管理指南[J].中华肿瘤杂志,2019,41(1): 29-41.

孙陈敏,田侃."互联网+"背景下移动医疗发展现状研究[J].卫生经济研究,2019,36(08): 42-44.

谢朵朵,徐锦江.乳腺癌患者延续护理的 App 平台的构建[J].北京医学,2017,39(1):113-114.

谢宁,欧阳取长.运用"两全"模式管理乳腺癌病人及其伴随疾病[J].临床外科杂志,2019,27(3): 256-258.

许春彦,郑立,吴俊东,等.基于 ERAS 模式护理在乳腺癌术后同期自体组织乳房重建中的应用[J].临床与病理杂志,2020,40(5):1228-1233.

张露.乳腺癌手术患者心理状况与社会支持的相关性研究[J].中国医药科学,2012,2(3): 91-92.

Adraskela K, Veisaki E, Koutsilieris M, et al. Physical exercise positively influences breast cancer evolution[J]. Clin Breast Cancer, 2017, 17(6): 408-417.

Albornoz CR, Bach PB, Mehrara BJ, et al. A paradigm shift in U. S. Breast reconstruction: increasing implant rates[J]. Plast Reconstr Surg, 2013, 131 (1): 15-23.

American College of Surgeons Commission on Cancer. Cancer program standards: Ensuring patient-centered care, 2015.

Bender JL, Yue RYK, To MJ, et al. A lot of action, but not in the right direction: systematic review and content analysis of smartphone applications for the prevention, detection, and management of cancer[J]. J Med Internet Res, 2013, 15(12): e287.

Bradshaw PT, tevens J, Khankari NT, et al. Cardiovascular disease mortality among breast cancer survivors[J]. Epidemiology, 2016, 27: 6-13.

Braun KL, Thomas WLIr, Domingo JLB, et al. Reducing cancer screening disparities in Medicare beneficiaries through cancer patient navigation[J]. Journal of the American Geriatrics Society, 2015, 63: 365-370.

Bray F, Ferlay J, Soerjomataram I, et al. Global cancer statistics 2018: GLOBOCAN estimates of incidence and mortality worldwide for 36 cancers in 185 countries[J]. CA: A Cancer Journal for Clinicians, 2018, 68: 394-424.

Calcutt-Flaherty J, Gentry S, Mathis L. Supporting evidence-based practice in nurse navigation [Abstract presented at the Fifth Annual Navigators and Survivorship Conference in Orlando, Florida][J]. Journal of Oncology Navigation and Survivorship, 2014, 5(4): 37.

Cheng KK, Wong WH, Koh C. Unmet needs mediate the relationship between symptoms and quality of life in breast cancer survivors[J]. Supportive Care in Cancer, 2016, 24: 2025-2033.

Chiu HY, Shyu YK, Chang PC, et al. Effects of acupuncture on menopause-related symptoms in breast cancer survivors: meta-analysis of randomized controlled trials[J]. Cancer Nursing, 2016, 39: 228-237.

Cohee AA, Adams RN, Johns SA, et al. Long- term fear of recurrence in young breast cancer survivors and partners[J]. Psycho-Oncology, 2017, 26: 22-28.

Colleoni M, Sun Z, Price KN, et al. Annual hazard rates of recurrence for breast cancer during

24 years of follow-up: Results from the International Breast Cancer Study Group Trials I to V[J]. Journal of Clinical Oncology, 2016, 34, 927 – 935.

Fu R, Chang MM, Chen M, et al. A Qualitative Study of Breast Reconstruction Decision-Making among Asian Immigrant Women Living in the United States[J]. Plastic and reconstructive surgery, 2017, 139(2): 29.

Giunti G, Giunta DH, Guisado-Fernandez E, et al. A biopsy of breast cancer mobile applications: state of the practice review[J]. Int J Med Inform, 2018, 110: 1 – 9.

Greenlee H, DuPont-Reyes MJ, Balneaves LG, et al. Clinical practice guidelines on the evidence-based use of integrative therapies during and after breast cancer treatment[J]. CA: A Cancer Journal for Clinicians, 2017, 67: 194 – 232.

Harding MM. Incidence of distress and associated factors in women undergoing breast diagnosetic evaluation[J]. Western Journal of Nursing Research, 2014, 36: 475 – 494.

Henneghan A. Modifiable factors and cognitive dysfunction in breast cancer survivors: A mixed-method systematic review[J]. Supportive Care in Cancer, 2016, 24: 481 – 497.

Huang WC, Chen CY, Lin SJ, et al. Medication adherence to oral anticancer drugs: Systematic review[J]. Expert Review of Anticancer Therapy, 2016, 16: 423 – 432.

Jansen CE, Von Ah D, Allen DH et al. ONS PEP resource: Cognitive[J]. impairment. 2017, 4(3): 17 – 25.

Kuo J H, Chabot JA, Lee JA. Breast cancer in thyroid cancer survivors: An analysis of the Surveillance, Epidemiology, and End Results-9 database[J]. Surgery, 2016, 159: 23 – 30.

Marshall SA, Yang CC, Ping Q, et al. Symptom clusters in women with breast cancer: An analysis of data from social media and a research study[J]. Quality of Life Research, 2016, 25: 547 – 557.

Mccarroll ML, Armbruster S, Pohle-Krauza RJ, et al. Feasibility of a lifestyle intervention for overweight/obese endometrial and breast cancer survivors using an interactive mobile application[J]. Gynecologic Oneology, 2015, 137(3): 508 – 515.

McGinty HL, Small BJ, Laronga C, et al. Predictors and patterns of fear of cancer recurrence in breast cancer survivors[J]. Health Psychology, 2016, 35: 1 – 9.

Mehta LS, Watson KE, Barac A, et al. Cardiovascular disease and breast cancer: where these entities intersect: a scientific statement from the American Heart Association [J]. Circulation, 2018, 137(8): 30 – 66.

Miseré R, Schop S, Heuts E, et al. Psychosocial well-being at time of diagnosis of breast cancer affects the decision whether or not to undergo breast reconstruction[J]. European Journal of Surgical Oncology, 2020, 46(8): 1441 – 1445.

Mobasheri MH, Johnston M, King D, et al. Smartphone breast applications-what's the evidence? [J]. Breast, 2014, 23(5): 683 – 689.

National Accreditation Program for Breast Centers. NAPBC standards manual, 2014.

National Cancer Institute. Cancer stat facts: Female breast cancer. 2016.

Neuman HB, Steffens NM, Jacobson N, et al. Oncologists' perspectives of their roles and responsibilities during multi-disciplinary breast cancer follow-up[J]. Annals of Surgical Oncology, 2016, 23: 708 – 714.

Paterson CL, Lengacher CA, Donovan KA et al. Body image in younger breast cancer survivors: A systematic review[J]. Cancer Nursing, 2016, 39: 39-58.

Pierce JP, Newman VA, Flat SW, et al. Telephone counseling intervention increases intakes of micronutrient-and phytochemical-rich vegetables, fruit and fiber in breast cancer survivors [J]. Journal of Nutrition, 2004, 134(2): 452-458.

Ruland CM, Maffei RM, BorCsund E, et al. Evaluation of different features of an eHealth application for personalized illness management support: cancer patients' use and appraisal of usefulness[J]. International Journal of Medical Informaties, 2013, 82(7): 593-603.

Runowicz CD, Leach CR, Henry NL, et al. American Cancer Society/American Society of Clinical Oncology breast cancer survivor-ship care guideline[J]. CA: A Cancer Journal for Clinicians, 2016, 66: 43-73.

Tagliafico A, Calabrese M, Mariscotti G, et al. Adjunct screening with tomosynthesis or ultrasound in women with mammography-negative dense breasts: Interim report of a prospective comparative trial[J]. Journal of Clinical Oncology, 2016, 34: 1882-1888.

Thewes B, Lebel S, Leclair CS, et al. A qualitative exploration of fear of cancer recurrence (FCR) amongst Australian and Canadian breast cancer survivors[J]. Supportive Care in Cancer, 2016, 24: 2269-2276.

Vance DE, Frank JS, Bail J, et al. Interventions for cognitive deficits in breast cancer survivors treated with chemotherapy[Online exclusive][J]. Cancer Nursing, 2017, 40: 11-27.

Voigt V, Neufeld F, Kaste J, et al. Clinically assessed posttraumatic stress in patients with breast cancer during the first year after diagnosis in the prospective, longitudinal, controlled COGNICARES study[J]. Psycho-Oncology, 2017, 26: 74-80.

附录一　乳腺癌术后患者肩关节康复体操

锻炼时间：术后伤口基本愈合，皮下积液排空，除去腋导管后。
适宜人群：患者肩关节功能优于转诊纳入标准最高要求。
禁忌证：① 腋下积液未排出者；② 皮瓣未充分与胸、腋壁黏合者；③ 腋区皮瓣较大面积坏死者。

本运动体操按照难度梯度分三个等级，根据自身状况，患者训练依据"循序渐进"原则，在上等级活动完成较好且无疼痛情况下，可进入下一等级的训练（图例患者患侧均为左上肢）。

Level 1

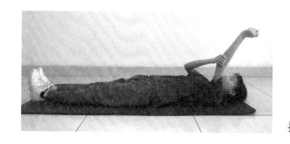

1. 仰卧被动上举（健侧托患侧肘部）
患者仰卧位，患手置于体侧，健侧手托住患侧肘部被动上举，直至最大角度。

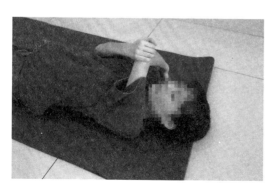

2. 仰卧被动屈肘内收（健侧推患侧肘部）
患者仰卧位，患手搭对侧肩，健侧手推患侧肘部屈曲内收，直至最大角度。

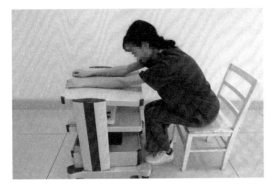

3. 坐位肩胛前伸

患者坐位,肩关节屈曲90°左右,双手伸直置于桌面上,弯腰主动往前推至最大程度。

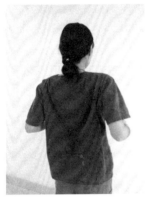

4. 立位屈肘挺胸

患者立位,双肘屈曲90°,主动后伸肘,扩胸至最大角度。

Level 2

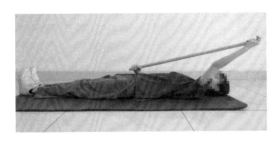

1. 仰卧棍棒前屈

患者仰卧位,手握棍棒,患侧在上,健侧在下,健手推棍棒,患侧被动前屈至最大角度。

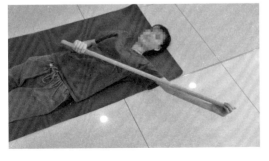

2. 仰卧棍棒外展

患者仰卧位,手握棍棒,患手在顶端,健手在中部,健手推棍棒,患手被动外展至最大角度。

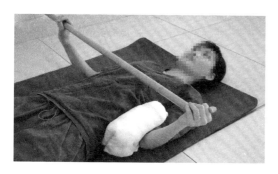

3. 仰卧棍棒内收外旋

患者仰卧位,患侧屈肘90°,手臂夹紧身体,手握棍棒,患手在顶端,健手在中部,健手推棍棒,患手被动外展至最大角度。

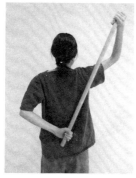

4. 立位棍棒后伸内旋

患者立位,手在背侧握棍棒,患手在下,健手在上,健手被动向上拉患手,直至最大角度。

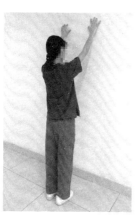

5. 站位双手爬墙

患者站立位,双手置于墙壁,爬墙至最大高度。

Level 3

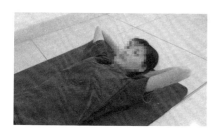

1. 仰卧抱头伸展

患者仰卧位,双手抱头,手臂用力向床侧打开至最大角度。

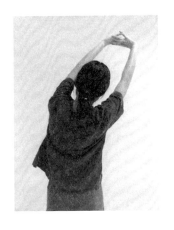

2. 坐位左右侧屈

患者坐位,屈曲侧手握另一手腕部,上举至头部,身体左右侧屈至最大角度。

3. 站立墙角胸壁牵伸

患者站立位,肩关节前屈外展 90°左右,肘部屈曲,掌贴墙面,身体前倾,胸壁牵伸至最大角度。

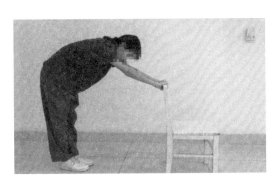

4. 站立弯腰前屈牵伸

患者站立位,肩关节前屈,双手伸直置于胸齐高桌面上,弯腰手臂下压至最大角度。

附录二　辅助化疗疗效预测工具

1. Oncotype DX

Oncotype DX 检测的 RS 评分主要取决于 ER 相关基因、增殖相关基因和 HER2 相关基因的表达程度,理论上能预测不同患者对内分泌治疗和/或化疗的反应。根据《NCCN 指南》,ER 阳性、HER2 阴性、腋窝淋巴结阴性患者,若原发肿瘤直径在 0.6～1.0 cm、中低分化或伴不良预后因素者,或肿瘤直径＞1.0 cm,推荐采用该预测工具分析 RS 频分,高危者予以术后辅助化疗,低危者可不必要化疗。

2. HER2

HER2 阳性者蒽环类药物疗效优于 CMF 方案。

3. Ki-67

Ki-67 高表达患者添加卡培他滨的辅助化疗方案疗效好,而 Ki-67 高表达的 ER 阳性患者含有多西他赛的辅助化疗更多获益。

附录三 乳腺癌常用化疗方案及周期

乳腺癌的化疗方案的发展经历了从单药化疗到联合化疗的历程。一线治疗药物由环磷酰胺(CTX)、氟尿嘧啶(5-FU)、甲氨蝶呤(MTX)等,发展到20世纪80年代使用蒽环类药物(多柔比星、表柔比星)。90年代使用紫杉醇类药物(紫杉醇、多西他赛),使乳腺癌的预后有了明显改善。

1. CMF方案

CMF是乳腺癌辅助治疗中使用最早的联合化疗方案。早在1976年开始的一项应用CMF方案的临床研究经过20年的随访发现,术后辅助化疗对淋巴结阳性患者能显著降低复发率及提高生存率。常用剂量及疗程如下:

(1) CMF静脉注射方案:每4周为1疗程,共6个疗程。

环磷酰胺 500 mg/m^2 静脉注射第1天,第8天用药

甲氨蝶呤 50 mg/m^2 静脉注射第1天,第8天用药

氟尿嘧啶 500 mg/m^2 静脉注射第1天,第8天用药

(2) CMF口服方案:每4周为1疗程,共6个疗程。

环磷酰胺 100 mg/m^2 口服第1~14天用药

甲氨蝶呤 40 mg/m^2 静脉注射第1天,第8天用药

氟尿嘧啶 600 mg/m^2 静脉注射第1天,第8天用药

2. 含蒽环类药物的化疗方案

20世纪80年代后,蒽环类药物在治疗晚期乳腺癌中取得了较好的疗效,并开始用于辅助治疗。以蒽环类药物为基础的常用方案有:AC、EC、CAF、CEF等,其常用剂量及疗程见附表3-1。

附表3-1 美国国立综合癌症网络(NCCN)乳腺癌治疗指南推荐——蒽环类常用化疗方案

方案	剂量		疗程
AC	多柔比星 环磷酰胺	60 mg/m^2 600 mg/m^2	每3周1个疗程, 共4个疗程

(续表)

方案	剂量		疗程
EC	表柔比星 环磷酰胺	90 mg/m² 600 mg/m²	每3周1个疗程， 共4～6个疗程
CAF	环磷酰胺 多柔比星 氟尿嘧啶	500 mg/m² 50 mg/m² 500 mg/m²	每3周1个疗程， 共6个疗程
CEF	环磷酰胺 表柔比星 氟尿嘧啶	500 mg/m² 90 mg/m² 500 mg/m²	每3周1个疗程， 共6个疗程

3. 含紫杉醇类药物的化疗方案

紫杉醇类药物问世后在治疗复发转移性乳腺癌中显示出了良好的效果。后续的多项临床研究在早期乳腺癌辅助治疗中将紫杉醇类联合蒽环类方案和非紫杉醇类方案的效果做了比较，发现对于腋窝淋巴结阳性或高危的淋巴结阴性患者的患者，含紫杉醇类药物方案能进一步提高疗效。常用的含紫杉醇类的化疗方案及疗程见附表3-2。

附表3-2 美国国立综合癌症网络(NCCN)乳腺癌治疗指南推荐
——含紫杉醇类药物常用化疗方案

方案	剂量		疗程
TC	多西他赛 环磷酰胺	75 mg/m² 600 mg/m²	每3周1疗程， 共4个疗程
AC→T	多柔比星 环磷酰胺 紫杉醇	60 mg/m² 600 mg/m² 80 mg/m²	AC每3周1疗程，共4个疗程 序贯紫杉醇每周1疗程，共12个疗程
FEC→T	氟尿嘧啶 表柔比星 环磷酰胺 多西他赛	500 mg/m² 100 mg/m² 500 mg/m² 100 mg/m²	FEC方案每3周1疗程，共3个疗程 序贯多西他赛每3周1疗程，共4个疗程
TAC	多西他赛 多柔比星 环磷酰胺	75 mg/m² 50 mg/m² 500 mg/m²	每3周1疗程， 共6个疗程
AC→T （密集型）	多柔比星 环磷酰胺 紫杉醇	60 mg/m² 600 mg/m² 175 mg/m²	AC每2周1疗程，共4个疗程 序贯紫杉醇每2周1疗程，共4个疗程

4. 转移性乳腺癌的代表化疗方案

针对转移性乳腺癌的化疗方案,除 CMF/AC/FAC/CEF 方案同辅助治疗外,其余还包含:

(1) AT 方案

多柔比星 50 mg/m² 或表柔比星 75 mg/m²

紫杉醇 175 mg/m² 或多西他赛 75 mg/m²

(2) XT 方案(多西他赛/卡陪他滨):21 天为一个周期。

多西他赛 75 mg/m² 静脉注射第 1 天

卡陪他滨 950 mg/m² 口服,每日 2 次,第 1~14 天

(3) GT 方案:21 天为一个周期。

紫杉醇 175 mg/m² 静脉注射 3 小时第 1 天

吉西他滨 1 000~1 250 mg/m² 静脉注射第 1~8 天(第一天在紫杉醇之后)

(4) EC 方案:21 天为一个周期。

表柔比星 75 mg/m² 静脉注射第 1 天

环磷酰胺 600 mg/m² 静脉注射第 1 天

(5) 其他联合方案:21 天为一个周期。

伊沙匹隆/卡陪他滨(2B 类)

伊沙匹隆 40 mg/m² 静脉注射第 1 天

卡陪他滨 2 000 mg/m² 口服第 1~14 天